SUGARPROOF
儿童减糖

糖如何隐害儿童健康以及父母该怎样做

〔美〕迈克尔·格兰 〔美〕艾米丽·文图拉◎著 王 赫◎译 李 东◎审订

U0239818

北京科学技术出版社

著作权合同登记号　图字：01-2023-0159号

图书在版编目（CIP）数据

儿童减糖 /（美）迈克尔·格兰，（美）艾米丽·文图拉著；王赫译 . — 北京：北京科学技术出版社，2023.9
书名原文：Sugarproof
ISBN 978-7-5714-2963-8

Ⅰ .①儿… Ⅱ .①迈… ②艾… ③王… Ⅲ .①碳水化合物—影响—儿童—健康—研究 Ⅳ .① R151.2 ② R179

中国国家版本馆 CIP 数据核字 (2023) 第 045365 号

策划编辑：许子怡	电　　话：0086-10-66135495（总编室）		
责任编辑：田　恬	0086-10-66113227（发行部）		
责任校对：贾　荣	网　　址：www.bkydw.cn		
图文制作：旅教文化	印　　刷：三河市国新印装有限公司		
责任印制：李　茗	开　　本：710 mm × 1000 mm　1/16		
出 版 人：曾庆宇	字　　数：240千字		
出版发行：北京科学技术出版社	印　　张：21		
社　　址：北京西直门南大街16号	版　　次：2023年9月第1版		
邮政编码：100035	印　　次：2023年9月第1次印刷		
ISBN 978-7-5714-2963-8			

定　　价：89.00元

中文版序一

糖在我们的生活中无处不在，很多成年人都抵挡不住蛋糕、饮料等高糖食品的诱惑，更何况年幼的儿童？许多家长喜欢将吃甜食作为给孩子的奖励，却忽略了糖的上瘾性和潜在健康危害，在本书中，作者迈克尔·格兰博士揭示了吃糖可对孩子的学习能力、记忆能力、冲动控制能力、成瘾倾向、口味偏好、食欲调节能力和新陈代谢造成持久的破坏性影响。在临床实践中，越来越多的儿童被诊断为肝病晚期，2 型糖尿病等代谢性疾病病例更是数不胜数。书中给出的各种相关案例触目惊心，令人担忧。

可能有人会说，作者是美国人，其研究只能反映美国的问题，那么我们再来看看下面的研究。北卡罗来纳大学教堂山分校的一项历经二十余年、参与人数超过 29 000 人的研究发现，中国青少年的糖尿病患病率约是美国同龄青少年的 4 倍多，且高于其他一些亚洲国家。研究人员估算，在 7~18 岁的中国青少年中，有约 170 万糖尿病患者和 2 770 万糖尿病前期患者。更多研究表明，我国 12 岁儿童恒牙患龋率及 5 岁儿童乳牙患龋率均上升；我国 7~18 岁学龄儿童超重率及肥胖率呈不断上升趋势……

基于这样的现状，限糖、减糖的呼声越来越高。2017 年，国务院办公厅印发《国民营养计划（2017—2030 年）》，提出开展"三减三健"专项行动，减糖赫然在列。

启动减糖专项行动反映了近年来国人对糖的消耗量居高不下，吃糖的危害没有得到家长充分的重视。减糖应从娃娃抓起，普及减糖知识尤为重要。恰逢此时，这本畅销世界各地的儿童减糖"宝典"被引入中国。这本书深入浅出地阐述了吃糖对儿童的严重健康危害，提供了科学的、实用的干预措施，以帮助家长们合理控制全家的糖摄入量，避免高糖饮食。如果你想让孩子远离因糖而起的健康问题，为下一代打造健康的生活环境，这本书就是你最需要的指南之一。

吃糖始终是孩子们的一大健康隐患，也是《中国居民膳食指南》中有关婴幼儿以及学龄儿童饮食的部分所关注的问题。教会家长在给孩子挑选健康食品和饮料时看营养成分标签是十分重要的——教育家长也是科学育儿的重要方面。这本书的内容非常好，出版正当时！

北京中医药大学附属中西医结合医院原儿科主任，主任医师

著名儿科专家

张思莱

中文版序二

　　我是神经内科医生，也是临床营养医生，现在的主要工作是用日常饮食来治疗病人，帮助患者恢复细胞功能。在每一天苦口婆心的劝导中，最让我费心劳神的是要讲解什么是"糖"。患者总是说："我不吃糖。"但是当我告诉他们"米、面都是糖"的时候，患者一脸迷茫。如果我问："你吃蛋糕、饼干吗？"他们会说："有时候吃，是无糖的。"我再问："喝不喝饮料？"人家说："偶然喝一点儿，是低糖的。"大家不清楚什么是糖类物质，也不明白糖类物质在人体发挥什么样的功能，造成了现在代谢性疾病的流行。营养代谢实际上指吃进去的食物里面的蛋白质类、脂类、糖类物质如何在身体中进行代谢。如果代谢中的某个环节发生了问题，这种问题就叫作代谢性疾病，例如糖尿病是糖类物质的代谢发生了问题，肥胖、脂肪肝等是脂类物质的代谢出现了问题。

　　近几年很多文章讲多摄入果糖会造成肥胖、脂肪肝及大脑疾病，一些关心健康的人就把果糖与水果搞混了。经常有病人问我："听说果糖应该少吃，那我还能吃水果吗？"

　　这些属于知识体系的混乱。其实，食品市场更乱，超市里货架上凡是保质期稍微长一点儿的食品，基本上都会出现添加糖的身影，而食品说明书上没有"蔗糖"两个字。种类繁多的添加糖经过各种伪装出现在大众面前，让大众眼花缭乱、不知所措。

2022 年，《中国居民膳食指南》增加了一项新内容——平衡膳食八准则，其中有一项是"会烹会选，会看标签"，这是根据这些年出现的营养问题而提出来的建议。会烹饪本来是一个人的生存之本，但是，现在不会做饭的年轻人大有人在，点外卖或者在餐馆吃饭成了常态。很多家长要求孩子好好学习，不让孩子进厨房，以为只要学习成绩优良，那么孩子在未来就一定有出息，但是这些孩子进入社会之后常常出现健康问题：当他们离开父母，开始独立生活的时候，怎样做饭、吃饭就成了难题，许多孩子年纪轻轻就得了肿瘤、糖尿病、高血压，甚至冠心病。很多年轻父母不会做饭，每天和孩子一起点外卖、吃快餐、吃加工食品，造成孩子出现过敏、湿疹、高尿酸。一些孩子甚至出现了大脑问题，控制不住情绪，还有的孩子得了癫痫、抽动症、脑瘤。

人类在农业革命之前的千万年漫长进化过程中，主要吃天然食物，在 100 多万年前开始主动使用火，用火烤打来的猎物，围着篝火取暖、欢呼雀跃，水果、蔬菜都是吃当地的、应季的。这样的天然食物促进了大脑的发育和人类的进步。

农业社会只有几千年历史，人类的饮食结构从以动物性食物为主变成以植物性食物为主：粮食是未加工的粗粮，应季的新鲜蔬菜和水果给人类带来大量的维生素和膳食纤维。动物性食物的减少，造成人们体能下降。农业靠老天吃饭，如果遇到天灾水灾，农民们就得背井离乡，四处逃难。同时，蛋白质类食物摄入不足，造成人们身体矮小、营养不良、免疫力低下，很多人因为感染性疾病死亡。

人类进入工业时代只有几百年。近几十年来，杂交技术、转基因等技术使谷物产量大大提高，有的谷物被加工成精米、精面。食品厂家为了经济利益最大化，在精面的基础上加入各种添加剂，做出许许多多迎合大众，尤其是迎合孩子口味的加工食品。近十年来，加工食品越来越流行，非天然的添加糖到处可见。

这样大刀阔斧地改变人类饮食结构，用人造的食品代替天然的食物，造成现在各种慢性疾病的流行。

美国比我们国家更早地开始食品工业化，更早地出现各种代谢性疾病，这使得一些健康行业的专业人士认真地研究，到底人类的哪些行为与现在的慢性疾病有关。我觉得这本书的出版非常及时，迈克尔·格兰和艾米丽·文图拉两位博士经过多年研究，把我们目前遇到的一些问题一一呈现了出来。这是美国已经走过的路——美国民众近三十年前遇到的各种疾病现在在中国正呈上升势头。这本书能让我们国人了解加工食品，知道添加糖与天然水果中糖类的不同。从食品说明书中识别出添加糖，是所有人应该有的基本生活技能。

英国医学家克里威提出了著名的"克里威20年法则"：一旦精制碳水化合物进入一个国家，20年之后，糖尿病、心脑血管疾病就会如期而至。中国目前是糖尿病和肥胖症患者最多的国家，因此，我们必须学一些营养学知识，学会看食品标签，在琳琅满目的、味道诱人的食品中识别出哪些是人类基因不接受的成分，怎样吃饭才能促进自己和家人的健康。学习了营养学，我们每一个人都可以做健康的主人。

推荐大家认真看看这本书，尽管许多内容并不简单。但是，为了家人的健康，经常翻翻，很有好处。

北京安贞医院临床营养科创始人，主任医师
中国医院协会疾病与健康管理专业委员会常务委员
夏萌

作者序一

我决定撰写本书缘自一次偶然的发现，至今我仍然对那天的场景记忆犹新。彼时，我担任儿童肥胖研究中心（Childhood Obesity Research Center）一个研究团队的负责人。儿童肥胖研究中心是我成立的科研机构，隶属于南加利福尼亚大学（University of Southern California）。30多年来，我始终致力揭秘儿童肥胖的原因和后果，以及肥胖儿童成年后的健康状况及面临的健康风险。尽管饮食趋势的变化早已引起了我的注意，但苦于缺乏数据支持，在饮食与肥胖关系方面，我的研究始终未能取得突破性进展。

我的主要工作之一是潜心分析各种实验数据，研究对象多为受肥胖、糖尿病、心血管疾病、肝病等健康问题困扰的儿童。我致力揭秘婴幼儿期饮食与健康的联系，针对相关问题我制定了专门的干预措施并进行了相关测试。作为一名营养学研究人员，我始终希望利用原始数据制订出科学的营养方案，防止相关疾病对儿童健康造成危害。为了从海量数据中挖掘出答案，我尝试了一切可能的检测手段，如饮食评估、血液检测、磁共振成像（MRI）、身体成分检测、DNA测序等。

转机出现在一天早上，一组特别的数据吸引了我的注意。我曾委托一家实验室对儿童最喜爱的产品进行分析，如含糖碳酸饮料、果汁、酸奶等。我们研究的产品囊括可口可乐（Coca-Cola）、雪碧（Sprite）、七喜（7-UP）等著名品牌，以及一系列深受儿童喜爱的果汁饮料，如果倍爽（Capri-Sun）等。早餐食品（如常见的麦片）和零食也在其中。这些食物和饮料的含糖量较高已成为共识，但我希望进一步分析这些产品是否潜藏着监管机构不要求在营养成分表中列示的糖类。我做的一切努力只为回答一个问题：我们日常给孩子吃的这些产品中究竟含有什么？

结果令我大吃一惊！大多数产品的总含糖量明显高于营养成分表列示的水平。糟糕的是，我发现许多产品中潜藏着大量的果糖。果糖价格低廉，甜度极高，因此被广泛用于食品和饮料生产。越来越多的研究表明，果糖对心脏、肝脏和大脑的生长发育危害巨大。事实上，凭借 30 多年的研究经验，我早就意识到糖对儿童造成的可怕危害。我发现，糖是导致儿童患慢性疾病、体重增加和行为问题的因素之一。所以我成了一名低糖生活倡导者，积极研究制定干预措施，帮助父母合理控制全家的糖摄入量，以预防相关疾病。

尽管我已对糖的危害有了一定的认知，但那天早上的研究结果仍然给了我前所未有的震撼。眼前冷冰冰的数据使我痛切地意识到，我们的下一代不但糖摄入量更高，而且糖的种类更加丰富，这些糖对他们正在发育的身体危害巨大。更不幸的是，父母们并未意识到这一点，哪怕是那些有健康饮食意识的父母。因为他们根本不清楚孩子的饮食中究竟含有什么成分，有些成分要么没有在产品标签上列示，要么被一些令人困惑的名称替代。父母虽然焦虑于孩子的怪异行为或症状，但他们绝不会想到糖是罪魁祸首，甚至大多数儿科医生也对此毫无意识。

尽管大多数人都知道糖会对成年人的身体健康造成严重危害，但我在实践中发现，在听闻孩子的检测结果后，许多父母脸上仍然写满了震惊。他们不敢相信孩子的血脂已经到了高风险水平，不敢相信孩子的内脏器官周围已经塞满了脂肪，不敢相信脂肪甚至已经包围了孩子的某些器官。他们不会将孩子的行为异常、情绪异常或学习异常归咎于吃糖，而是辩称孩子的体重并未超标，或者认同老师的观点，认为孩子出现某种行为只是其进入人生新阶段的标志。还有些父母认为自己童年时也吃过不少糖，但并未受到健康问题的困扰，而且他们认为自己平时十分注重饮食健康。事实上，不少父母的确会控制自己的日常糖摄入量，但对孩子吃糖却采取纵容的态度。他们往往秉持着一种理念，只要孩子体重不超标，只要孩子仍然"健康"，就不必刻意限制饮食。父母的"爱"子之心，谁又肯忍心苛责？多年来，食品生产巨头们不断通过广告混淆视听，甚至资助某些科研单位为其背书。许多父母正是基于这些错误的信息为家人制作所谓的"健康"饮食，并将失实的饮食理念传递给下一代。但这掩盖不了儿童生活中隐含大量糖的事实，因为他们已经被零食、咖啡饮料、运动饮料以及那些贴着精心设计的产品标签的儿童食品所包围。

你或许会感到疑惑，我究竟在担忧什么？无论你的孩子身材胖瘦，无论你亲自制作"健康"饮食还是经常点快餐，你家孩子始终处于风险之中，更确切地说，是所有儿童都处于风险之中。我们的食品工业充斥着形形色色的糖和甜味剂，食品生产商正在采用各种卑劣的营销手段吸引孩子摄入超出安全剂量的糖。你是否有过从全食超市中购买无激素照烧鸡肉和寿司烩菜当晚餐的经历？如果有，你或许正为自己坚持健康饮食理念而沾沾自喜，但这种所谓的"健康"食品中潜藏的糖含量可能丝毫不亚于1罐可口可乐！想必你也有过周五晚上订比萨的经历。但你可能没有意识到，尝起来咸咸的比萨中含有的糖堪比某些甜品。比萨店会在制作饼底时添加糖，并且使用含大量糖的番茄酱——为了掩盖事实，食品生产商往往将产品的详细营养成分用极小的字体公布在其官方网站上，而不是直接在产品标签上注明。你甚至需要掌握相当丰富的化学知识，才能识别名称五花八门的糖，如大麦芽和右旋糖。糖的类型多种多样，但为了方便理解，本书多以统称"糖"代替具体名称。但你应该了解的是，我们日常接触的市售食品中实际上含有数百种糖。

科学研究表明，糖和甜味剂是导致越来越多的儿童出现各种症状和失调的主要因素。糖会影响内脏器官的正常发育，如心脏、大脑、肝脏、肠道等。食品工业的确能够通过资本迫使科学为其服务，但真相绝对不会被个人或团体左右。事实上，糖能够引发上文列示的所有问题。甜味剂的危害同样不容忽视，因为它们正在被越来越多地添加到儿童食品和饮料中。包括桂格谷麦棒（Quaker）在内的众多热销食品不但含有常见的糖，还含有低热量甜味剂。如果你家孩子过度活跃、情绪易怒、喜怒无常或体重超标，那么糖或甜味剂含量高的饮食可能是罪魁祸首之一。

随着研究的深入，糖对儿童健康造成的破坏性影响已经大大超出人们的预料。我牵头的科研团队和该领域最顶尖的科学家取得的最新研究成果表明，糖可对人的学习能力、记忆力、成瘾倾向、口味偏好、食欲调节、冲动控制和新陈代谢造成持久的破坏性影响。而且我们发现，与成年人相比，糖对处于生长发育阶段的儿童的影响尤甚。如果你家孩子存在学习或行为问题，或者无法控制自己的饮食，你或许可以关注其糖摄入量。糖甚至可能损害儿童正在发育的肝脏和心脏。糖摄入过量可导致脂肪性肝病、2 型糖尿病和心血管疾病，甚至导致儿童罹患某些癌症的风险升高。如果母亲在妊娠期摄入过量的糖和糖替代品，胎儿就会受到糖的影响，而且这种影响会持续到哺乳期、幼儿期和青少年时期。糖对人体健康造成的危害往往随着时间的推移而逐渐加大，起初不会表现出明显的迹象或症状，所以人们并不知道自己已经被某些疾病盯上。

虽然现实令人沮丧，但你大可不必因此灰心，因为我们能够预防、解决甚至在很多情况下逆转糖摄入过量造成的症状。

这也是我在那天早上看到分析结果后决定继续深入研究并撰写本书的原因。作为父母，你有义务了解不同类型的糖对儿童生长发育的影响，因为这种影响贯穿了从母亲妊娠到孩子成年的全过程。如今针对成年人戒糖的书籍比比皆是，但其中的建议并不适合有孩子的家庭。大多数书籍并未解释为什么儿童尤其容易受到糖的影响，更没有为父母提供可行的方案，以帮助孩子摆脱含糖食品和饮料的诱惑。我希望通过本书唤醒广大父母，使他们意识到糖可能正在危害自己的下一代，并通过科学手段帮助孩子避免高糖饮食带来的伤害。

我希望将科学研究成果传递给广大父母并应用于日常生活。于是，我找到了艾米丽·文图拉博士。艾米丽是我培养的研究生之一，她在我的科研团队工作了多年。艾米丽曾在求学期间荣获富布莱特（Fulbright）奖学金，并在行为科学、公共卫生营养、儿童和家庭食品配方开发方面颇有建树。她还牵头组织了杰米·奥利弗食品基金会（Jamie Oliver Food Foundation）和国际慢食组织（Slow Food International）的公共卫生活动。如果你正受到相关症状的困扰，并希望寻求解决方案，阅读本书将是不二之选。本书共分为三个部分。第一部分主要介绍糖作为一大潜在因素导致儿童健康问题的机制，教你了解儿童饮食中潜在的糖的来源以及认别各种糖，包括应用愈发广泛的甜味剂的危害，并帮你判断自家孩子是否已经受到糖摄入过量的影响。尽管糖是一系列儿童健康问题的罪魁祸首之一，但它也是我们解决这些问题的切入点。糖能够在潜移默化间逐渐缩短人的寿命，而第二部分知识将帮你保护孩子免受其害。我和艾米丽将以父母和科研人员的双重身份教你为孩子打造低糖生活环境，使其远离含糖食物的诱惑。本书提供的方案和工具均经过科学验证，并且已经惠及全美无数家庭。第三部分为食谱与烹饪建议，由艾米丽提供。总之，本书将帮你合理地控制家人的糖摄入量，解决可能困扰孩子的健康问题，为下一代打造健康的生活环境。

——迈克尔·格兰博士

作者序二

作为家长，我对很多读者的担忧感同身受。我有两个年幼的孩子，日常任务之一是尽量确保他们吃上营养丰富的饭菜和零食。作为一名取得健康行为学博士学位和公共卫生硕士学位的科研人员，我在过去 20 年间始终致力儿童和家庭营养教育研究。母亲和科研人员的双重身份促使我不断思考一个问题：我们该如何确保下一代在这个充斥着高糖加工食品的世界里健康成长？多年的实践经验告诉我，实现这一目标绝非易事。

如果你意识到糖摄入过量的真正危害，就会发现为人父母实属不易。作为一名科研人员，我深知当代儿童正生活在糖和甜味剂的海洋中，仅含糖饮食就具有极强的成瘾性。作为一名家长，我也深知父母想让孩子减少糖摄入并非易事，面临的挑战包括但不限于学校为孩子提供的巧克力牛奶、课外辅导机构发给孩子的曲奇和风味酸奶、孩子从生日聚会上带回家的糖果福袋、餐厅随儿童套餐附赠的果汁、爷爷奶奶或其他亲属以爱的名义给孩子的糖果……你真的想成为那个一天到晚对孩子说"不"的父母吗？你希望孩子认为自己受到了父母冷落吗？你愿意为了一点糖果疏远家人吗？

你或许也曾怀疑，低糖生活方式是否只是一种热潮，就像几十年前的低脂饮食一样风靡一时。以我出生并长大的 20 世纪八九十年代为例，在食品工业的引导下，脂肪成了人人喊打的过街老鼠，但糖对健康的影响却被忽略了。事实上，食品生产商玩了一出偷梁换柱的把戏，他们经常使用糖替代脂肪。这也是糖和甜味剂在现代食品工业大行其道的原因之一。

现代饮食方式导致我们对加工食品产生了过度依赖，这意味着我们正在摄入大量的糖及甜味剂。统计数据显示，70% 的加工食品糖含量较高。而且与 20 年前相比，如今有更多的包装食品供我们选择。不少在人们印象中并不属于甜食的产品也被别有用心地添加了大量的糖。由于糖和甜味剂具有成瘾性，所以添加糖成了食品生产商吸引孩子和父母成为其产品忠实拥趸的利器。作为一名营养学和健康行为学研究人员，我向广大读者提出一条最基本的建议：尽量选购未经加工的天然食品，以免掉入糖上瘾的陷阱。

但问题在于，一个家庭如何才能完成从高糖生活向低糖生活的转变，尤其是在日程繁忙、时间有限的情况下？我们是人，不是机器，同样需要休息。本书倡导的减糖生活并不要求你为孩子提供绝对完美的食物，亦不要求你杜绝所有的含糖食品。我们只是希望孩子能够养成相对健康的饮食方式，即使父母不在身边也能做出正确的选择。根据我的经验，帮助孩子养成健康的饮食方式的最有效方法是培养他们对烹饪的兴趣，养成爱吃新鲜水果、蔬菜等天然食物的好习惯。1998 年，我有幸在加利福尼亚州伯克利参加艾丽丝·沃特斯（Alice Waters）开办的食材园教学课程（Edible Schoolyard Project），并被其推介的健康饮食理念深深吸引。实习期间，我和孩子们一起开辟果园和菜园，然后使用他们自己种植的水果和蔬菜做饭，这使我颇受启发，并逐渐形成了本书倡导的各种饮食原则。其中一个最重要的原则是，简单 + 未加工 = 最佳饮食。

糖摄入过量会对人体健康造成严重危害，尤其是儿童，这是本书的基本观点。虽然我们无意诱导你和孩子将糖视为洪水猛兽，但更不愿意看到有人故意粉饰糖的危害。我们的宗旨是在不损害身体健康的前提下，确保孩子享受快乐的童年和激扬的青春——当然，还有适量的甜食。作为两个男孩的母亲，我始终要求他们食用减糖早餐，且每天只吃一次甜食。令人欣喜的是，孩子们的健康状况均得到了显著改善。但如果哪天他们不小心摄入了过量的糖，两兄弟的举止又开始怪异起来。如果你需要一手证据来检验我们的研究成果，不妨密切观察自家的孩子，相信你一定会对某些问题产生新的认识。我们希望通过本书为你提供一系列实用的工具，帮助你为孩子营造健康、快乐、减糖的生活。

——艾米丽·文图拉博士

目　录

第一部分

糖对儿童的危害

第一章

糖罐中成长的一代：
所有儿童都难逃厄运

从外表看，13 岁的梅丽莎身材修长，体格强健，是一个不折不扣的青春少女。打篮球和踢足球两大爱好让她神采奕奕。但梅丽莎的健康状况其实已经亮起了红灯。即使是锻炼整个下午，梅丽莎夜间仍然无法安然入眠，而且会在睡梦中反复醒来。睡眠不佳导致她喜怒无常，始终带着严重的黑眼圈。除此之外，梅丽莎还经常出现腹胀和胃痉挛。

在健康靓丽的外表之下，梅丽莎的身体开始出现慢性疾病迹象。这种令人不安的转变其实全由高糖饮食习惯所致。梅丽莎对甜食的喜爱可以用无以复加形容，她的早餐多为果汁，上学时将燕麦棒作为零食，晚上喝加糖茶，在家时冰激凌甜点不离口，偶尔和朋友外出路过便利店也不忘买块糖塞进嘴里。此外，梅丽莎每天一刻不停地嚼所谓的"无糖"口香糖，但该产品实际上含多种糖醇类和其他甜味剂。

乍一看，梅丽莎似乎并未表现出严重的儿童健康问题。因为梅丽莎的体重并未超标。相反，她是个运动健将，而且父母也在努力培养她的健康饮食习惯。但如今糖已经渗透到生活的各个角落，食品工业也在不遗余力地通过广告将其产品包装成"健康"食品。其后果是，梅丽莎会在生活忙碌时瞒着父母摄入超安全剂量的糖和甜味剂。好在父母最终发现了梅丽莎的嗜糖行为，并采取有效措施帮助女儿重塑了饮食习惯。于是，那个精力充沛、健康向上的少女又回来了！

如今，美国的很多儿童都有可能成为下一个梅丽莎，这正是问题所在。由于糖几乎无处不在，无论是身材苗条还是肥胖，无论是勤于锻炼还是久坐不动，无论是住在郊区还是城市，所有儿童都面临风险。能量水平剧烈波动是糖摄入过量带来的常见副作用。但根据我和艾米丽五年的研究经验，以及通过专业手段从众多家庭收集的大量资料，儿童所面临的真正风险并不是糖摄入过量，而是父母的错误观念。我们习惯于将孩子的情绪波动、睡眠不佳、疲劳、注意力不集中等问题归咎于压力过大、激素失衡、发育过快或潜在疾病。事实上，无论严重与否，这些问题都与糖摄入过量有关。糖摄入过量对儿童身心健康的危害可能远远超乎你的想象。最新研究清晰地表明，糖的危害性被严重低估了，对正在生长发育的儿童来说，它几乎影响到所有器官或部位。

一场完美的糖风暴

马可是一个貌似健康的孩子。17岁的他发育良好，体格健硕。虽然体重超标，但强壮的外表使马可看起来更像一名运动员。事实也是如此，马可每天放学后都要抽出几个小时打球，所以他对自己的健康状况格外自信。但我们却得出了令人十分不安的评估结果——马可已经身患重病。

由于体重超标，马可被儿科医生转到我的门诊，并参加了一项由我牵头的临床研究。通过观察马可的饮食情况，我们发现了一些令人担忧的问题。马可和他的家人均认为，对于一个运动量大的青少年而言，他的饮食结构十分合理。但事实上，马可每天都会饮用大量果汁、碳酸饮料和运动饮料，并从这些饮料中摄取高达 100 克的糖。我们不妨做个简单的换算，100 克糖约等于 25 茶匙——足足超出该年龄段男孩日建议糖摄入量最大值的 3 倍！不知不觉中，马可已经将严重威胁其身体健康的糖负荷输送至肝脏，这大大超出了他身体的负荷。鉴于我们的研究重点之一是揭示糖和超重对儿童肝脏健康的影响，所以马可接受了肝脏磁共振成像检查。检查结果令马可本人、家人和儿科医生大吃一惊：他患有一种十分罕见的脂肪性肝病，而且肝脏已经出现明显的损伤迹象。如果马可不尽快采取措施，最终可能需要肝移植。

脂肪性肝病曾被认为是酗酒成年人特有的问题，但如今我们在临床实践中面临的一个残酷事实是，越来越多的儿童被诊断为肝病晚期，2 型糖尿病等代谢性疾病案例更是数不胜数。导致这一现象的原因是什么？无论是否成年，所有人都会面临糖摄入过量带来的危害。研究显示，儿童面临的健康风险更大。这种风险由 3 个关键因素引发：儿童天生的嗜糖行为；当前的高糖饮食环境；儿童正在生长发育的身体。这 3 个因素共同作用，在我们的下一代中掀起了一场完美的糖风暴。

嗜糖是人的本能

你还记得自己上一次吃棉花糖、跳跳糖或泡泡糖是什么时候吗？如果你年幼时喜欢吃这些糖，成年逐渐戒糖后，可能会对自己曾经将大把糖果直接塞进嘴中的行为感到惊讶，但幼时的你却乐此不疲。究其原因，与成年人相比，儿童天生对甜味有更强的偏好，所以他们更容易被糖和甜味剂吸引。如果让他们在酸甜苦辣咸等不同口味的食品中选择，他们通常会毫不犹豫地选择甜食，并且越吃越想吃。我女儿曾在小学科学课上参与过一项简单的实验，参加实验的老师和同学被要求品尝 5 种不同甜度的柠檬水。结果显示，低龄儿童爱喝甜度最高的，而十几岁青少年和成年人更倾向于甜度稍低的。

儿童的嗜糖行为表明他们的味蕾与成年人存在差异。该现象可以从人类进化的角度进行解释。婴儿嗜糖能够确保他们一出生就爱上有甜味的母乳。而到了断奶的年龄，这种偏好又可以帮他们远离可能有害身体健康的食物。因为含毒素的物质大都没有甜味。由此可见，儿童爱吃甜食并非道德问题，他们之所以闹着要吃棉花糖或跳跳糖，只因为他们还是个孩子。但在现代高糖饮食环境中，糖的天然吸引力使得儿童的健康特别容易受损害。

儿童正生活在糖风暴中

阿丽莎居住在洛杉矶南城核心区，那是一个不折不扣的食物荒漠地带——一个几乎买不到健康、新鲜食物的社区。阿丽莎的住处和学校附近便利店和快餐店遍布，步行即可轻松到达；但如果想去供应新鲜农产品的超市购物，就要开车 20 分钟或坐很久的公交车。基于对家族糖尿病史的担忧，阿丽莎同意参加我们开展的一项为期 16 周的研究。该研究旨在帮助青少年减少糖摄入量。阿丽莎向我们分享了她对所在社区的看法，及社区对她饮食选择的影响。她表示："我家街对面有甜甜圈店、加油站和酒类专卖店。再过一个街区，你会看到汉堡王（Burger King）和赛百味（Subway）。如果有心情再走一个街区，那里有塔可钟（Taco Bell）和必胜客（Pizza Hut），还有麦当劳（McDonald's）。打个比方，如果我正好饥渴难耐，但口袋里只有 5 美元，我仍然可以大快朵颐，从一个街区吃到另一个街区。吃饱之后，我甚至有余钱去街对面买一份薯条和碳酸饮料，只是这些食物和饮料并不健康。"

阿丽莎的居住环境极度恶劣，但这并非个例——事实上，约有 20% 的美国家庭居住于食物荒漠地带。阿丽莎的经历能够引发不少人的共鸣。不妨回想一下，你上一次外食吃了什么？毫无疑问，在这些场合选择垃圾食品的概率远远高于健康食品。含糖食物更是占据主导地位，如含糖饮料、酱汁、调味汁、甜点等。人们眼中美味可口的食物往往含添加糖，但是为什么事情会发展至此？为什么阿丽莎努力戒糖却最终以失败结束？为什么你和孩子总是对糖欲罢不能？

我们已经找到了这些问题的部分答案。如今的糖风暴其实由 5 种环境要素共同导致，如图 1–1 所示。如果将儿童家庭每天的营养摄入量比作一场风暴，导致这场风暴的五大要素中的每一种都会使人体摄入大量的糖。

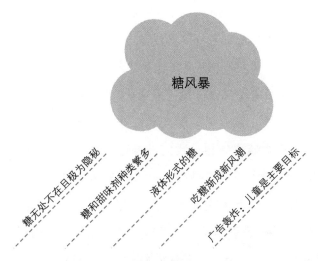

图 1–1　导致糖风暴的五种环境要素

女儿在 9 岁那年报名参加了芭蕾舞课。一天晚上，女儿放学后突然提出晚餐吃热狗的要求。于是，我们将车停在食品店门口。但我并未直接购买，而是做了一些功课，希望买到我认为最健康的热狗。当我仔细阅读营养成分表时，女儿对我不住地翻白眼。作为营养研究人员的孩子，她早就习惯了我时常查看产品标签的行为。我原本希望从中挑选一种天然谷物含量丰富且防腐剂较少的产品。但我无意间发现，货架上几乎所有商品都含有某种添加糖。一般情况下，糖位于营养成分表的第二列或第三列。通过对比我发现，含糖量最低的热狗仍然含有至少 3~4 克糖（1 茶匙），但为了满足女儿的愿望，我最终妥协了。

当然，热狗中含 1 茶匙糖并不值得大惊小怪。真正令人惊悚的是，我竟然找不到一种不含添加糖的食品，而且"惊悚"到此并未结束。晚餐期间，我们一家人竟然都没尝出热狗的面包中含有糖，因为它们并不甜，而且口感极差。最后我们只吃了热狗中的香肠，剩下一堆面包。但这件事勾起了我的好奇心：不加糖的热狗面包会是什么味道？当然，作为一名营养研究人员，我深知食品生产商经常向食品中添加甜味剂，以掩盖防腐剂等化学物质的味道，同时改善食品的口感。不同的添加剂会发生中和反应，这是含糖热狗面包不甜的真正原因。

童年的美好总是令人回味无穷，比如冰激凌车售卖的甜筒、游泳池边即将融化的冰棒、课后与小伙伴共享的曲奇等。我的童年是在 20 世纪六七十年代的苏格兰度过的，至今仍对那里的柠檬水贩卖车记忆犹新，它每周六早上都会在街头售卖碳酸饮料。我父母有时会买一瓶，晚餐时供全家人享用。于我而言，柠檬水贩卖车是有关家庭和美食的快乐回忆。我从儿时起就爱喝碳酸饮料，这一习惯保留至今，只因它承载着我童年的美好记忆。最近，我与 84 岁的母亲谈到这个话题时，她表示从来没有担心过喝碳酸饮料会影响我们的健康。相反，母亲认为那是一家人难得享受一次的美味。

但时过境迁，如今甜食触手可得，不再是一种奢侈的享受，也不再仅限于盛大场合。糖早已放下"高傲"的身段，走进了我们的日常生活，进入了我们每天的主食。从出生开始，儿童就在时刻不停地摄入糖。似乎只要孩子一转身，就会看到一个"慈爱"的成年人拿着诱人的糖果等着他们，比如放学回家后、体育锻炼时、和玩伴聚会时、拜访祖父母时……节假日更是成了糖的盛宴。一位家长不禁悲叹："由于节假日密集，从万圣节到复活节的这段时间似乎成了一顿长达 6 个月的甜食自助餐！"

历史向我们提供了一个清晰的研究视角。1750 年正值美国殖民地时期，当时的人均糖消耗量仅为 1.8 千克 / 年，即每天 1 茶匙多一点。但到了2000 年，美国人均糖消耗量达到 68 千克 / 年的峰值，这相当于美国人平均每天吃 45 茶匙糖！为了方便对比，我们不妨以 0.9 千克的袋装糖为例。

1750 年，美国人的糖消耗量仅为 2 袋 / 年。但 250 年后，糖消耗量已经飙升至 1.5 袋 / 周。如今美国已成为全球人均糖消耗量最大的国家。如果将全美一天消耗的糖堆成方块，高度将达地月距离的一半[①]。

从我选购热狗的经历可知，儿童不仅容易接触到明显的糖（详见后文），还有大量隐藏的糖。即使你仔细阅读产品标签，可能仍然无法识别它们。曲奇、饼干、蛋糕、冰激凌是众所周知的含糖食品，但糖同样存在于父母认为"安全"的食物中，如面包（甚至是全麦面包）、能量棒、酸奶、牛奶、咸味零食、香肠、冷冻食品、意大利面酱、沙拉酱等。事实上，70% 的市售加工食品都含有某种添加糖，这一比例在休闲零食中更是高达80%。有些糖可以通过阅读产品标签轻松地识别。如果你有阅读产品标签的习惯，会发现糖经常位于第一、第二或第三列。但还有些糖不容易识别，因为它们的名称往往具有迷惑性，如有机糙米糖浆、浓缩果汁等，听起来确实天然又健康。这还不包括人工甜味剂（如阿斯巴甜、三氯蔗糖、安赛蜜等），更不包括纯天然甜味剂（如甜菊糖、罗汉果等）。尽管有些糖和甜味剂并不含热量，但仍然会危及儿童的身心健康。下一章将教你如何识别这些隐藏的糖，确保你为家人做出更明智的选择。

种类繁多的糖和甜味剂

20 世纪 70 年代以前，人类食用的大多数糖都是从甘蔗或甜菜中提取的白色结晶糖，即化学中的"蔗糖"。但随后的几十年是糖工业的大爆发时代，数百种形形色色的糖开始走进人们的生活，如高果糖玉米糖浆、浓缩果汁等精心包装的糖。随着食品生产技术和生产能力的提高，以及人们对

---

① 编者注：根据中国疾控中心营养与健康所的数据，中国人均添加糖（主要为蔗糖）的日摄入量约为 30 克，食用油的日摄入量约为 42 克，均高于世界卫生组织和中国居民膳食指南推荐的摄入量。2021 年《健康中国——饮料食品减糖行动白皮书》指出，中国已成全球第三大糖消费国。

加工食品需求的日益增长，能够被人体快速吸收的浓缩糖也应运而生。

制糖业和食品工业的巨变对于儿童意味着什么呢？我们认为，最大的问题在于果糖含量。我们童年接触的食物和饮料多添加传统的蔗糖，而现代饮食则添加果糖含量更高的糖，如高果糖玉米糖浆、浓缩果汁等。20 世纪，美国人的果糖摄入量一路飙升，从 12 克 / 日骤增至 75 克 / 日。换言之，当代美国人平均每天食用 20 茶匙果糖。如今，果糖摄入量已占普通成年人总热量摄入量的 10%~12%。这种高果糖饮食环境对儿童身心健康的负面影响开始逐渐显现，因为人体根本无法代谢如此多的果糖，尤其是在幼年时期。由于果糖并非母乳中的天然成分，婴儿出生时并不具备代谢果糖所需的生理机制。但研究表明，儿童的果糖摄入量高达青少年和成年人的 3 倍。我们不妨设想，如果一个学步期幼童喝下 1 杯龙舌兰酒会是什么情形。一个体重约为 82 千克的成年人能够代谢 1 杯酒精，但这对于幼小的身体而言绝对是不可承受之重。这一道理同样适用于果糖，因为与酒精一样，儿童对果糖的代谢能力也明显低于成年人。你或许认为将龙舌兰酒与果糖类比太过极端，但事实上，人体（尤其是肝脏）对酒精和果糖的代谢方式极为相似。

除了五花八门的糖，甜味剂在过去几十年间同样经历了爆发式增长。甜味剂与糖具有高度相似性，它们能够伪装成糖欺骗大脑。如今，低热量甜味剂（LCS）产品几乎占领了超市所有的货架。低热量甜味剂可以分为两种。一种是人工甜味剂，如三氯蔗糖和阿斯巴甜，具有强烈的甜味，且不会提供太多的热量。糖醇中的分子经过改良，既保留了蔗糖的甜度，又不会像蔗糖一样被人体吸收。另一种是天然甜味剂，如甜菊糖，这种糖一般带有"纯天然"标签。儿童如今正暴露在大量的低热量甜味剂中，这会导致儿童的身心健康问题，并引发一系列病症，从急性肠胃不适到大脑长期受损（可导致晚年认知功能减退），不一而足。你或许已经意识到糖具有成瘾性且容易导致暴饮暴食，但低热量甜味剂的危害也不容小觑。更令人担忧的是，低热量甜味剂对儿童的影响尚未引起足够的重视。

21世纪初，每天摄入低热量甜味剂的儿童比例尚不足10%。但仅10年之后，这一数字已经飙升至25%。导致该现象的罪魁祸首是所谓"健康"的儿童饮料（如无糖汽水）中逐年增加的低热量甜味剂。除了饮料，低热量甜味剂还被越来越广泛地应用于食品、调味品，甚至是营养补剂和药物中。为了掩盖大量使用低热量甜味剂的事实，相关行业开始在包装上玩起了文字游戏。例如，他们会在添加人工甜味剂的产品上注明"不含添加糖"，在添加甜菊糖等天然甜味剂的产品上注明"不含人工甜味剂"或"由纯天然成分制成"。

许多父母倾向于选择标有"脱脂""淡味"或"纯天然"字样的儿童产品，认为这能有效降低孩子的热量摄入，避免体重增加，避免未来罹患肥胖症。低热量甜味剂似乎是一种"完美"的选择，因为它们既不含热量，也不会像糖一样产生众多副作用。但它们却会给儿童带来一系列其他问题，如大脑发育问题。更糟糕的是，低热量甜味剂多为未经充分研究的新产品，我们无法确定它们是否会随儿童大脑等器官的发育而产生新的问题或副作用。

液体形式的糖

与过去相比，现代儿童（尤其是幼童）的含糖饮料摄入量更高。以前的儿童接触的饮料屈指可数，多以牛奶和水为主，果汁和碳酸饮料都不常见。那时的碳酸饮料不但价格高昂，而且难以买到，因此被视为只有在特殊场合才能享用的奢侈品。现代儿童不但能随时随地喝到大量的碳酸饮料和果汁，还有令人应接不暇的新型产品，如运动饮料、能量饮料、茶饮料、咖啡饮料等。这些产品毫无例外都含有能够快速被人体吸收的高剂量液态糖。相较于固态糖，液态糖对人体的危害更大。

2010年，一项针对12~24月龄的美国幼儿的研究发现，添加糖占该年龄段儿童每日热量摄入总量的 8.4%，而且其来源多为果汁和果味饮料。此外，一半以上儿童每天都将果汁作为唯一饮用的饮料。儿童的身体（尤其是肝脏）正在发育，无法承受如此巨大的糖负荷。相较于碳酸饮料，许多果汁和果味饮料的糖含量更高。青少年的情况同样令人担忧。尽管有数据显示，果汁和果味饮料的总消费量近年来呈下降趋势，但与之前的人相比，现代人的含糖饮料摄入量仍然畸高。而且有数据表明，青少年的含糖饮料消费量仍在上升。

鉴于果汁和果味饮料消费量的增长及其对人身心健康的潜在负面影响，美国儿科学会（American Academy of Pediatrics，AAP）2017 年向社会发出了限制果汁饮用的倡议。美国儿科学会认为，12 月龄以内的婴儿应禁止饮用果汁，1~3 岁幼儿的果汁摄入量不可超过 118 毫升／日，4~6 岁幼儿的果汁摄入量为 118~177 毫升／日，7~18 岁儿童和青少年的果汁摄入量不可超过 237 毫升／日。这项倡议针对所有类型的果汁，包括 100% 纯果汁、鲜榨果汁和家庭自榨果汁。

2019 年 9 月，美国营养与饮食学会（Academy of Nutrition and Dietetics）、美国儿童口腔医学会（American Academy of Pediatric Dentistry）、美国儿科学会和美国心脏协会（American Heart Association）联合发布了一份最新声明，再次重申了限制果汁摄入量倡议。新倡议对儿童饮用果汁的年龄进行了调整。其中规定，0~6 月龄婴儿的饮食应仅限于母乳和配方奶粉。6~12 月龄婴儿可在添加辅食时饮用少量的水，但果汁应在避免之列，因为"即使是 100% 纯果汁，其营养含量仍不及天然水果"。12~24 月龄幼儿可在饮水的基础上适量添加全脂牛奶。该年龄段幼儿可以饮用"少量果汁"，但应确保果汁为 100% 纯天然产品，而"直接食用小块水果更佳"。2~5 岁幼儿宜饮用低脂牛奶和水；至于 100% 纯果汁，"可少量饮用，并添加适量的水稀释"。果汁中浓缩糖（尤其是果糖）的危害性极大，几乎影响儿童发育的方方面面。

无论液态糖源自何处，都会极大地危害人体健康。相较于需要咀嚼的固态糖，液态糖进入人体系统的速度更快。所以液态糖能够在短时间内导致人体的糖负荷急剧上升。而液态糖中的果糖则会使问题进一步恶化。由于肝脏的处理能力有限，大量果糖的摄入给人体带来了难以承受的代谢负担。如果将人体比作厨房，肝脏就是安装在水槽下的垃圾处理器。我将垃圾处理器戏称为"贪吃鬼"。这个家伙有个坏习惯，就是经常堵塞水槽，尤其是有客人来访时。我知道不应该将胡萝卜皮或土豆皮一股脑地全部倒进垃圾处理器。如果时间充裕，我会将厨余垃圾分类处理，以免"贪吃鬼"罢工。但如果碰巧赶时间，我的投喂速度太快，"贪吃鬼"会因处理不及时而状况频出。肝脏的工作原理与垃圾处理器类似。当我们食用整个苹果时，其中含有的少量糖会缓慢地释放出来，因此不会对肝脏造成损伤。水果中的果糖受膳食纤维的约束，释放速度较慢。但当你饮用碳酸饮料或果汁时，由于没有膳食纤维的约束，大量果糖会快速进入人体。肝脏可能因负荷过重而罢工，无处可去的果糖只能转化为脂肪堆积在体内，从而引发一系列健康问题。

　　尽管存在上述问题，但我们并不愿意过分苛责不知为孩子选择何种饮料的父母。儿童碳酸饮料消费量激增的一个重要原因是，由人工甜味剂勾兑而成的含糖饮料甚至比瓶装水还便宜。1980—2010年间，碳酸饮料的相对价格下降了35%，而水果和蔬菜的相对价格却上升了35%。你或许已经注意到，含糖饮料的标准分量也在增加。1955年，麦当劳出售的可口可乐容量仅为200毫升/杯。而时至今日，1杯儿童版可乐的容量已达350毫升，中杯更是高达620毫升，而且其售价比瓶装水更低。如今，孩子们只需花99美分即可在麦当劳购买1杯容量为1.3升的碳酸饮料，而且可以免费续杯。既然不同容量的饮料价格相同，孩子们自然乐于选择大杯。2012年，《公园与休憩》（*Parks and Recreation*）的新一季剧情对餐饮业疯狂增加饮料容量的行为进行了一番嘲弄：该市的餐饮协会代表向人们展示了一种新型儿童碳酸饮料，容量足有 450 毫升，孩子必须用两只手才能将它端到桌面上。"这瓶仅供 2 岁幼儿饮用"，代表挪揄地解释道。

广告轰炸：儿童是主要目标

一甜遮百"丑"。这一简单的事实或许就是糖和甜味剂被广泛用于现代食物的主要原因。食品生产商在设计产品配比时充分考虑到了儿童对甜食的天生喜爱，生产出了可供各年龄段儿童享用的"美食"，甚至连刚出生的婴儿也不放过。如今，98% 的低龄幼儿和 60% 的婴儿每天都会摄入添加糖，因为几乎所有为该年龄段设计的产品中都含添加糖。生产商还会增加婴儿配方奶粉、辅食和断奶后食品的甜度。通过分析美国 240 种畅销的婴儿和低龄幼儿食品的成分，研究人员最近发现，100% 的婴儿甜点、92% 的果味零食、86% 的谷物棒、57% 的磨牙棒和曲奇中糖产生的热量占总热量的 20% 以上。糖（包括甜味剂、代糖等）在近 40% 的产品标签中被列为第一或第二大成分，那些自称"健康"的产品也不例外。食品和饮料生产商的如意算盘是从婴儿期开始培养人对甜食的渴望，使其成为自己长期的"摇钱树"。

面对琳琅满目的商品，我们很难做出健康的选择。许多父母，包括我和艾米丽，也经常做出错误的决定，比如将某种新产品（如"健康酸奶"）买回家后才意识到它的含糖量极高，尤其是当糖以其他难以察觉的名目隐藏在营养成分中时。生产商通常为其向产品中添加糖的行为编一个冠冕堂皇且诱人的理由，以引诱儿童反复购买他们的产品。父母往往盲目地相信监管机构，认为他们会根据规定对产品标签进行严格的监督。但食品生产商早就想好了对策，并挖空心思在我们通常认为"健康"的产品中添加糖。

得益于科技的进步，美国现代农业迎来了质、量齐升的辉煌时代，比如玉米、大豆等作物的产量大幅增长。食品化学工业的发展催生了各种廉价的人工甜味剂，如高果糖玉米糖浆。超市货架上琳琅满目的商品无时无刻不在昭示着食品工业的蓬勃发展。毫不夸张地说，所有人都已经被淹没在包装精美、极易上瘾且质量低劣的食品之中。

普利策奖得主、记者迈克尔·莫斯（Michael Moss）2013 年出版了《盐糖脂——食物巨头是如何操控我们的》(*Salt Sugar Fat—— How the Food Giants Hooked Us*)。他在书中提出了"满足点"的概念，即能带给消费者飘飘欲仙感觉的糖、脂肪或盐的使用量。新研发的食品上市之前必须得到测试小组大多数成员的认可，那么提高产品认可度的最简单方法是什么？答案是继续加糖，直到足够多的人满意为止。

食品生产商不断完善产品配方，以引诱儿童成为其产品的忠实拥趸。此外，他们往往针对特定年龄段制定不同的营销策略，并投其所好，达到精准投放的效果。当看到自己最喜爱的歌手、体育偶像和动画人物卖力地推销糖果、零食和能量饮料时，想必没几个孩子会无动于衷。食品工业每年针对儿童投放的广告费已高达 100 亿美元，其中仅含糖饮料一项就占了 5 亿美元。儿童每年平均观看约 6 000 次食品广告，其中大部分是低营养产品。大龄儿童和青少年更容易受到隐蔽营销方式的影响，如网页和网游中植入的广告。广告商甚至借着为学校提供教学设备或用品之机堂而皇之地向学生投放产品广告。

如今，食品生产商甚至能够轻车熟路地向慢性疾病风险较高的群体投放广告。路德食品政策与肥胖研究中心（Rudd Center for Food Policy and Obesity）最新发布的一份报告显示，2017 年，86% 面向非裔美国人的电视广告和 82% 面向拉美裔美国人的电视广告主题为垃圾食品，尤其是含糖饮料和高糖零食。他们中已有相当一部分人因糖摄入过量而面临着较高的患病风险。2 型糖尿病在拉美裔和非裔美国人中的发病率远高于其他族裔，脂肪性肝病在拉美裔美国人中的发病率同样如此。食品生产商针对这些群体投放广告是一种极不道德的行为。

如今，社交媒体成了儿童接触新事物的主要渠道。食品生产商通过社交媒体把产品包装为当下的潮流，而没有食用过最新产品的孩子会被认为不够潮，从而被同龄人孤立。"独角兽星冰乐"（Unicorn Frappuccino）是星巴克（Starbucks）曾经推出的一款产品，这是一种用鲜奶油和彩虹糖浆装饰的甜饮料。我10岁的女儿在与同学郊游时购买过该产品，并在回家后将产品名称告诉了我。我落伍地表示没听说过，只好登录星巴克的官方网站查找该产品。营养成分表显示，该产品中添加糖的含量高到令人难以置信，居然有足足56克——这还只是大杯或中杯的含糖量，超大杯的含糖量想必更加骇人。56克糖能够装满足足14茶匙，或者相当于饮用1.5瓶碳酸饮料，是五年级学生日建议糖摄入量的3倍（或者成年人日建议糖摄入量的2倍）。

深谙消费者心理的营销人员自然不会放过父母，因为他们知道父母大多工作忙碌，有时还缺乏耐心。为了确保父母最终慷慨地买单，他们会在包装的显眼位置注明"高钙"或"纯天然谷物来源"等字样。父母通常知道这些产品含糖，但当他们看到上述众多益处，会想当然地认为益处大于潜在风险，从而愿意为此买单。许多父母在挑选甜味酸奶、风味牛奶等儿童产品时陷入了两难的境地，因为他们既希望孩子吃到有益身心健康的含钙食品，又深知这些产品通常含糖和添加剂。而营销人员对父母的心理洞若观火。如果某产品的含糖量较高，但同时含有一些有益成分，父母往往还是愿意买单的。殊不知，这些产品中含有的营养成分微不足道，而糖却是巨量的。

吃糖渐成新常态

70%的普通食品和80%的儿童零食都含有某种添加糖，但这并不能完全归咎于工业化生产。作为父母，我们已经适应了这种新的高糖环境，而且在大多数情况下，我们才是这些产品消费的直接责任人。父母大多希望为孩子做出正确的决策，比如限制他们食用不健康食品。但知易行难，我们在实际生活中往往面临着诸多挑战。尽管父母深知早餐关乎孩子的在校表现，而且他们希望孩子养成健康的饮食习惯，但在现实生活中，大多数父母的早晨都是在手忙脚乱中度过的。由于时间仓促，父母有时做出的早餐毫无"健康"可言，有时甚至没有时间做早餐。为了安抚孩子，父母通常直接用甜食打发他们，比如含糖的早餐麦片、加糖浆的冷冻华夫饼等。

随着物质生活的富足，父母如今有更多的机会为孩子提供糖果，孩子外出时也有更多的机会接触糖果。例如，咖啡市场从 20 世纪 80 年代开始就走上了发展的快车道。咖啡店的普及让无数人实现了咖啡自由，也给更多人提供了一个会面交谈和休息的场所。孩子们发现这是一个可以和朋友一起玩耍或学习的地方。但如今许多咖啡店开始挂羊头卖狗肉，成了儿童将含糖饮料和糖果视为正常消费的场所。

即使父母有意限制孩子的糖摄入量，依然无法阻挡某些"善意"的成年人给孩子吃糖的行为。例如，小学老师将糖果作为学生按时交作业的奖励；长辈将曲奇作为礼物送给晚辈；如果孩子参加同龄人的生日聚会，他们不但能够吃到传统蛋糕和冰激凌，还会喝到含糖饮料，甚至将大袋的糖果作为礼物带回家。此外，孩子会本能地抵制父母控制其吃糖的行为。如果严格限制孩子的糖摄入量，父母会被贴上"苛刻"甚至"小气"的标签。

如今的高糖环境使我们很难践行合理均衡的饮食理念，这虽然很不正常，却成了一种新常态。你需要有人指点迷津，于是我们通过本书为你介绍研究成果、方法和食谱。本章末尾介绍了一项测糖亲子活动，欢迎你和孩子共同参加。这项活动简单有趣，能够轻松使你和家人了解日常食品中的含糖量。

糖影响儿童的健康成长与发育

众所周知，糖摄入过量会对所有人的健康构成威胁。糖会危及成年人的健康，而对儿童的危害更大。糖会干扰儿童正常、健康地生长发育。最新研究表明，人类在关键成长期摄入过量糖会产生广泛而持久的影响，如胎儿的发育期、幼儿从母乳向辅食的过渡期、儿童在小学期间的生长高峰期、青春期等。

一项引人关注的新研究表明，正在生长发育的身体尤其容易受到过量糖摄入的影响。事实上，糖能影响心脏、大脑、肝脏、肠道等器官的发育。细心的父母会发现，过量糖摄入与孩子的粗暴行为、多动症、情绪异常、体重增加、痤疮和蛀牙有关。但很多父母并未意识到，过量糖摄入还可能对儿童的学习能力、记忆力、成瘾倾向、口味偏好、食欲调节、自我安抚和新陈代谢产生令人不安且持久的负面影响。我们在临床研究中对包括马可在内的不少儿童进行了磁共振成像检查，结果显示，脂肪不仅囤积在他们的皮下，而且已经侵入重要器官内。血液检测结果表明，血脂或葡萄糖水平高的儿童患早期糖尿病、心脏病和肝病的风险更大。这些影响都可以归因于糖摄入过量。我们深知孩子的健康是一个家庭的头等大事，所以本书的第一部分将带你揭秘过量糖摄入对儿童的行为、新陈代谢和情绪状态的影响机制（如图 1-2 所示）。

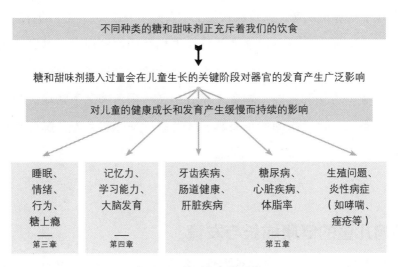

图 1-2　糖对儿童的影响

吃糖儿童养成记

需要注意的是，糖可以在生命之初对儿童健康发育的基本模式产生影响。我们所说的"二手糖"是指胎儿通过脐带，或婴儿通过母乳、奶粉和辅食无意间摄入的糖。胎儿或婴儿的摄糖行为是被动和不自主的，就像二手烟一样。但二手糖暴露可能导致儿童罹患终生性慢性疾病。

无论是摄入普通糖还是低热量甜味剂，婴儿对甜味的偏好会随着每一次吃糖经历逐渐强化，就像复利能够使银行存款呈指数级增长一样。在一定的条件下，婴儿对糖的渴望也会与日俱增。这一过程一般从胎儿发育期开始，因为胎儿的发育依赖脐带通过胎盘输送营养。如果孕妇摄入过量的糖或甜味剂，那么胎儿也将受到母体的影响，并在未来显示出异于常人的嗜糖偏好。出生之后，母乳往往是婴儿唯一的营养和糖的来源。母体摄入的糖或甜味剂可以通过母乳输送给婴儿。配方奶粉喂养的婴儿通常会摄入超过其自身需求的糖，因为除了牛奶天然含有的乳糖，有些配方奶粉还会额外添加糖。显然，糖暴露不会随着断奶而结束。婴儿、幼儿和儿童每天的进食次数多于成年人，因此，处于生长发育阶段的儿童比成年人更依赖零食。这也是儿童更容易受甜食影响的一大原因。然而，大脑会在人体验甜味后产生食用更多甜食的欲望。

考虑到婴儿与生俱来的嗜糖偏好，再加上额外摄入的二手糖和低热量甜味剂，你家孩子可能一出生就开始摄入过量的糖并产生强烈的摄糖渴望了。好消息是，尽管嗜糖偏好形成于生命早期，但你可以采取措施将孩子的糖摄入量控制在适当水平。这正是本书的写作目的。

果糖对婴幼儿新陈代谢的危害

我带领研究团队率先证明，母体通过饮食摄入的果糖可以通过母乳输送给婴儿。从生理上讲，婴儿对果糖的耐受性较差，因为果糖不是母乳中的天然成分。在食品工业大肆使用果糖以前，乳糖通常是纯母乳喂养的婴儿唯一能够接触到的糖。乳糖是牛奶中的一种天然糖，可被分解为葡萄糖和半乳糖。婴儿能够消化这些小分子糖，并将其用于能量供应和生长发育。婴儿所需的天然营养并不包括果糖，因为果糖本来就不该出现在婴儿的饮食中。但如今，即使刚出生的婴儿也可能通过母乳摄入果糖——其母亲的饮食中含有果糖。如果婴儿在母乳之外饮用果汁，或者直接以果汁代替母乳，问题将更加棘手。婴幼儿缺乏果糖代谢机制，这本身就会导致消化问题，并为其他潜在问题埋下隐患。例如，未来可能罹患脂肪性肝病，或者成为 2 型糖尿病和心血管疾病的高风险人群。

果糖可干扰细胞发育

人体所有细胞均由干细胞分化而成。我们可以将干细胞视为一种万用细胞，或者一种尚未形成特定功能的细胞。在干细胞发育为特化细胞的过程中，分化过程会受到某些营养物质的影响，包括糖，哪怕只有极低的水平，尤其是果糖。果糖暴露会使发育中的细胞更容易分化为脂肪细胞。低热量甜味剂对人体的影响与糖类似，也被证明会对发育中的细胞重新编程，使其分化为脂肪细胞。由于胎儿、婴儿和儿童均处于生长阶段，所以他们体内正在分化的干细胞数量较多——一旦这些细胞被重新编程，就可能影响孩子的一生。随着脂肪细胞的增加，胎儿、婴儿和儿童出现超重或患肥胖症的风险增加，而超重和肥胖儿童更容易患代谢性疾病，如 2 型糖尿病。

糖能够重塑儿童的大脑

大脑从胚胎期到青少年期一直在持续发育。第四章将向你介绍人在发育期摄入过量的糖对大脑、行为、记忆力、学习能力、饮食偏好和食欲调节能力产生的不可逆影响。此外，甜食和饮料广告能够激活大脑中的奖赏区域，使儿童在生理上更容易受营销活动的影响。大多数成年人尚且无法抵挡甜食广告的诱惑，更何况自制力不健全的儿童。简言之，在大脑发育的关键期，儿童的行为和秉性会因各种有害物质暴露和独特的成长经历而产生不可逆转的变化。

保护孩子免受糖的危害

我们每天都在反反复复地将孩子送入糖风暴，但我们还有扭转局面的希望。本书的写作宗旨是为你和家人提供简单、实用、通用且可持续的方案，帮你保护孩子抵御过量糖的侵害。你会在晴朗炎热的天气为孩子涂抹防晒霜，以免他们在户外活动时晒伤皮肤。你会在风雨来临时为孩子穿上雨靴和雨衣，以免他们在雨中玩耍时被淋湿。同理，你需要为孩子提供全方位的保护，确保他们在如今的高糖饮食环境中永葆健康。幼童离不开父母的直接呵护，大龄儿童也需要父母给予正确的引导，使其学会照顾自己。

后续章节将继续向你介绍糖对儿童造成的潜在影响，并为你提供一系列方法，帮你养成新的生活观念，培养孩子的健康饮食习惯。这些方法可以反复使用，直至减糖成为家人的生活习惯和普遍接受的新规则。随着习惯的改变和孩子的成长，你可以因地制宜地对这些方法进行创新。我们并不苛求你永久戒糖，更无意剥夺孩子偶尔享受甜食的乐趣。我们只是希望你能以全新的视角认识糖。我们的研究成果和一手经验表明，糖正在缩短人类下一代的寿命。我们希望通过本书为你赋能，助你保护孩子远离糖的危害。我们还将为你提供各种实用的方案，在这个被糖包裹的世界为孩子营造一个低糖的生活环境。

测糖亲子活动

由于能力和知识所限，孩子们很难明确了解他们喜爱的饮料或食物中究竟含有多少糖。这项测糖亲子活动能够帮助他们一窥究竟。此外，即使对于成年人而言，准确了解甜食的含糖量同样具有极大的启发性。

作为活动的第一部分，你需要教会孩子寻找糖在营养成分表中的位置，并向其说明，营养成分表中的数据以分量为单位，而非以容器为单位。接着你需要使用量匙和盘子与孩子共同测量出他们喜爱的饮料和食物中含有多少糖。将糖以实物的形式堆在盘子中能够产生更直观的视觉冲击。将来当孩子们再次选择类似食物或饮料时可能会更加慎重。

这项活动虽然简单，却极具心理震撼力，会使你迫切希望带孩子过上减糖生活。我们曾多次在学校和社区以小组的形式开展测糖活动，甚至将它搬到大型讲座中与观众互动。结果显示，这项活动受到了各年龄段学生及其老师的热烈欢迎。

工具：

- 1 包或 1 大碗白糖
- 1 罐、1 瓶或 1 盒你喜爱的含糖食品，如碳酸饮料、果汁、维生素水、棒棒糖、曲奇……总之，一切带标签并注明含糖量的产品均可
- 1 个茶匙
- 1 个空盘子或 1 个空碗

1. 选择一种产品，全家人一起阅读营养成分表。注意产品上标注的分量和每份的含糖量。下图 4 个示例分别为：1 罐 355 毫升的碳酸饮料，食用分量为 1，含糖量为 39 克；1 盒苹果汁，食用分量为 1，含糖量为 22 克；1 杯 355 毫升的热巧克力，食用分量为 1，含糖量为 34 克；1 个蓝莓松饼，食用分量为 1，含糖量为 42 克。如果你喜爱的食品或饮料没有营养成分表，可上网查找。需要注意的是，很多产品的 1 瓶、1 盒或 1 包并不等于 1 份，而是多份。所以如果你家孩子习惯一次吃下整瓶、整包或整盒的食物，需要将营养成分

表中的含糖量乘以相应的份数，才能得到准确的糖摄入量（以克为单位）。

2. 进行简单的单位换算。1茶匙糖重4克，所以用总含糖量除以4，即可将单位从"克"换算为"茶匙"。例如，1罐可口可乐含糖39克（约等于9.75茶匙）。

3. 要求孩子用茶匙从盛糖的容器中取出相应数量的糖。

4. 要求家人自问，自己是否乐意一次吃下这么多的糖，或者将其添加到麦片、茶或咖啡中？

5. 再选择另一种产品，重复上述步骤，并将其含糖量与第一种产品作比较。哪种产品的含糖量更高？哪种产品最令你感到惊讶？

　　以下是热销含糖饮料或甜品的含糖量示例，建议你用茶匙盛出等量的糖，相信结果一定令你大吃一惊！

1罐355毫升的碳酸饮料
含糖量：39克（约9.75茶匙）

1杯355毫升的热巧克力
含糖量：34克（约8.5茶匙）

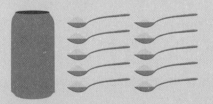

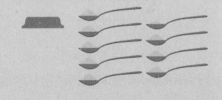

1盒苹果汁
含糖量：22克（约5.5茶匙）

1个蓝莓松饼
含糖量：42克（约10.5茶匙）

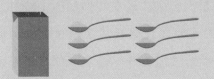

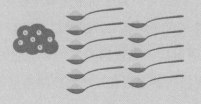

第二章

"敌友"难辨：剥去糖的伪装

两位母亲正站在后院的露台上。她们身后的孩子们正在玩耍嬉闹，五颜六色的气球在空中来回飘荡。很显然，这里正在举办聚会。当一位母亲抱怨主人提供的红色饮料中含高果糖玉米糖浆时，另一位母亲安慰道："这种糖浆由玉米制成，是纯天然产品，适量饮用没有问题。"第一位母亲就这样被说服了，并且又开心地喝了一杯。

这其实是美国玉米加工协会（Corn Refiners Association）2008 年发布的一则广告，但它却招致了公众的强烈批评。一位评论员讽刺道，广告中对高果糖玉米糖浆的描述同样可以套用在可卡因上："可卡因由古柯植株制成，是纯天然产品，适量使用没有问题。"而且如果你就此问题咨询营养专家，会发现他们中的相当大一部分竟然也认同该广告的说法。

就在不久以前，人们仍然普遍认为所有类型的糖（包括蜂蜜、精制蔗糖、原蔗糖和高果糖玉米糖浆）对人体的影响并无差异。但事实果真如此吗？2008 年以来，相关研究不断取得重大突破。现在我们知道，糖对人体的影响因类型而异。迄今为止，我们已经发现或合成了超过 200 种糖（包括隐藏形式的），这还不包括种类不断增加的低热量甜味剂，这无疑进一步增加了问题的复杂性。本章将带你揭开糖的秘密，从科学视角向你揭示每一种糖对人体健康的影响，并向你提供能够立即付诸实践的实用知识。本章的目标是学会辨别营养成分表中隐藏的糖，了解各种糖的常见应用场合，了解孩子合理的糖摄入量，明确哪些糖对人体有益，哪些糖应该杜绝。

糖的应用简史

人类应用糖的历史已有数千年之久。甘蔗的人工种植可以追溯到公元前8 000 年，最早可能出现于新几内亚，随后传播到了东南亚。但人类从植物中提取糖的工艺直到公元350 年才问世：考古人员在印度发现了古人通过结晶法使用甘蔗生产糖的直接证据。

在随后的数百年里，糖的生产工艺从印度一路向西传播，经过波斯湾，到达中东国家，后来随着阿拉伯传到了欧洲。到了中世纪，英国贵族和王室的糖消耗量开始激增，因为糖和甜食被认为是上流社会才配享用的奢侈品。甚至有证据表明，亨利八世的奢华盛宴直接影响了他本人的健康状况，导致他患上痛风，这在一定程度上归咎于他的高糖饮食习惯。

作为一种奢侈品，糖很少出现在普通人的饮食中，直到欧洲发展出本土制糖工业。1747 年，德国化学家安德烈亚斯·马格拉夫（Andreas Marggraf）首次从甜菜中提取出蔗糖。1813 年，拿破仑下令禁止从英国进口糖，因为欧洲新兴的制糖业已经能够通过甜菜大批量提取糖。到了1900 年，糖的生产技术已经相当成熟。随着种类的逐渐丰富和价格的逐步降低，糖也开始"飞入寻常百姓家"。工业革命使糖成为一种人人吃得起的食物。供应量的激增掀起了一股消费热潮。但当时糖的应用仍相对单一——人们向食物中添加蔗糖，发现口感出色，于是又加了一些，仅此而已。

如今，糖的应用早已不限于餐桌上的佐料。得益于食品工业技术的飞速发展，各种新型的糖如雨后春笋般涌现。不断推陈出新的营销手段使消费者眼花缭乱。食品和饮料生产商在公示营养成分时更是颠倒黑白地将糖包装为各种健康成分，或者使用复杂的名称做掩饰，以达到混淆视听的效果。他们甚至会在包装上注明"不含人工甜味剂""含糖量降低50%""不含精制糖"或"无糖纯果汁"，但这些噱头只是为了掩盖产品中含有某种隐藏的糖或甜味剂的事实。

如欲成为一名睿智的消费者，你需要跳出食品生产商制造的烟雾弹，擦亮双眼，仔细甄别营养成分中隐藏的糖。表2-1列举了糖的部分名称，其

表2-1 糖的部分名称

1. 龙舌兰糖浆	28. 金砂糖	55. 糖蜜
2. 浓缩苹果汁	29. 葡聚糖	56. 黑砂糖
3. 巴巴多斯糖	30. 右旋糖	57. 有机龙舌兰糖浆
4. 大麦麦芽	31. 蒸发甘蔗汁	58. 有机糙米糖浆
5. 大麦麦芽糖浆	32. 红糖液	59. 有机蔗糖
6. 甜菜糖	33. 果糖	60. 有机转化糖
7. 赤糖糖蜜	34. 果汁	61. 棕榈糖
8. 糙米糖浆	35. 浓缩果汁	62. 红砂糖
9. 红糖	36. 半乳糖	63. 墨西哥粗糖
10. 奶油糖浆	37. 葡萄糖	64. 浓缩梨汁
11. 甘蔗汁	38. 葡萄糖固形物	65. 粗糖条
12. 甘蔗汁结晶	39. 金糖	66. 糖粉
13. 蔗糖	40. 金糖浆	67. 粗糖
14. 甘蔗糖浆	41. 葡萄果糖	68. 精炼糖浆
15. 焦糖	42. 高果糖玉米糖浆	69. 大米糖
16. 角豆糖浆	43. 蜂蜜	70. 大米糖浆
17. 精白砂糖	44. 糖霜	71. 甘蔗糖
18. 椰糖蜜	45. 转化糖	72. 高粱糖浆
19. 椰糖	46. 印度粗糖	73. 黑红糖
20. 精制细砂糖	47. 乳糖	74. 食糖
21. 玉米葡糖	48. 麦芽糖浆	75. 晶粒砂糖
22. 玉米甜味剂	49. 麦芽糊精	76. 甜高粱
23. 玉米糖浆	50. 麦芽酚	77. 糖浆
24. 玉米糖浆固形物	51. 麦芽糖	78. 蜜糖
25. 结晶果糖	52. 饴糖	79. 海藻糖
26. 枣糖	53. 甘露糖	80. 分离砂糖
27. 脱水甘蔗汁	54. 枫糖浆	81. 小麦糖

中的有些名称你可能熟识，但另一些名称听起来似乎与糖毫无关系。这些陌生的成分可能就潜伏在你家食品储藏室或冰箱中的加工食品中。调动孩子积极性的方法之一是将他们培养成糖"侦探"，鼓励他们去厨房或超市查看食品和饮料的营养成分表，发现其中隐藏的糖。

但学会查看营养成分表只是一个开始。终止儿童肥胖基金会（Foundation for Eradicating Childhood Obesity）专门开发了一个在线数据库，用于展示种类与日俱增的糖。截至 2020 年 3 月，该数据库收录的糖种类已达 262 种。随着糖的新种类越来越多，该名单中糖的种类也在持续增加。

糖的种类繁多且名称复杂，难免让人无所适从，但你不需要完全记住它们。我们可以根据分类判断它们对儿童身心健康的影响，并采取相应的措施。出于该目的，我们可以将糖分为以下 4 类：

- 蔗糖和蔗糖基产品
- 葡萄糖和葡萄基产品
- 果糖和果糖基产品
- 低热量甜味剂

糖对人体健康的影响程度并不相同。在深入分析各种糖的异同之前，我们有必要先学习一些基础知识。葡萄糖、果糖、半乳糖、麦芽糖、蔗糖和乳糖是结构简单且应用广泛的糖，也是其他复杂糖类的基本成分。葡萄糖、果糖和半乳糖是人体能够直接吸收的糖。蔗糖由 1 个葡萄糖分子和 1 个果糖分子构成，是现实生活中最常用的糖。乳糖在自然界中仅存在于哺乳动物的乳汁中，由 1 个葡萄糖分子和 1 个半乳糖分子构成。麦芽糖由 2 个相互连接的葡萄糖分子构成。这 6 种糖及其构型如图 2-1 所示。尽管这些糖分子有着极为相似的化学成分，但不同的结构决定了它们在性质（如口感）和代谢方式方面的差异，其中部分差异如图所示。

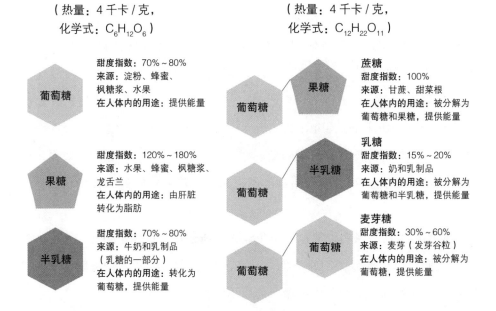

单糖
（热量：4千卡/克，
化学式：$C_6H_{12}O_6$）

二糖
（热量：4千卡/克，
化学式：$C_{12}H_{22}O_{11}$）

葡萄糖
甜度指数：70%~80%
来源：淀粉、蜂蜜、枫糖浆、水果
在人体内的用途：提供能量

果糖
甜度指数：120%~180%
来源：水果、蜂蜜、枫糖浆、龙舌兰
在人体内的用途：由肝脏转化为脂肪

半乳糖
甜度指数：70%~80%
来源：牛奶和乳制品（乳糖的一部分）
在人体内的用途：转化为葡萄糖，提供能量

葡萄糖 果糖 蔗糖
蔗糖
甜度指数：100%
来源：甘蔗、甜菜根
在人体内的用途：被分解为葡萄糖和果糖，提供能量

葡萄糖 半乳糖 乳糖
乳糖
甜度指数：15%~20%
来源：奶和乳制品
在人体内的用途：被分解为葡萄糖和半乳糖，提供能量

葡萄糖 葡萄糖 麦芽糖
麦芽糖
甜度指数：30%~60%
来源：麦芽（发芽谷粒）
在人体内的用途：被分解为葡萄糖，提供能量

图 2-1　糖的基本构成

这些单糖和二糖存在某些共同之处。它们能够产生等量的热量，即每克干重可以产生 4 千卡热量。1 茶匙糖重约 4 克，所以 1 茶匙糖提供约 16 千卡热量。这种热量计算方式同样适用于蔗糖（食糖）、葡萄糖、果糖等固态糖。但糖浆等液态糖的热量计算方式较为复杂。浓度差异可能影响液态糖的能量密度和甜度。

如图 2-1 所示，糖的甜度各不相同。我们把蔗糖（传统糖）的甜度指数设为 100%，其他糖的甜度指数均参照这一指数。其中，果糖的甜度指数最高，为 120%~180%，这表明其甜度比蔗糖高 20%~80%。由于口感具有较强的主观性，所以人对甜度的感知存在个体差异，因此甜度指数通常用范围表示。

蔗糖和蔗糖基产品

你是否有打开装有红糖的容器后凑近鼻子闻气味的习惯？红糖闻起来令人愉悦，它香味浓郁。以现代人的眼光衡量，红糖似乎比白糖更有益健康，因为其加工程度低，如同糙米比白米更有益健康，而黑面包通常意味着由优质天然谷物制成。但事实果真如此吗？如果可以选择，你希望在吃早餐松饼时添加红糖或粗糖，还是常见的白砂糖？

人们之所以普遍接受白糖、红糖和粗糖，是因为这些糖大多是我们从小到大离不开的食材。例如，它们常见于烤箱和咖啡机旁的小碗中。但它们只是蔗糖的不同形式。蔗糖在生活中最为常见，由葡萄糖和果糖两种较小的糖分子缩合而成。蔗糖的别名为"甘蔗糖"，但出于表达需要，本书仍将其称为蔗糖。蔗糖是最古老的糖类之一，是植物光合作用的产物。甘蔗和甜菜利用水和二氧化碳能够合成大量的蔗糖。几个世纪以来，它们一直是生产糖的主要作物。

图 2-2 为蔗糖和蔗糖基产品的生产过程，我们可以从中了解不同蔗糖基产品的生产工序，以及这些产品具有相同化学成分的原因。首先将甘蔗或甜菜榨汁，然后向汁液中添加热水。经过加热和提纯可以制成甘蔗糖浆或甜菜糖浆。如果进一步加热蒸发、去除水分，就可以制成蒸发甘蔗糖浆、蒸发甘蔗汁，或者蒸发甜菜糖浆、蒸发甜菜汁。该阶段制成的糖浆十分浓稠，而且甜度较高。

甘蔗汁或甜菜汁在蒸发过程中逐渐形成晶体。最初结晶糖会被黑色的液态糖蜜覆盖。可以使用离心机将糖蜜从结晶中分离。分离后的结晶糖会呈现我们熟知的颜色和形状。提取自甜菜的结晶糖为白色，而提取自甘蔗的结晶糖仍然会残留一些糖蜜，因此呈棕色（即天然红糖）。经过进一步的清洗和加工，可以得到纯白色结晶糖。有些制糖企业会在该阶段使用动物骨炭（如牛骨高温烧制而成）去除晶体中残留的色素，也有些企业使用木炭过滤装置。

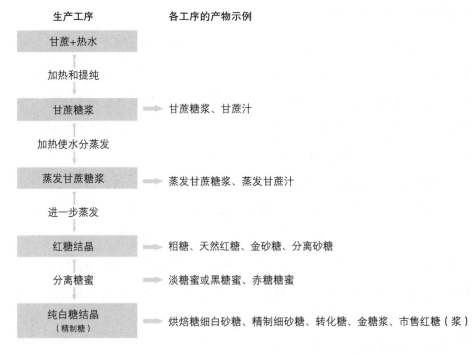

图 2-2 源自甘蔗的糖的种类

由此可见，制糖是一个复杂而漫长的过程。但艰苦劳动换来的是甜蜜果实，如糖浆、大小不等的结晶糖、糖蜜等。制糖过程中的所有产物的化学成分相同，因为它们本质上都是蔗糖。所以，这些糖对人体的影响类似。一旦进入人体，所有形式的蔗糖都会被迅速分解为葡萄糖和果糖，然后被身体吸收。葡萄糖能够为身体提供能量，果糖则被肝脏吸收，转化为脂肪。

事实上，红糖和粗糖对人体（无论是成年人还是儿童）健康的影响与白糖无异。尽管如此，我们仍然有必要了解蔗糖的不同形式。在烘焙经典甜食时，蔗糖和蔗糖基产品是打造传统风味的理想选择。我们必须承认某些甜食在人类文化和传统中发挥的重要作用。每逢生日宴会或节假日，蛋糕和饼干往往是父辈和祖辈馈赠亲友的首选，尽管以现代的眼光看，这不是一种健康的选择。但如果甜食仅供特殊场合食用，那么我们应该允许它成为家庭生活的一部分。只要你并未掉入"每天都是节假日"的陷阱，而是遵循"偶尔、适量"的原则，它就不会威胁你的健康。另外，如果你在烹饪时需要使用蔗糖或蔗糖基产品，可以将食谱所示的用量减半，这样既不影响食物的质感，又能保证甜度。

以下是蔗糖的几种常见形式及用途，这些产品均为精制糖。

砂糖：即日常使用的白砂糖。砂糖是最常见的粒状蔗糖晶体，通常用于烘焙和烹饪，例如制作生日蛋糕。

特细砂糖、精白砂塘、烘焙糖：与砂糖相同，只是晶体尺寸更小。这种糖更易溶解，适合制作冷饮。

糖粉、精制细砂糖、糖霜：由砂糖磨制而成，但可能添加了少量的防结块剂（如玉米淀粉），常用作食品表面的糖霜。

装饰糖、粗砂糖：也是蔗糖的常见形式，其晶体尺寸比普通砂糖稍大。如曲奇表面的绿色和红色晶体。

市售红糖（浆）：由精制白糖添加糖蜜制成。由图2-2可知，蔗糖在提纯之前原本含有糖蜜。既然如此，为什么不直接使用含糖蜜的甘蔗汁或甜菜汁生产红糖，而要多此一举，将蔗糖提纯之后再与糖蜜混合？因为这道工序能够控制糖蜜的含量，并使红糖呈现理想的色泽。市售红糖质地绵软，常用于制作曲奇。

焦糖：蔗糖经过缓慢加热会形成琥珀色的浓糖浆，这便是焦糖。糖分子在加热过程中分解，之后形成各种化合物，使焦糖呈现不同的颜色和口味。

转化糖：经过酸及（或）热处理，蔗糖分子会被分解为葡萄糖和果糖，转化糖就是由这两种成分构成的糖浆。转化糖不易结晶，可以用于制作某些特殊的食物。金糖浆是一种在英国颇受欢迎的市售转化糖。

蔗糖生产过程的中间阶段还会产生下列糖。你或许认为，这些粗糖加工程度较低，更接近天然状态，更有益健康。但事实并非如此，因为除了糖蜜，粗糖的化学成分与普通食糖并无差异。

蒸发甘蔗汁：蒸发甘蔗汁或蒸发甜菜汁的具体含糖量取决于汁液的浓缩

程度。这种糖之所以经常出现在营养成分表中，或许是因为它听起来有益健康。但蒸发甘蔗汁实际上只是经过部分精炼的蔗糖。2012 年，酸奶品牌乔巴尼（Chobani）声称其酸奶制品不含添加糖而被起诉，因为其中含有蒸发甘蔗汁。截至目前，这场官司仍未结案。

金砂糖、分离砂糖或"粗"糖： 这些糖之所以被归为粗糖，是因为与纯白糖相比，它们的加工程度更低。由于含有少量的糖蜜，粗糖的口感比白糖更加多样化，但营养价值不高。

糖蜜： 糖蜜是糖汁煮沸后用离心机从结晶糖中分离出的深色液体。由于部分蔗糖尚未结晶，所以糖蜜的口感较甜，可以用作食品的增味剂或甜味剂。尽管甘蔗和甜菜的精炼过程都会产生糖蜜，但只有甘蔗糖蜜适合人类食用（甜菜糖蜜多用于饲养牲畜，但你可能想不到的是，甜菜糖蜜还可以与盐混合，用于道路除冰）。轻质糖蜜是用离心机第一次提取的产物，口感温和且含糖量较高。红糖蜜由轻质糖蜜进一步煮沸而成，随着水分的蒸发，糖浆的含糖量更高，颜色更深，口感更浓郁。如果继续煮沸，红糖蜜中的糖会被析出，只留下一种黏稠、发苦、甜度较低的糖浆，称为赤糖糖蜜。所有类型的糖蜜都含有钙、铁、镁和锰，然而这些矿物质的优质膳食来源还有很多。糖蜜能为姜饼等烘焙食品带来浓郁的风味。

天然红糖： 由于仍然含有少量糖蜜，所以这种糖质地更黏，颜色更深。天然红糖通常用于制作曲奇，或者被添加到燕麦片中。

黑砂糖： 一种颜色极深的红糖，由含糖蜜的未精炼蔗糖研磨而成。黑砂糖是一种广受欢迎的烘焙用糖，也可以用于菜肴中增添风味。

其他非精制糖： 如墨西哥粗糖、粗糖条、红砂糖等，在亚洲和南美许多国家中广受欢迎。非精制糖的原料为甘蔗汁，产生于不同的制糖阶段，通常以糖砖或糖锭的形式出售。

无论是红色还是白色，无论是固态还是液态，无论是提取自甘蔗还是甜菜，所有蔗糖基产品均具有相同的化学成分。无论是咖啡店使用的白糖，还是撒在燕麦片上的红糖，都属于蔗糖的一种。你或许偏好于某种口味，但不同蔗糖基产品的营养差异很小。

葡萄糖和葡萄糖基产品：伪装大师

想必你经常在食品标签中见到"糊精""麦芽糊精"等名称，但你知道这些物质实际上是由葡萄糖构成的糖吗？想必你对玉米糖浆、糙米糖浆和大麦芽提取物并不陌生。它们同样属于葡萄糖家族，只是名称具有迷惑性，难以辨认。

葡萄糖是一个不折不扣的"社交王子"，葡萄糖分子喜欢聚集在一起，形成其他糖和淀粉。玉米、小麦、土豆、大米和燕麦中的淀粉本质上是葡萄糖分子聚合而成的长链化合物。淀粉是植物储存能量的一种方式。淀粉经过消化会分解为葡萄糖，从而为身体提供能量，这也是人类种植淀粉类植物的原因。

从生物学角度看，葡萄糖最为重要。它是血液循环中最主要的糖，能为身体各部位提供能量，这些能量是确保人体细胞正常工作的必要条件。天然谷物和复合碳水化合物是葡萄糖的最佳来源，因为二者提供的葡萄糖能够以稳定、可控的速度缓慢释放，从而避免血糖水平骤增或骤降。

尽管葡萄糖对人体健康至关重要，但超市货架上的常见葡萄糖来源（如玉米糖浆）和食物中的添加糖并不是理想的能量来源。这些产品通常具有高度浓缩和快速分解的特点，能够迅速提高人的血糖水平。以下是常见的葡萄糖和葡萄糖基产品。

右旋糖：葡萄糖的别称。右旋糖经常被作为食品和饮料的甜味剂，用途极为广泛，从格兰诺拉能量棒到燕麦片，从酱汁到饮料，不一而足。

麦芽糖：由两个相互连接的葡萄糖分子构成，存在于发芽（发酵）谷物、某些水果和蔬菜中。麦芽糖的甜度仅为蔗糖的一半，经常被作为甜味剂添加到面包、谷物制品、硬糖和冷冻甜点中。麦芽三糖与麦芽糖类似，但前者由三个相互连接的葡萄糖分子构成。一旦进入人体，麦芽糖会被迅速分解为葡萄糖并为身体提供能量。

海藻糖：结构与麦芽糖极为相似，但由于两个葡萄糖分子的结合方式不同，所以海藻糖比麦芽糖更稳定——即使是在高温下。海藻糖多见于冷冻食品中，也常用作冰激凌添加剂，因为它能降低冰点，使冰激凌容易舀取。然而，除了具备普通糖引发的健康风险外，海藻糖还可能导致其他意想不到的问题。一项发表于 2018 年的研究发现，海藻糖能够为艰难梭状芽孢杆菌的某些菌株提供养分，进而导致肠道不适。艰难梭状芽孢杆菌是一种通常存在于肠道内的细菌，如果人摄入了含海藻糖的食物，这种肠道细菌可能转化为一种危害更大的菌株，从而引发胃肠道紊乱。海藻糖于 2000 年左右引入食品工业，不久之后，医生发现艰难梭状芽孢杆菌的感染病例突然增加。

麦芽糊精：由植物淀粉经部分水解制成，其分子链一般由 3~17 个葡萄糖分子构成。麦芽糊精分子比大多数淀粉更容易被吸收，并且能够快速释放出葡萄糖。美国通常使用玉米生产麦芽糊精，小麦和其他淀粉类作物同样可作为生产原料，且生产成本极其低廉。麦芽糊精多用作食品增稠剂而非甜味剂，在婴儿配方食品、速食布丁、酱汁和调味料中应用广泛。

糊精：通常由 20 个以上葡萄糖分子结合而成，其结构与麦芽糊精极为相似。糊精也可用作增稠剂，在消化过程中能被迅速分解为葡萄糖。

玉米糖浆：玉米糖浆与高果糖玉米糖浆并不属于同一种物质，前者是将玉米磨成淀粉，释放出糖而最终形成的浓缩葡萄糖溶液。玉米糖浆又名葡萄糖浆，由 100% 纯葡萄糖构成。除了原味玉米糖浆，香草风味轻质玉米糖浆和添加糖蜜的红色玉米糖浆也颇受欢迎。

大米糖浆和糙米糖浆：加工方法：首先将大米煮熟，其次加入酶，将淀粉分解为糖（主要包括麦芽糖、麦芽三糖和少量的葡萄糖），最后将液体提炼成糖浆。如今大米糖浆已被广泛应用于能量棒、燕麦片、婴儿配方奶粉等一系列产品。某些品牌营养棒的第一大原料就是"有机糙米糖浆"。大米糖浆和糙米糖浆中的葡萄糖含量较高，进入人体后能迅速将大量葡萄糖释放到血液，导致血液中糖过剩。遗憾的是，食品工业竟然会以快速提高能量水平为卖点，对含大米糖浆和糙米糖浆的能量棒和凝胶产品进行大肆宣传！

大麦芽糖浆或大麦芽提取物：一种甜味剂，形似糖蜜，质地浓稠，有麦芽口味，甜度约为蔗糖的一半。

因为大多数父母不知道这些物质是糖，所以食品生产商偷偷地将葡萄糖基产品掺入非甜食产品中，如冷冻食品、沙拉酱等。所以儿童看似并未食用任何"含糖"食物，但他们的糖摄入量却在增加。

果糖：令人困惑的多面手

你在快餐店或电影院见过自助饮料机吗？这些五颜六色的机器配有触摸屏，能够提供百余种不同口味的碳酸饮料。孩子们既爱喝碳酸饮料，又喜欢触摸屏幕，更喜欢通过各种选项定制属于自己的口味。但自助饮料机吸引人的真正原因在于，它提供的碳酸饮料更甜，因为其中高果糖玉米糖浆的含量比普通罐装碳酸饮料的含量高。果糖是所有糖中危害最大的一种。

果糖大概是所有糖中最令人困惑、最容易被误解的一种，它对儿童的危害也最大。果糖分子的化学构成与葡萄糖的相同，但形状不同。葡萄糖分子的形状是六边形，而果糖分子却是五边形。形状的差异决定了性质及其在人体内代谢方式的不同。首先，人体无法直接将果糖作为能量来源，这是因为肝脏能够快速吸收人体摄入的几乎所有的果糖，尤其是当饮用果糖含量极高的果汁或含糖碳酸饮料时。果糖可在肝脏内转化为脂肪，进而囤积在肝脏中。前文提到的高中运动员马可之所以罹患脂肪性肝病，正是因为他每天都离不开含糖饮料。此外，这些脂肪还会被释放并转运到身体各处，导致脂肪在血液中囤积并由此引发心脏病。如果你对果糖摄入过量的危害一无所知，请记住一点：肝脏会将果糖转化为脂肪。

为什么果糖的危害鲜有人知呢？其中一个重要的原因是它带了个"果"字，很多人想当然地将其视为健康的选择。天然水果固然含有果糖和葡萄糖，但它们同时含有许多有益的营养物质，如膳食纤维。重要的是，果糖被包裹在富含膳食纤维的果肉中，这就减缓了其进入人体的速度和肝脏的代谢速度。我们可以将水果的其他成分看作一个缓释系统，能够降低果糖进入血液循环的速度，从而避免它对人体健康造成不良影响。不过尽管如此，水果的摄入仍应遵循适量原则，根据其种类和成熟度调整食用量。果糖通常只有以浓缩或液体的形式摄入时才会导致问题，如碳酸饮料、苹果汁、橙汁等含糖饮料。当大量果糖被快速摄入并吸收时，由于缺乏膳食纤维的缓释作用，它会直接涌入肝脏并转化为脂肪。如果摄入量较少，部分果糖会转化为葡萄糖，对肝脏的影响相对较小。

果糖与葡萄糖的另一个不同之处在于，前者的甜度是后者的两倍。你或许不解，甜度高难道不是优势吗？当然不是！由于果糖的甜度远超其他糖，所以引起了食品生产商的兴趣。唯利是图的商人敏锐地嗅到了果糖蕴含的"钱景"，于是将果糖大肆添加到酸奶、维生素水、碳酸饮料和运动饮料等产品中。这意味着我们的孩子正在被迫大量摄入果糖。相较于天然水果，饮料并不具备缓释系统，因此果糖会被肝脏迅速吸收。

高果糖玉米糖浆：一种人工合成甜味剂

高果糖玉米糖浆（HFCS）是以危害著称的甜味剂之一。它并不是一种天然成分，而是一种工业合成的甜味剂。高果糖玉米糖浆是葡萄糖和果糖的混合物，它的原料为玉米，如今已经渗透到几乎所有的饮食中。

高果糖玉米糖浆是如何被引入人类饮食的呢？这背后有着复杂的政治和经济因素。1957年，美国化学家理查德·马歇尔（Richard Marshall）和厄尔·库伊（Earl Kooi）研发了一种能够将玉米糖浆中的葡萄糖转化为果糖的方法。1971年，日本科学家对该方法进行了进一步改进，开启了以玉米为原料将葡萄糖大规模转化为果糖的时代。该方法的提出可谓恰逢其时。20世纪70年代，食品价格不断上涨，以致出现食品危机，而使用高果糖玉米糖浆被证明是一种理想的解决方案。美国政府通过修改农业法案（Farm Bill），使高果糖玉米糖浆的使用变得合法，并鼓励农民多种植玉米，以便为高果糖玉米糖浆等加工产品提供原料。1977年，美国国会开始提高进口糖的税率并出台限制措施，以便本国糖生产商在国际竞争中胜出。这些政策抬高了传统糖的价格，却压低了高果糖玉米糖浆等人工甜味剂的价格。20世纪70年代末至80年代初，美国玉米的产量飙升，高果糖玉米糖浆进入了产销两旺的局面。

1984年，美国最大的两家饮料生产商百事可乐和可口可乐开始在其软饮料中用高果糖玉米糖浆替代传统糖。1995年，高果糖玉米糖浆已经取代传统糖成为人类饮食中的主要甜味剂。1980年，美国高果糖玉米糖浆的消费量仅为300万吨；15年之后便飙升至800万吨；2017年略有下降，但仍高达700万吨左右。随着高果糖玉米糖浆在全球各地的蔓延（欧洲将高果糖玉米糖浆称为"代糖"），全球消费量也随之增加。

高果糖玉米糖浆满足了食品和饮料生产商对原料的一切设想。相较于传统糖，高果糖玉米糖浆甜度更高而售价更低，因为它可以通过廉价而丰富的玉米大量生产。成品高果糖玉米糖浆为液体，这极大提高了饮料的生产效率。高果糖玉米糖浆还具有在极端温度下不易变质的优点。在用于食品烘焙时，高果糖玉米糖浆能够使食物呈现诱人的色泽和令人愉悦的质地，即专家所称的"口感"。此外，高果糖玉米糖浆可以降低产品的冰点，使产品在冷冻条件下保持柔软，易于灌注。相信没有生产商愿意拒绝这种集万千优点于一身的原料！

食品行业长期向大众灌输的理念是，高果糖玉米糖浆与蔗糖基本相同，两者仅存在两处细微的差别。业内人士称，两者的区别之一在于，高果糖玉米糖浆中的果糖和葡萄糖已经被分离，而蔗糖中这两种成分没有被分离。这是无须争辩的事实。但食品行业认为，高果糖玉米糖浆中的果糖含量可以忽略不计。对于上述说法，我们不敢苟同。营养专家致力研究饮食对儿童健康的影响，却处处碰壁，因为得不到高果糖玉米糖浆产品中果糖含量的详细信息。食品标签和食品数据库并不列示果糖的精确含量，生产商更不会主动公布相关数据。为了收集儿童的果糖摄入量信息，我们对儿童喜爱的含糖产品自行进行了实验分析，并于 2011 年发布了第一批研究成果，这却引发了一场争议。为了消除争议，我们于 2014 年委托 3 家实验室对研究成果进行了验证。

传统糖即蔗糖中的果糖和葡萄糖分子数量相等。但我们发现，5 种最受欢迎的含高果糖玉米糖浆的饮料——可口可乐、百事可乐、胡椒博士、激浪汽水和雪碧中的高果糖玉米糖浆均由 60% 的果糖和 40% 的葡萄糖组成。这并非饮料行业公布的数据，而是我们自行研究得出的结论。果糖和葡萄糖的比例差异或许看起来微不足道，实际上却可以对人体产生巨大的影响。在以上含高果糖玉米糖浆的饮料中，每 2 个葡萄糖分子对应 3 个果糖分子，即果糖比葡萄糖多 50%。这些多出的果糖会被释放到肝脏，转化为脂肪后再次返回血液循环，对身体造成严重的危害。某项研究招募了 40 名成年志愿者，并要求他们随机饮用两种不同的胡椒博士碳酸饮料：一种以传统糖为原料，另一种以高果糖玉米糖浆（含 60% 的果糖和 40% 的葡萄糖）为原料。研究人员在 6 小时后采集了志愿者的血液样本。化验结果显示，研究期间，高果糖玉米糖浆组血液循环中的果糖含量比传统糖组增加了 20%。该组的血压明显升高，糖尿病和心血管疾病等风险指标上升，尿酸水平也有所升高。尿酸是糖代谢的副产品，可引发炎症和痛风。

法律并未要求食品生产商披露使用的高果糖玉米糖浆中果糖相对于葡萄糖的精确含量。但我们可以根据高果糖玉米糖浆的命名规则发现端倪。饮料中最常用的高果糖玉米糖浆种类是高果糖玉米糖浆 –55，它由 55% 的果糖、42% 的葡萄糖和 3% 的其他糖构成。以类似规则命名的还有高果糖玉米糖浆 –42、高果糖玉米糖浆 –90，最后一种的果糖含量高达 90%。监管部门只是允许生产商使用高果糖玉米糖浆，但并没有具体规定应使用的种类和限制使用的种类，消费者无从得知产品的配方和用量，对自己的果糖摄入量更是一无所知。

我们通过研究发现了一些重要的问题。例如，既然饮料生产商声称使用了高果糖玉米糖浆 –55，为什么其产品的果糖含量为 60%？原因可能是生产商为提高果糖的浓度，混合使用了高果糖玉米糖浆 –55 与更高浓度的高果糖玉米糖浆。

果糖含量高的天然糖

我们通过交流得知，许多父母都担心自家孩子的糖摄入量过高，转而选择龙舌兰糖浆等天然糖。他们可能购买含有天然糖的甜食，也可能用这些糖为孩子制作蛋糕、松饼或曲奇。这似乎可以一举两得：满足了孩子对甜食的渴望，又找到了一种健康的饮食方案。这些父母避免孩子摄入高果糖玉米糖浆的努力值得肯定，但一些所谓的"天然"甜味剂的果糖含量却远超高果糖玉米糖浆。

龙舌兰糖浆（或龙舌兰花蜜）：由龙舌兰叶子提取的汁液加热制成。龙舌兰糖浆的具体含糖量取决于使用的龙舌兰种类，果糖含量可能高达 90%，这是一个令人惊骇的数字。有些人或许辩解，龙舌兰糖浆的甜度较高，不需要使用太多。但即使少量使用，长此以往也会导致人体内的果糖水平升高。鉴于龙舌兰糖浆的高果糖含量，我们不推荐使用。

浓缩果汁：这种颇受欢迎的市售甜味剂以各种果汁为原料，通过煮沸蒸发去除大部分水分，形成浓缩糖浆。浓缩苹果汁、浓缩梨汁和浓缩葡萄汁是最受欢迎的产品，事实上任何水果都可以通过该工序制成甜味剂。生产商经常同时使用多种水果，其具体含量可能会在食品标签上注明，也可能不会。当你在标签上看到"浓缩果汁"字样时，说明该产品的甜味由浓缩糖浆提供，且浓缩糖浆由某些不知名的水果混合物制成。虽然浓缩果汁并非仅含果糖，但果糖占了较大的比例。例如，由苹果和梨混合而成的浓缩果汁中含 70% 的果糖和 30% 的葡萄糖（该比例甚至超过了含高果糖玉米糖浆的碳酸饮料），而由葡萄和橙子混合而成的浓缩果汁含 40%~50% 的果糖。此外，这些浓缩果汁通常不含膳食纤维，无法延缓血糖的提升速度。个别情况下，少量的可溶性膳食纤维还可能残留在果汁中，难以充分发挥作用。你或许认为浓缩果汁含有维生素 C，能够为人体提供营养，但事实并非如此。浓缩果汁的生产过程会破坏其中的维生素 C，导致人体无法直接利用。因此，我们建议避免食用含大量浓缩果汁的产品，因为它同样是高果糖的代名词。

水果糖：如果将浓缩果汁进一步蒸发，可得到一种结晶产物——水果糖。这些提取自水果的糖又被称为有机葡萄糖、水果糖或结晶果糖。但请不要想当然地认为这些糖更有益健康。尽管我们并不知道每种水果糖中的具体果糖含量（结晶果糖除外，它是 100% 的纯果糖），但可以肯定的是，其构成与浓缩果汁类似。如今水果糖已成为食品生产商眼中的香饽饽，因为他们会以此为卖点，为使用水果糖的产品贴上"无糖纯果汁""含天然水果""无添加糖""纯天然成分"等标签。事实上，水果糖不仅不具有任何营养价值，还可能比蔗糖更容易导致健康问题，因为其果糖含量更高。

果糖含量低的天然糖

虽然有些天然产品含有果糖，但其含量较低，而且其中含有的其他糖分子和营养物质能够进一步平衡果糖的危害。与上文介绍的其他糖相比，果糖水平低的天然糖具有更高的营养价值，有些甚至含有少量的膳食纤维，能使糖以相对缓慢的速度进入人体，避免糖过量造成的健康风险。此外，果糖含量低的天然糖往往具有更丰富的口感。但"天然"并不能抹去它们也属于一种糖的事实。美国儿童的糖摄入量仍然居高不下，下列天然糖是罪魁祸首。

枫糖浆： 由枫树的汁液制成。纯枫糖浆的主要成分是蔗糖、少量的游离葡萄糖和果糖，但糖的具体含量取决于枫糖浆的等级。枫糖浆通常含有等量的果糖和葡萄糖，这意味着其营养价值与蔗糖相当。枫糖浆的口感更丰富，所以其用量可能低于普通糖。此外，枫糖浆还含有少量的矿物质，如钙、钾、铁、锰等。但爱吃松饼糖浆的人请注意，因为许多该类产品使用的并非枫糖浆，而是高果糖玉米糖浆。

甜高粱、高粱糖浆和高粱糖蜜： 顾名思义，这些糖浆提取自高粱秆。高粱秆经过压榨和煮沸，能制成一种含糖量较高的糖浆。高粱糖浆与枫糖浆一样，主要成分为蔗糖，葡萄糖和果糖的含量较低。此外，高粱糖浆还含有少量的维生素和矿物质，如维生素 B_6、锰、钾等，但需要大量食用才能满足身体的需求，因此将高粱糖浆用于营养补充是没必要的。高粱糖浆口感类似蜂蜜，但味道稍酸。

蜂蜜： 蜂蜜具有悠久的食用和药用史。事实上，它可能是人类使用的第一种甜味剂。蜂蜜是由蜜蜂从植物的花蜜中提取的，主要成分为果糖和葡萄糖（二者的占比分别为 30%~45% 和 25%~40%），其余成分为麦芽糖、蔗糖等。蜂蜜的成分差异较大，某些产品的果糖含量甚至高达葡萄糖的 2 倍。蜂蜜还含有极少量的维生素，如维生素 C、维生素 B_6、维生素 B_2（核黄素），以及其他复合糖，所以蜂蜜的营养更加丰富。值得注意的是，蜂蜜不适合 1 岁以下婴儿食用，因为它可能含有婴儿身体无法应对的细菌。

棕榈糖和椰糖：提取自棕榈树、椰子树和枣椰树的汁液。棕榈糖在东南亚和环太平洋地区有着悠久的应用史，而且名称各不相同，"印度粗糖"是棕榈糖的一种别称。棕榈糖和椰糖的蔗糖含量均为 70%~80%，其余成分主要为葡萄糖和果糖的混合物。这些产品之所以被认为"更健康"，是因为它们并未经过严格的提纯，比白糖更具有营养优势，微量营养素的含量更高，而且含有少量被称为"菊粉"的膳食纤维。

椰枣糖：由椰枣脱水后细磨而成，其优点是保留了天然水果中的营养成分，如膳食纤维、维生素、矿物质等。椰枣糖的具体含糖量取决于椰枣的种类，但通常由果糖和葡萄糖混合而成，还含有少量的蔗糖。由于椰枣糖并非 100% 纯糖，所以单位热量更低，其中少量的膳食纤维还有助于减缓血糖的上升速度。当然，具备这些营养优势并不意味着椰枣糖属于健康食品，更不可无节制地随意使用。

椰枣糖浆：椰枣煮沸后经过搅拌或压榨而成。椰枣糖浆的加工过程会去除部分膳食纤维，但仍会保留少量膳食纤维，这有助于减慢血糖的上升。尽管椰枣糖浆和椰枣糖类似，相较于蔗糖更具健康优势，但仍然少食为宜。

营养棒成分小测验

以下是蓝莓口味某品牌营养棒的营养成分表，请找出其中含有哪些形式的糖。如果你能轻松找出，可以提高难度，从中选出果糖含量较高的成分：

有机糙米糖浆、有机燕麦压片、大豆分离蛋白、有机烤大豆、有机甘蔗糖浆、大米面粉、有机杏仁、浓缩苹果泥、有机大豆面粉、有机燕麦纤维、蓝莓干、有机高油酸葵花籽油、有机转化糖浆、浓缩苹果汁、有机葡萄糖浆、蓝莓酱、海盐、天然增味剂、大麦芽提取物、柠檬酸、果胶、浓缩接骨木果汁（着色剂）、柠檬粉、混合生育酚（抗氧化剂）。

答案于本章末尾揭晓。

糖的最健康来源：天然水果

"哪种糖最适合在烘焙和零食中使用？"

"有什么办法在不加糖的情况下使孩子吃到甜味燕麦粥？"

我们乐于听到并解答类似的问题，因为这体现了父母对孩子健康的重视。而我们的答案是：一般而言，天然水果是最好的甜度增加手段，比如香蕉、苹果、梨等。除了天然水果，枣干、葡萄干、无花果干等天然果干也是理想的选择。后文的低糖生活食谱同样将这些食材作为了薄煎饼、松饼、蛋糕、格兰诺拉麦片等美食的"甜味剂"。虽然水果的化学成分因种类而异，但它们均含有一定的果糖。前文介绍过，大量摄入浓缩果糖或分离果糖会危及人体健康。相比之下，适量食用香蕉、苹果等天然水果能够满足人对甜味的渴望，而其中含有的果糖又处于安全范围内。天然水果还是膳食纤维的理想来源，有助于减缓葡萄糖和果糖的吸收速度，避免血糖飙升。

从三氯蔗糖到甜菊糖：庞大的低热量甜味剂家族

到目前为止，我们列举的产品均为普通糖。基本都能以热量的形式为人体提供能量。而日益泛滥的代糖引发的问题却不容忽视。这些代糖有时又被称为无营养甜味剂或高倍甜味剂，本书将其统称为低热量甜味剂，它们在咖啡馆或餐厅中的应用相当广泛。有些代糖已经有较长时间的应用史，如糖精、阿斯巴甜、三氯蔗糖等。如今甜菊糖、罗汉果、阿洛酮糖等天然低热量甜味剂也开始走进人们的生活。

低热量甜味剂不但甜度极高——可达普通糖的数百倍甚至数万倍，而且热量极低——大多数产品完全不含热量。低热量甜味剂还经常被用来掩盖食品的固有问题，如消除苦涩的余味。

低热量甜味剂上市之初曾一度被作为人类在营养领域取得的巨大突破，因为它兼具高甜度和低热量的双重优势。低热量甜味剂的出现为食品和饮料行业打开了一个全新的市场，甜度不变的无糖碳酸饮料和低热量食品开始大行其道。当时的观点认为，低热量甜味剂赋予了糖尿病患者、节食者和其他不能随意摄入糖的人群放心享用各种饮料、曲奇和糖果的权利。你或许听过类似的宣传：低热量甜味剂不含热量，能够避免糖摄入过量带来的各种危害，如体重超标对肝脏的影响。然而最新研究表明，低热量甜味剂同样会对人体产生不良影响。

既然并非真正的糖，这些产品的甜味从何而来？糖分子的特殊形状是人体识别甜味的关键，因为这种形状能够激活舌部和口腔中的特殊受体——甜味受体，这是一种形状特殊的蛋白质分子。如果将受体比作一把锁，那么糖分子就是开锁的钥匙。众所周知，只有钥匙匹配才能开锁。一旦与糖分子匹配成功，受体就会从口腔向大脑发送信号。糖和低热量甜味剂都能打开这把锁。当糖或低热量甜味剂分子成功适配受体这把锁时，就会激活并发送一个信号，大脑则将该信号解读为"甜味"。受体与糖分子的适配度越高，传递给大脑的信号越强，人对甜味的感知就越强。果糖分子的形状独特，与受体的适配度更高，这正是大脑认为果糖的甜度远高于葡萄糖的原因。经过精心的设计，有些低热量甜味剂即使含量极低也能强烈刺激人的甜味受体。

低热量甜味剂似乎能有效减少儿童饮食中的含糖量，但除了高热量和增肥效应，糖带来的其他问题同样不容忽视。喜欢吃糖的人容易陷入一个恶性循环——越吃越想吃。如果人长期摄入大量的糖，最终会伤及五脏六腑。

低热量甜味剂似乎具有相同的效应。低热量甜味剂的热量固然较低，却会导致更严重的问题，如糖上瘾、暴饮暴食、潜在的器官损伤等。研究表明，人的甜味受体不仅存在于口腔中，也存在于其他部位，如肠道和胰腺中。低热量甜味剂能够像普通糖一样激活这些受体。当人体通过甜味受体感应到糖的存在时，胰腺会分泌胰岛素，胰岛素会将这些"糖"作为能量输送至各个器官。但问题在于，该机制会导致身体从血液中吸收不需要的糖。血糖水平下降引发饥饿感，迫使人摄入更多的糖以弥补血糖的不足。简言之，低热量甜味剂会诱导血糖水平下降，迫使我们摄入更多的食物。

人体处理普通糖和代糖的方式存在明显的差异。低热量甜味剂有时会被分解为有害化学物质，有时虽然不会被分解，却会危害肠道健康。因为低热量甜味剂的应用时间较短，我们目前尚未完全了解低热量甜味剂对儿童生长发育造成的长期影响。此外，由于低热量甜味剂的层出不穷和标识相关法规的缺失，消费者很难判断所购产品中是否含有相关成分，可能需要仔细阅读营养成分表才能发现蛛丝马迹。有些新型产品的甜度极高，只需极微量即可满足人的味蕾。由于含量极低，低热量甜味剂甚至在营养成分表中被忽略了。

表 2-3　低热量或无热量甜味剂列表

1. 安赛蜜	7. 乳糖醇	13. 甜菊糖
2. 爱德万甜	8. 麦芽糖醇	14. 三氯蔗糖
3. 阿洛酮糖	9. 甘露醇	15. 瑞鲍迪甙
4. 阿斯巴甜	10. 罗汉果	16. 山梨醇
5. 甜蜜素	11. 纽甜	17. 木糖醇
6. 赤藓糖醇	12. 糖精	18. 雪莲果糖浆

真的不含添加糖？请擦亮眼睛！

在给孩子准备食物时，你可能倾向于购买最新推出的"健康"酸奶，或者轻信厂商的"无糖"宣传，选择含糖量为"零"的饮料。但如果你仔细阅读产品标签，就会发现其中含有阿斯巴甜、三氯蔗糖、甜菊糖等成分。严格来说，标签与宣传并不矛盾，因为这些物质并不属于真正的糖，但并不意味着对孩子的危害比糖小，这一点生产商当然不会告诉你。艾利森·西尔维茨基·梅尼（Allison Sylvetsky Meni）是乔治敦大学（Georgetown University）营养学的副教授，同时也是研究低热量甜味剂消费模式的权威专家之一。她最近迷上了一个叫作"香草烤杏仁"（Vanilla Roast）的新品牌，该品牌声称产品不含人造成分。但直到第二次回购，她才注意到营养成分表中有甜菊糖。由于甜菊糖是一种天然甜味剂，所以生产商将其单独标注（而非将其归为糖）并无不妥。由此可见，如果在购物时不仔细查看，即使营养学专家也可能被生产商的障眼法迷惑。

此外，有些不需要标注来源的产品也可能含有低热量甜味剂，如儿童营养补剂和药物。由于监管部门要求食品和饮料生产商列示所有成分，所以如果某产品使用了低热量甜味剂，应在标签中标明，但低热量甜味剂的实际用量并不属于需要必须公示的信息。

儿童容易摄入的低热量甜味剂

你或许不知道，世界上第一种低热量甜味剂出现于古罗马时期。古罗马人将葡萄汁倒入铅锅内熬制，制成一种被称为"沙巴"的浓缩果汁，作为甜味剂。不幸的是，锅中的铅和葡萄汁中的糖会在加工过程中发生反应，生成醋酸铅。醋酸铅味甜，所以古罗马人可能并未意识到他们的沙巴有毒，这极可能造成铅中毒。

2000 年后，现代人已经研发出各种各样的低热量甜味剂，它们的化学结构各不相同，对人的身体、味觉和感官功能影响各异。我们就像古罗马人一样，正在摄入一些自己并不完全了解但可能具有潜在风险的物质。低热量甜味剂对正处于生长发育期的儿童造成的长期影响尤其令人担忧。

作为父母，你至少需要对常见的低热量甜味剂略知一二。那些从不允许孩子喝含糖可乐的父母往往并不知道，健怡可乐含有的替代甜味剂其实和普通糖一样，早已渗透到日常食品和饮料中，包括果汁饮料、酸奶等以儿童为主要消费对象的产品。进入 21 世纪以来，儿童的甜味剂消费量急剧增加。最新估计数据显示，25% 的儿童食用过替代甜味剂。如果能够掌握更多的知识，你就可以轻松地发现并帮助孩子远离低热量甜味剂。无论对下列产品是否熟悉，我们都无法回避一个事实：它们已被广泛应用于儿童食品和饮料中。打开孩子的餐盒就可能发现它们的踪迹。例如，它们可能就隐藏在某些热销的格兰诺拉能量软棒中。低热量甜味剂可分为 3 类：人工甜味剂、糖醇和天然甜味剂。

人工甜味剂

我们平时所称的甜味剂大多是人工合成产品。如今，监管机构几乎每天都会接到新型甜味剂的上市申请，而且这些人工复合物的化学结构有时与糖分子的差别极大。由于人工甜味剂的甜度远超蔗糖，所以少量使用即可获得理想的口感。人工甜味剂的化学成分各不相同，对人体的影响也存在差异。

安赛蜜：甜度是蔗糖的 200 倍，能够快速激发人的味蕾，但回味稍苦，因此常与其他甜味剂搭配使用，如三氯蔗糖、阿斯巴甜等。由于高温稳定性强，安赛蜜被广泛应用于烘焙产品中。安赛蜜似乎对人体无害，因为它不会在人体内分解，而是通过尿液排出体外。但它能够与口腔和身体其他部位（如肠道和大脑）的甜味受体结合，所以和普通糖一样，也会对这些部位造成损害。

阿斯巴甜：甜度是蔗糖的 200 倍，但甜味会在上腭处久久不散，产生腻口的回甘，所以经常与安赛蜜搭配使用。严格来说，阿斯巴甜并不是一种低热量甜味剂，因为它在分解时能够释放出与蔗糖相同的热量，即 4 千卡 / 克。但因为甜度极高，生产商只需添加少量的阿斯巴甜即可获得理想的口感，所以在食品中的总热量一般不高。阿斯巴甜和安赛蜜均可以与口腔、肠道和大脑中的甜味受体结合，但不同的是，阿斯巴甜会在消化过程中分解，产生对身体有害的化学物质，如甲醇、甲醛、甲酸等。尽管这些物质的含量低于中毒阈值，但长期食用仍然会引发健康问题。由于阿斯巴甜会被分解为苯丙氨酸，所以苯丙酮尿症患者忌用含阿斯巴甜的产品。苯丙酮尿症是一种代谢紊乱。

爱德万甜（Advantame）：源自阿斯巴甜，是美国食品和药物管理局 2014 年批准上市的最新低热量甜味剂。由于其甜度高达蔗糖的 20 000~40 000 倍，所以只需极微量的添加即可获得理想的口感。1 罐碳酸饮料的甜度仅相当于 0.001 克爱德万甜。由于爱德万甜的添加量极低，所以无须在营养成分表上单独标示，有时生产商仅将其列入人工增味剂列表。

纽甜：甜度是蔗糖的 10 000 倍，是阿斯巴甜的 50 倍。所以，虽然纽甜的结构与阿斯巴甜相似，但它的用量却远低于后者。极高的甜度意味着添加极微量的纽甜即可获得理想的口感——与爱德万甜一样，它甚至不会单独出现在营养成分表上。纽甜能够在人体内被迅速分解为有害的物质，如天冬氨酸、甲醇、甲醛、甲酸等。相对于阿斯巴甜，纽甜具有一个小优势：经过分子修饰，纽甜被分解后不再释放苯丙氨酸，所以苯丙酮尿症患者可以放心食用，但它带来的其他健康风险仍然不容小视。此外，目前仍然缺乏纽甜与人类饮食相关的具体研究，更不必说与幼儿相关的研究了，所以纽甜的安全性仍然是个未解之谜。

糖精：甜度是蔗糖的 300 倍，不含热量，主要通过尿液排出体外。糖精具有苦味或金属味，因此常与其他甜味剂（通常是阿斯巴甜）搭配使用。20 世纪 70 年代研究人员发现，实验室大鼠在食用糖精后患膀胱癌的风险增加。但后续研究得出结论，这种风险是大鼠独有的，因为雄性大鼠的尿液具有某些特性。然而值得关注的另一点是，动物和人类研究均表明，糖精能够破坏肠道菌群的平衡，进而导致其他健康问题，如患 2 型糖尿病的风险增加。如今，糖精是美国第三大低热量甜味剂，用量仅次于三氯蔗糖和阿斯巴甜 [1]。由于高温稳定性较强，糖精在烘焙产品中具有广泛的应用。

三氯蔗糖：美国最常用的甜味剂，甜度为蔗糖的 300~1 000 倍。三氯蔗糖实际上是一种氯化蔗糖，通过向蔗糖中加入氯分子制成。三氯蔗糖本身不含热量，但它经常与葡萄糖、麦芽糊精等填充剂搭配使用，这种混合糖的热量密度为 2~4 千卡 / 茶匙。三氯蔗糖的口感略优于其他甜味剂，能够和普通糖一样快速激发人的味蕾，而且甜味的持续时间更长。三氯蔗糖和许多其他人工甜味剂一样，被广泛应用于烘焙产品中。人体无法吸收和分解三氯蔗糖，而是通过粪便直接排出体外，但它可能会影响肠道菌群。

甜蜜素：甜度为蔗糖的 30~50 倍，经常与其他甜味剂搭配使用。甜蜜素的高温稳定性较强，因此可能用于烘焙产品的制作。鉴于研究表明甜蜜素可导致膀胱癌病例增加，1970 年美国政府将甜蜜素列为违禁品，但其他国家和地区仍在广泛使用，如加拿大和欧盟。

糖醇

尽管这些甜味剂的化学结构与糖分子的极其相似，但经过修饰之后，它们只保留了甜味，且不会被人体吸收，热量密度不足 4 千卡 / 克，有时甚至不含热量。木糖醇等代糖已被广泛用于低热量口香糖等产品中，在其他食品中的应用也愈发普遍。

为了提高甜度，糖醇经常与其他甜味剂搭配使用。糖醇可以用于烘焙和

---

[1] 编者注：在中国，糖精被广泛应用于食品工业，其使用量高出国际水平约 14 倍。

糖果生产，因为它们和糖一样，可以形成结晶。由于糖醇不会影响血糖水平，所以常被添加于热销的低热量巧克力和糖果中，而且生产商经常以此为噱头，向糖尿病患者推销这些产品。但糖醇并非理想的代糖，因为它们无法焦糖化，不能提供与糖相同的风味。此外，许多消费者称糖醇会产生胃肠道副作用，如腹胀。

营养成分表中的木糖醇、山梨醇、乳糖醇、甘露醇等均为糖醇的不同形式。如今，赤藓糖醇的应用愈发广泛，因为它具有其他糖醇无法比拟的优势：赤藓糖醇的甜度为普通糖的 60%~80%，并且极少被人体吸收，其热量密度仅为 0.2 千卡 / 克，对血糖水平的影响极小。赤藓糖醇经常与甜菊糖搭配使用，以模拟普通糖的口感，增加甜度。单独使用赤藓糖醇会在口腔内产生一种清凉的薄荷口感，而甜菊糖可以消除余味。尽管甜菊糖与赤藓糖醇的组合已在许多品牌的低热量冰激凌或低热量饮料中广泛应用，并且拥有大批拥趸，但我们并不推荐食用含这些成分的食品和饮料，因为我们对其影响儿童生长发育的机制知之甚少。

天然甜味剂

你或许注意到，有些含低热量甜味剂的产品标签上注有"全天然""不含人工甜味剂"等字样。这并非夸大其词，因为它们的确提取自天然植物。消费者之所以倾向于购买含天然甜味剂的产品，正是被"天然"二字吸引。但由于研究尚不充分，我们目前并不推荐食用这些产品。

甜菊糖和瑞鲍迪甙：甜菊糖是一种提取自甜菊叶的天然甜味剂。不少地域的饮食曾长期使用甜菊糖增加饮料甜度。甜菊叶提取物富含一种名为"甜菊醇糖苷"的化合物，甜度为普通糖的 150~300 倍。甜菊糖和瑞鲍迪甙是甜菊叶的另外两种提取物，具有较强的高温稳定性，因此可用于烘焙食品，它们不会像糖一样结晶。

甜菊糖的起甜速度慢于蔗糖，但持续时间较长。有些甜菊糖产品余味苦涩，所以经常与其他甜味剂如赤藓糖醇搭配使用。你或许在超市见到过带绿色标签的碳酸饮料，其甜味由蔗糖和甜菊叶提取物共同提供，但含糖量只有普通可口可乐的60%。为了减少普通糖的用量，很多企业开始在碳酸饮料中添加甜菊糖。由于甜菊糖无法被人体吸收，所以可能对肠道产生影响，比如使肠道菌群失调。

罗汉果提取甜味剂： 罗汉果原产于中国南方，形似绿色的小甜瓜或葫芦。东南亚许多饮食中将干燥的罗汉果作为传统甜味剂。1995年，宝洁公司为一种使用罗汉果提取甜味剂去除异味的技术申请了专利。罗汉果提取甜味剂的甜度是蔗糖的300倍，这要归功于一组名为"罗汉果苷"的化合物。罗汉果提取甜味剂不含热量，不会影响人的血糖水平，但有个别食用者称其回味较差。你可以在超市烘焙用品区买到它，目前罗汉果提取甜味剂已被广泛应用于饮料、冰激凌等食品中。

雪莲果糖浆： 提取自生长于安第斯山脉的雪莲果植株，在南美具有悠久的药用史。如今雪莲果糖浆已成为一种广受欢迎的低热量甜味剂。雪莲果糖浆含有低聚果糖，这种物质能够明显改善肠道微生物的种群比例，有益于肠道健康。但需要注意的是，低聚果糖由众多果糖分子链组合而成，能够在人体内被部分分解并释放出果糖。因此，雪莲果糖浆也能像其他果糖来源一样对人体健康造成不良影响。

阿洛酮糖和塔格糖： 这两种糖在自然界较为稀有，主要存在于无花果、葡萄和糖枫树中，但含量极低。阿洛酮糖和塔格糖的甜度与蔗糖相当，但人体无法代谢，只能通过尿液排出体外。

阿洛酮糖是一种白色颗粒状物质，外观与蔗糖相似，但甜度只有蔗糖的70%。因此它可以用于与蔗糖相似的烹饪和烘焙中，比如用作糖果、巧克力和冰激凌上的糖霜。阿洛酮糖与果糖、葡萄糖的化学结构高度相似，但分子排列的细微差异使它在人体内具有更强的稳定性，不易被分解从而释放能量。尽管我们对阿洛酮糖的了解相当有限，但初步研究表明，阿洛酮糖不会影响人的血糖水平，且能够调节血糖，促进减肥。鉴于以上益处，阿洛酮糖目前已成为业界新宠。

塔格糖与阿洛酮糖高度类似，常见于牛奶和某些水果中，但含量极低。塔格糖的甜度和热量密度分别为蔗糖的90%和33%。此外，塔格糖同样不会影响人的血糖和胰岛素水平。

新型甜味剂凭借突出的优势获得了食品和饮料生产商的青睐，但其长期使用的安全性目前尚不明确。由于缺乏翔实的研究，我们目前尚未充分了解它们对人体健康的影响，尤其是对儿童生长发育的影响。

儿童能否安全摄入低热量甜味剂？

这是我们经常听到的一个问题。答案很简单，鉴于科学界目前尚未厘清低热量甜味剂对健康的长期影响，我们不建议你选用相关产品。

我们能够做的最大努力是将有限的信息公之于众。目前，美国食品与药物管理局已经批准，允许"公认安全"（GRAS）类的低热量甜味剂用于食品和饮料生产，前提是其用量低于日建议摄入量。但问题在于，监管部门设置的日建议摄入量极高。想要达到阿斯巴甜或安赛蜜的日建议摄入量上限，2岁儿童须饮用4~5瓶无糖汽水，青少年甚至需要饮用20瓶无糖汽水，显然高于合理水平。其他低热量甜味剂的情况类似，以糖精和三氯蔗糖为例，如欲超过日最大摄入量，学步期幼儿每天需要饮用1瓶以上无糖汽水，青少年则需要饮用4~5瓶无糖汽水。此外，监管部门设置的摄入量限制并不是以总体安全性为标准的。美国食品与药物管理局一般根据某种物质导致癌变或突变的用量制定安全标准。某种产品被列入"公认安全"类别通常仅因为它在动物实验研究中没有诱发癌变，但该产品导致的长期负面影响却不得而知，如味觉偏好是否改变、糖尿病和肥胖症的发病风险是否增加、肠道菌群是否失调等。相较于引发癌变的用量，造成上述影响所需的低热量甜味剂显然更少。此外，婴童的肠道和肾脏尚未发育完全，有害物质的处理能力不及成年人。所以，低热量甜味剂可能对儿童造成难以想象的后果。

知名卫生组织已经就低热量甜味剂在一般人群中的使用提出了一系列建议，但没有一条是针对儿童的。美国糖尿病协会（American Diabetes Association，ADA）、加拿大糖尿病协会（Canadian Diabetes Association）、美国心脏协会（AHA）和美国营养与饮食学会（Academy of Nutrition and Dietetics，AND）均发布过低热量甜味剂使用指南，但其表述模棱两可，并承认无法确定这些代糖的长期影响。例如，美国糖尿病协会和美国心脏协会 2012 年发表了一份联合声明称，目前尚无充分证据表明低热量甜味剂是否有助于成年人控制肥胖症、糖尿病并解决相关问题。2015 年美国农业部发布的《美国居民膳食指南》（USDA Dietary Guidelines for Americans）认为，由于缺乏相关数据，无法确定其长期影响，所以不建议将低热量甜味剂作为代糖使用。

鉴于上述不确定性，我们不赞成将低热量甜味剂用于儿童食品和饮料。获得翔实的研究数据并非一蹴而就的，低热量甜味剂对于儿童的安全性尚未得到证实，为了最大程度地规避风险，即使是天然甜味剂也应被列入禁用之列。此外，我们不建议妊娠期和哺乳期女性摄入低热量甜味剂，因为它们可能通过胎盘影响发育中的胎儿，甚至可能通过母乳进入婴儿体内。如果你希望杜绝摄入一切低热量甜味剂，请尽量选购有机产品，因为人工合成的甜味剂不允许被加入有机产品，否则生产商无法申请有机产品的认证。

我们希望有朝一日揭秘低热量甜味剂对儿童的长期影响，从而针对特定产品提出更具体的建议。但在此之前，杜绝摄入所有低热量甜味剂是确保儿童饮食安全的唯一手段。

食品标签与含糖量 ①

有些人之所以认为食品标签难以读懂，是因为他们没有掌握其中的窍门。根据美国监管部门发布的最新标签规范，生产商不仅要列示产品的总含糖量，还应列示添加糖的含量，这为消费者判断产品的含糖量提供了极大的便利。大型食品企业目前已经开始采用新的标签，因为根据规定，大型企业必须于 2020 年 1 月之前完成标签变更，而小型企业可暂缓 1 年实施。蜂蜜和枫糖浆等单一成分产品可延缓至 2021 年 7 月。所以在一段时间内，消费者可能会看到新旧食品标签共存的现象，如图 2-4 所示。

旧标签

营养成分表
分量大小：2/3杯（55克）
每罐分量 约8份

每份含量
热量 230   脂肪热量 72

	%日摄取量*
总脂肪 8克	12%
饱和脂肪 1克	5%
反式脂肪 0	
胆固醇 0	0%
钠 160毫克	7%
总碳水化合物 37克	12%
膳食纤维 4克	16%
糖 12克	
蛋白质 3克	
维生素 A	10%
维生素 C	8%*
钙	20%
铁	45%

*日摄入量基于 2 000 千卡饮食计算。由于热量需求差异，个体的日摄入量可能高于或低于日建议摄入量。

	热量	2 000	2 500
总脂肪	低于	65克	80克
饱和脂肪	低于	20克	25克
胆固醇	低于	300毫克	300毫克
钠	低于	2 400毫克	2 400毫克
总碳水化合物	低于	300克	375克
膳食纤维		25克	30克

新标签

营养成分表
每罐分量 8份
分量大小 2/3杯（55克）

每份含量
热量   **230**

	%日摄取量*
总脂肪 8克	10%
饱和脂肪 1克	5%
反式脂肪 0	
胆固醇 0	0%
钠 160毫克	7%
总碳水化合物 37克	13%
膳食纤维 4克	14%
糖 12克	
含10 克添加糖	20%
蛋白质 3克	
维生素 D 2微克	10%
钙 260毫克	20%*
铁 8毫克	45%
钾 235毫克	6%

*日摄入量基于 2 000 千卡饮食计算。由于热量需求差异，个体的日摄入量可能高于或低于日建议摄入量。

图 2-4　美国新旧标签营养成分表对比

新产品标签进行了几处明显的修改。首先，分量大小的字体加粗显

---

① 编者注：尽管中国的食品标签标准与美国不同，但下文内容仍然具有参考价值。

示。因为有些产品包装很小，而且消费者习惯将 1 包当作 1 份，但实际上 1 包可能相当于 2~3 份，这无疑增加了产品实际营养含量的迷惑性。新标签要求突出显示分量，方便有疑问的消费者查阅。但无论 1 包相当于 1 份还是 8 份，营养成分的标示始终是基于 1 份的。如果你习惯一次吃下一整包，则需要将每份的含糖量乘以包装标示的分量。以 1 瓶分量为 2 的果汁为例，如果每份总含糖量为 20 克（或 5 茶匙），那么这瓶果汁的含糖量共计 20×2=40 克（或 10 茶匙）。

其次，新标签要求分别列示总糖和添加糖。总糖包含各种天然糖，如牛奶中的乳糖、水果中的糖。例如，水果味酸奶同时含有乳糖和水果中的糖。此外，有些产品还会添加其他糖，如蔗糖、果糖等。

你可以通过阅读新食品标签轻松了解酸奶等产品中源自牛奶或水果的糖含量，以及是否含有添加糖。添加糖是指蔗糖、果糖等旨在提高产品甜度的非天然糖。需要注意的是，营养成分表中的成分按照由高到低的顺序排列，如果某种糖被列为第一大成分，说明它在该产品中的含量最高。对日常主食来说，建议尽量选购不含任何添加糖的产品。但产品中含有的低热量甜味剂不会被列为添加糖，因为根据监管部门的要求，低热量甜味剂需要单独列示，所以应仔细阅读营养成分表，判断所购产品是否含有低热量甜味剂（但有些用量极小，可能没有单独列示）。

"过量"的标准

上文提到，我们不建议儿童摄入低热量甜味剂，天然水果是最理想的"甜味剂"，而果糖是危害最大的甜味剂。接下来我们讨论另一个重要问题，如何确定儿童的安全摄糖标准？

监管部门并未就成年人和儿童的安全糖摄入量制定官方指导标准，很大程度上是因为水果和乳制品中的天然糖不会导致健康问题。我们真正需要避免的是添加糖，即额外添加到食物或饮料中的糖，如蔗糖、浓缩果汁等。

虽然有人认为浓缩果汁不属于添加糖，但我们认为，果汁虽然提取自天然食物，但在榨汁过程中，水果的细胞壁遭到了破坏，水果中的糖会变为游离糖，摄取过多会导致血糖飙升。根据我们的认定标准，如果松饼的甜味源自含果肉和果皮（膳食纤维）的完整苹果，那么该松饼不含添加糖；如果松饼的甜味源自苹果汁饮料，那么该松饼含添加糖。

对于添加糖的日摄入量限值，不同的机构意见不一。世界卫生组织（World Health Organization）建议，成年人和儿童从添加糖（包括果汁）中获得的热量不应超过日摄入量的 10%。该组织还表示，该比例降至 5% 能够进一步改善人体健康。美国农业部发布了一份内容与此基本一致的饮食指南，但范围不包括果汁。以一名每天摄入 2 000 千卡热量的成年人为例，根据上述两大机构的建议，此人的添加糖日摄入量上限应为 200 千卡（或 50 克）。如果我们将比例降至 5%，那么此人的添加糖日摄入量上限应为 100 千卡（或 25 克）。

相较于成年人，我们很难为儿童制定统一的指南，因为不同年龄段的儿童对能量的需求存在差异，而且父母通常不会严格计算孩子的添加糖日摄入量。美国心脏协会是唯一一家针对儿童发布添加糖摄入量指南的机构。该机构建议 2 岁以下的儿童应完全杜绝摄入添加糖，2~19 岁儿童的添加糖日摄入量应低于 25 克。这份指南具有一定的参考意义，但并不完善，因为它对儿童年龄段的划分不够细。青少年的糖代谢能力强于儿童，因为他们能够消耗更多的热量。

我们认为，父母需要一份更清晰明了的指南，一份为孩子量身定做的指南，所以我们基于不同的年龄段和性别为儿童制定了一份详细的添加糖日摄入量指南。根据世界卫生组织的建议，我们将添加糖在饮食中的比例设定为 5%，并基于各年龄段儿童的平均体重确定其大致能量需求。你可以基于孩子的基本情况查阅下表，从而确定添加糖的日摄入量指标。建议你将该表打印一份贴在冰箱门上，时刻提醒自己注意孩子的糖摄入量。此外，我们对部分常见食品中的添加糖含量进行了总结，以便你在选购和使用时做到心中有数。

表2-4总结了不同性别和年龄段儿童的添加糖最大日摄入量。本表中的添加糖包括果汁，但不包括完整水果、蔬菜和乳制品中含有的天然糖。

表2-4　儿童添加糖最大日摄入量

年龄（岁）	男童	女童
2岁以下	0	0
2	14克（3.5茶匙）	14克（3.5茶匙）
3	14克（3.5茶匙）	14克（3.5茶匙）
4	15克（3.75茶匙）	15克（3.75茶匙）
5	17克（4.25茶匙）	16克（4茶匙）
6	17克（4.25茶匙）	16克（4茶匙）
7	19克（4.75茶匙）	19克（4.75茶匙）
8	20克（5茶匙）	19克（4.75茶匙）
9	20克（5茶匙）	19克（4.75茶匙）
10	20克（5茶匙）	19克（4.75茶匙）
11	23克（5.75茶匙）	21克（5.25茶匙）
12	24克（6茶匙）	22克（5.5茶匙）
13	26克（6.5茶匙）	23克（5.75茶匙）
14	27克（6.75茶匙）	23克（5.75茶匙）
15	29克（7.25茶匙）	23克（5.75茶匙）
16+（包括成年人）	30克（7.5茶匙）	24克（6茶匙）

表2-5　常见食物中的添加糖

产品名称	分量	添加糖最高含量
盒装100%纯苹果汁	200毫升	18~23克
烧烤酱	1汤匙	6~8克

产品名称	分量	添加糖最高含量
蓝莓松饼	1 个	18~30 克
巧克力格兰诺拉能量棒	1 根	7~8 克
巧克力曲奇	1 个（26~28 克）	8~9 克
巧克力牛奶	240 毫升	9~11 克
巧克力夹心曲奇	3 个	12~14 克
肉桂葡萄干贝果	1 个	6~7 克
可乐风味早餐麦片（大米或玉米）	1 杯	12~16 克
可乐	355 毫升（1 罐）	39~41 克
大麦蜂蜜格兰诺拉能量棒	1 包	9~11 克
糖霜玉米片	1 杯	12~13 克
糖霜脆皮糕点	2 个	30~39 克
杂果宾治	240 毫升	13~14 克
水果卷	1 卷	6~12 克
全麦酥饼	2 个	7~8 克
格兰诺拉麦片	1/2 杯	10~12 克
水果零食	1 小袋	11~17 克
汉堡面包	1 个	2~4 克
蜂蜜坚果麦片	1 杯	10~12 克
热狗面包	1 个	3~4 克
红糖或枫糖口味素食麦片	1 袋	12~13 克
番茄酱	1 汤匙	3~4 克
柠檬酸橙苏打水	355 毫升	37~38 克
枫糖浆	1 汤匙	14 克
什锦燕麦片	1 杯	7~8 克
盒装 100% 纯橙汁	200 毫升	18~26 克

产品名称	分量	添加糖最高含量
运动饮料	355 毫升	21 克
管装酸奶	1 管	6~7 克
草莓酸奶	177 毫升	11~14 克
加糖冰茶	355 毫升	17~36 克
加糖米饼	2 个	6 克
日式照烧酱	1 汤匙	2~3 克
烤华夫饼（无糖浆）	2 个	4~6 克
香草酸奶	177 毫升	13~14 克
全麦面包	1 片	2~3 克

注意：我们认为 100% 纯果汁中的糖属于添加糖，因为果汁的加工过程会去除天然食物中的其他成分。此外，巧克力牛奶、酸奶等产品也含有天然糖，但我们在此仅关注其添加糖的含量。

低糖生活建议

如今，儿童能够接触的糖和甜味剂已达数百种之多。如果你不确定应该使用哪种糖，请参照以下建议。

● 如条件允许，请尽量使用完整水果或不加糖果干为食物增加甜度。例如，制作奶昔时使用整根的香蕉或整颗的枣，而非添加蔗糖或蜂蜜。这种天然增甜法同样适用于燕麦粥、麦片、酸奶和烘焙食品，详情请参阅食谱。但是请始终记住适量的原则。

● 白糖、红糖、椰糖、糖蜜、枫糖浆和蜂蜜宜少用，只在制作特殊食谱时使用，且应在一般食谱建议用量的基础上减半使用。

● 杜绝使用所有含高果糖玉米糖浆、龙舌兰糖浆、浓缩果汁、果糖和结晶果糖的产品，因为它们无异于果糖"炸弹"，孩子的身体根本无法承受。

- 禁饮果汁，即使是自榨果汁，因为果汁的果糖含量极高，可能导致儿童的血糖在短时间内飙升至危险水平。水果是用来"吃"的，不是用来"喝"的。
- 杜绝使用所有低热量甜味剂。
- 仔细阅读产品标签，判断其中是否含有隐藏的糖，因为生产商正在绞尽脑汁地为糖和甜味剂取名，只为迷惑消费者。多吃天然食品是避免摄入添加糖的最简单方法。如果你做不到这一点，应至少避免食用低热量甜味剂和高果糖玉米糖浆。
- 如果无法判断孩子的添加糖摄入量是否安全，请参阅第 57 页表格。

下一章，我们将重点关注糖对处于生长发育阶段儿童的影响机制。

知识小测验答案：有机糙米糖浆、有机甘蔗糖浆、浓缩苹果泥、有机转化糖浆、浓缩苹果汁、有机葡萄糖浆、大麦芽提取物、浓缩接骨木果汁。含高果糖玉米糖浆的产品包括浓缩苹果泥、浓缩苹果汁、蓝莓酱、浓缩接骨木果汁。

第三章

过度活跃、情绪波动、精神萎靡和饥饿加剧：糖对儿童行为的影响

当你要求孩子整理自己的房间时，他会发脾气吗？他会无缘无故在家中大喊大叫吗？他是否会像个猴子一样整日上蹿下跳，直到将自己折腾到精疲力竭才肯消停？如果你也遇到了类似的问题，说明过量的糖可能严重影响了孩子的精力、情绪和行为。

本章将向你介绍为什么糖快速进入血液会使儿童出现血糖"过山车"（血糖水平剧烈波动造成行为差异），同时揭示摄糖过量儿童入睡困难的原因，睡眠质量不佳会进一步导致行为和情绪问题。我们还将讨论摄糖过量儿童更难以控制饮食习惯的原因，以及他们为什么更容易陷入糖上瘾的恶性循环。人天生具有嗜糖倾向，生逢物质富裕的现代社会，儿童摄糖过量已成为普遍现象，这会对他们的食欲、行为和情绪产生不良影响。

如今，科学研究揭露的问题已经成为千家万户必须直面的事实。我和艾米丽均发现，在采取低糖饮食并杜绝各种糖替代品之后，孩子们的情绪也随之稳定了许多。我曾为此开展过多项研究，而受试者的父母同样对孩子的巨大转变印象深刻。父母起初只是怀疑自家孩子的好勇斗狠、喜怒无常、

压力巨大、精神倦怠与吃糖有关，但缺乏科学依据。现在相关研究表明戒糖能够对儿童行为发挥显著的积极作用，这将为你下定决心带领孩子走上低糖饮食之路提供动力。

血糖过山车

随着儿子一天天长大，我逐渐对生日聚会产生了抵触情绪，因为吃完纸杯蛋糕和冰激凌后，他通常难以抑制冲动，跑去户外惹是生非。所以聚会结束时，我们父子二人往往只能心情沮丧地回家。

读中学的儿子如果放学后喝了一杯运动饮料，我会立刻猜到接下来的"剧情"：在含糖饮料的刺激下，他很快从书桌旁起身，一屁股坐在沙发上，同时向我抱怨，他感到太累，不想做作业。

作为一名家长，你或许已经注意到，孩子的活动冲动在吃糖之后明显增强，但耐性和定力却明显变差。研究证实了这一点，糖与儿童的活动冲动之间存在明确的联系。

血糖水平波动是儿童出现血糖"过山车"的根本原因。血液中的葡萄糖（或称血糖）是人体细胞的重要能量来源。人体能够感受到血糖水平的波动，儿童对这些变化尤其敏感。当我们食用钢切燕麦等碳水化合物时，身体会以一种缓慢而有规律的方式将碳水化合物分解为葡萄糖。对血糖水平影响较小的食物具有较低的升糖指数（升糖指数是衡量食物中淀粉分解为葡萄糖的速度指标）。与之相对的，食用升糖指数高的食物会导致血糖水平迅速上升。升糖指数高的食物包括容易分解为葡萄糖的简单碳水化合物（如白米饭、玉米片、煎饼、曲奇饼等）和含糖量高的食物（如糖果、橙汁、碳酸饮料等）。葡萄糖快速涌入血液会在短时间内为人体提供巨大的能量，但这种能量爆发持续的时间较短。随着血糖水平的再次回落，你的精力和情绪也将进入低谷。由于低龄儿童的葡萄糖调节能力比成年人弱，所以更容易出现血糖飙升，而且峰值往往更高，谷值往往更低。

金是一位来自纽约的母亲，她带着 4 岁的儿子亨利千里迢迢来我的门诊求医。据她观察，亨利在早晨和午睡起床后就会发脾气。此时，金会给亨利倒一杯果汁，认为果汁能够补充能量，帮助儿子快速消除起床气。她注意到，亨利的情绪在喝了果汁后的确能得到短暂的改善，但不久便会再次陷入疲惫和暴躁状态。而亨利喝的果汁越多，后续的精神崩溃越严重。

大量糖的骤然涌入超出了亨利的身体负荷。作为对高糖负荷的反应，身体会分泌大量的胰岛素进行过度代偿。胰岛素是将葡萄糖从血液中带入细胞的激素。没有胰岛素，葡萄糖就不能发挥其作为燃料的作用，但在过量胰岛素的刺激下，人体开始出现过度反应。血糖水平的骤然升高必然伴随骤然下降。随着血糖水平的下降，人体的能量水平也急剧下降，随之而来的是情绪恶化，这便是典型的"糖崩溃"。实际上，亨利每天早晨醒来后的第一件事就是坐一次血糖"过山车"，午睡之后还会再重复一次。

早餐差异 = 行为差异

唐娜·斯普鲁伊特 – 梅茨（Donna Spruijt-Metz）博士是我在南加利福尼亚大学（University of Southern California）的同事，她曾牵头进行过一项独创性研究，我和艾米丽也协助做了一些工作。这项研究招募了 87 名超重青少年，向他们分发了不同的食物和饮料，并观察他们是否会出现血糖"过山车"。研究小组首先询问这些青少年是否自愿参与这项研究，并要求自愿参加的受试者在两天内食用两种不同的早餐。第一种早餐含糖量高且含膳食纤维量较低，包括 1 个果酱小圆饼、1 份橙汁和 1 份低脂奶酪。第二种早餐由 1 个涂抹人造黄油的全麦贝果和 1 杯含膳食纤维补充剂的水组成，提供的热量与第一种早餐相同，但含糖量更低，含膳食纤维量更高。

用餐结束后，受试者被要求进入一个房间，其中配备了跑步机、迷你蹦床、电子动作游戏设施、跳绳、自由举重设施、电视机、美术用品、音乐设备等。每名受试者佩戴一副加速度计，以测量其活动水平。此外，还对受试者的血糖水平进行定期监测。

食用高糖早餐后，受试者开始四处活动，并倾向于选择运动设施，比如在跑步机上跑步。但他们随后转为安静状态，比如坐在沙发上看电视。然而安静的状态没持续太久，他们便再次活跃起来。在食用低糖高膳食纤维的早餐后，受试者的活动水平明显平稳了许多，他们倾向于选择一种活动并坚持下去。这证实了我们的猜测：青少年食用高糖饮食后的活动水平与血糖水平的波动相似。受试者的血糖在进食后的前 90 分钟高于平均水平，与之相对应的，他们在此期间的活动水平也较高。

研究人员对儿童的研究得出了类似的结论，而且反差更强烈。一项针对学龄前儿童的研究显示，在饮用添加了蔗糖的橙汁 40~55 分钟后，受试者在课堂上的自控力开始变差，小动作开始增多，并且注意力难以集中。总体而言，这项研究向我们传达了以下简单而实用的信息——低糖饮食有助于儿童保持更稳定的精力和更敏锐的注意力。

摄糖过量是否导致过度兴奋？

有观点认为，摄糖过量和活动水平之间并无联系，而儿童之所以摄糖过量后的行为表现更活跃，只是家长自身错误的心理暗示，事实并非如此。这种观念如今仍然根深蒂固——我们经常听到有父母持此观念，所以打破旧观念需要我们付出长期的努力。

上述观念的某些依据源自《美国医学会杂志》(*Journal of American Medical Association*) 20 多年前发表的一篇综述。这篇发表于 1995 年的综述对前人的 23 项研究进行了回顾，这些研究主要调查了糖摄入过量对儿童行为的影响，结论是前者不会对后者产生明显影响。但 1995 年以来，科学研究取得了巨大进步，这篇综述中存在的问题也逐渐清晰。囿于当时有限的可用数据，相关研究毫无例外地使用了低热量甜味剂作为对照组。研究人员使用甜味剂作为对照组的前提是，假设甜味剂不会对人体造成任何影响，并据此推断，如果儿童的行为模式在摄入过量糖和甜味剂前后无异，说明糖也不会对儿童行为产生任何影响。

如今大量证据表明，低热量甜味剂对人体的影响几乎与糖等同，以致儿童的大脑往往分辨不出二者的区别。低热量甜味剂能够像糖一样，激活全身细胞中的受体。这些受体会触发激素的级联释放，从而影响人的行为。例如，阿斯巴甜可导致儿童小动作增多。

这篇综述存在的第二个问题是，很多研究对象患有注意缺陷多动障碍（ADHD）、存在攻击行为或精神问题。其中一项研究的受试者甚至是普拉德－威利综合征（Prader-Willi syndrome，PWS）患儿。普拉德－威利综合征是一种影响儿童食欲、新陈代谢、发育和行为的罕见遗传病。所以，从如此极端的受试群体中很难得出通用性结论。

另外，这篇论文引用的相关研究中儿童的糖摄入方式并不一致。有的研究要求受试者在禁食一晚后再食用糖，有的要求随早餐食用，还有的要求将糖添加到 1 杯本身含天然糖的橙汁中。更令人费解的是，其中一项研究首先为受试者提供 3 周的高糖饮食，再对其进行观察，而其他研究却在向受试者提供高糖饮食的同时对其进行观察。鉴于研究方法之间存在巨大差异，这些研究得出的结论很难具有说服力。如果再有人告诉你，糖摄入过量与行为之间存在联系只是臆想，请记住，耳听为虚，眼见为实。多观察自家孩子，你可能会发现他们确实会在摄入大量糖之后兴奋起来。

糖的影响无法预测

你是否注意到，孩子吃完糖后有时会烦躁不安，有时不会。如果家里有两个孩子，你或许还会注意到，他们对相同食物或饮料的反应大相径庭。

这种差异通常取决于与糖一起摄入的食物。如果你在某天下午将一块蛋糕作为零食，可能会发现，比起随餐食用同样的蛋糕，身体对单独摄入的糖反应更强烈。糖的升糖指数固然很高，但如果与脂肪或蛋白质搭配食用，其吸收速度将大大减缓，血糖提升也将明显减弱。

有时候，儿童会不明原因地对相同的糖摄入出现不同的反应。即便是摄入了等量的糖，同一儿童在不同时间内对糖的代谢方式也可能存在差异。医院在进行糖尿病或糖尿病前期标准化临床检测时，会要求儿童先禁食一夜，再摄入标准剂量的糖，而他们两天之内的血糖反应仍然可能会不同。这种情况并不罕见，也是检测儿童是否患糖尿病或开展糖摄入量真人实验困难重重的原因。同一儿童前一天的检测结果为阳性，第二天的检测结果却可能为阴性。糖尿病的确诊要求两次不同的检测均呈阳性。科学家目前尚未确定为什么儿童的检测结果如此多变，但压力、睡眠和前一天的饮食等因素可能产生一定的影响。

糖的日常代谢方式变化可能在儿童身上体现得更明显，因为他们的血糖调节功能尚不完善，这一点在过量糖摄入之后表现得尤其明显。你大概已经注意到，孩子的行为时刻都在发生变化，它们对糖的反应也是如此。第二部分将为你提供相应的策略和方案，帮你减少孩子饮食中的含糖量。我们鼓励你承担起"家庭科学家"的责任，认真收集数据，了解每位家人在糖摄入量降低后的变化。

糖与注意缺陷多动障碍

"我现在很疑惑，过量糖摄入究竟能否导致注意缺陷多动障碍（ADHD）？"

我们时常听到类似的问题，提出这些问题的人多是注意缺陷多动障碍确诊患儿的父母。为了帮助孩子摆脱疾病，他们往往不会放过任何一个求知渠道：网站、书籍、朋友、医生……但兜兜转转，他们却可能得出两个截然相反的结论：

1. 高糖饮食会引发注意缺陷多动障碍。

2. 高糖饮食不会引发注意缺陷多动障碍。

看到两个相互矛盾的结论，想必求助无门的父母都会感到无比愤怒，这无可厚非。还有不少父母想知道高糖饮食会对注意缺陷多动障碍产生哪些影响。美国疾病控制与预防中心（Centers for Disease Control and Prevention）发布的一份报告显示，全美有9%的儿童患有注意缺陷多动障碍，而且在过去的几十年里，患儿的数量一直在稳步增加。

我们无法对该问题给出明确答案，因为没有明确的证据表明高糖饮食能引发注意缺陷多动障碍。我们目前能确定的是，高糖饮食是导致儿童行为冲动、注意力不集中或过度活跃的原因之一，因为有多项初步研究明确表明，日常饮食不良与注意缺陷多动障碍有关，而均衡饮食可以降低儿童患注意缺陷多动障碍的风险。一项研究对2 000名澳大利亚儿童的饮食情况进行了调查，得出了十分有趣的结论。澳大利亚受亚洲、太平洋沿岸国家和西方等多种饮食文化影响，这为该国研究人员观察不同饮食方式和生活传统的儿童提供了便利。他们发现，相较于选择亚洲或太平洋沿岸饮食的儿童，以西式饮食（脂肪、糖、盐含量高，而 ω-3 脂肪酸、膳食纤维、叶酸含量低）为主的儿童更容易患注意缺陷多动障碍。西班牙开展的一项小规模研究也得出了类似的结论。研究人员发现，不吃早餐、常吃快餐、吃甜点和糖果、喝可乐等生活习惯与注意缺陷多动障碍有关。

科学界是否已获得充分的证据，表明高糖饮食与注意缺陷多动障碍之间存在明确的关联？答案是否定的。但父母有必要减少注意缺陷多动障碍患儿的糖摄入量吗？答案是肯定的。我们目前已知，糖和低热量甜味剂能够加剧儿童的过度活跃倾向，所以糖或低热量甜味剂摄入过量很可能加剧注意缺陷多动障碍。

医生通常建议采用排除饮食法，以观察患儿是否对某种食物成分（尤其是食用色素和防腐剂）过敏或敏感，因为食物过敏或敏感是令注意缺陷多动障碍恶化的一大因素。建议你尝试在一段时间内杜绝使用添加糖，并观察孩子的行为变化。有注意缺陷多动障碍患儿的家庭和希望降低糖摄入量的家庭可能对后文的"7天减糖生活挑战"和"28天渐进式减糖挑战"感兴趣，但除了饮食干预，医生的专业治疗建议同样需要参照执行。

糖对儿童情绪、秉性和压力水平的影响

你知道孩子在吃糖前后的不同表现吗？这是一个值得思考的重要问题。大多数父母都没有意识到孩子每天吃糖对情绪和行为产生的影响。你可能已经习惯了孩子对糖的异常反应，甚至认为这是正常表现。瓦伦蒂娜有一个4岁的女儿，名叫奥利维亚，她对女儿的描述是"性格暴躁""脾气不佳""暴饮暴食"。但在学习了相关知识并认真分析了孩子的饮食后，她发现了问题——"我几乎每天都在给奥利维亚吃糖"。奥利维亚行为异常的罪魁祸首是加糖浆华夫饼（早餐）、酸奶和巧克力片（上午的零食），以及含大量添加糖的酸奶饮料（下午的零食）。

瓦伦蒂娜和家人决定参加我们发起的"7天减糖生活挑战"。起初奥利维亚十分懊恼，因为她最爱吃的零食被低糖产品取代了，而且她的坏脾气似乎并未因此好转。但经过一周的努力，奥利维亚慢慢接受了这项新方案。她的家人也做出了同样的改变，这给了她莫大的支持。更令人欣喜的是，随着方案的推进，奥利维亚的情绪也逐渐平复。但在此之前，瓦伦蒂娜从未怀疑过女儿的异常行为是吃糖导致的。

你或许已经注意到，孩子吃糖过量后行为会变得怪异，或者变得逆反。但儿童整体性情的变化可能远超许多父母的想象，其主要原因是，糖会向大脑的各个区域发出不同的信号，影响不同的大脑区域，从而左右人的认

知能力、自我控制能力、记忆力和情绪，并使人产生更强的摄糖渴望。TED 视频教学平台曾以"糖对大脑的影响"（How Sugar Affects the Brain）为主题发布过一则科普宣传片，内容深入浅出，有兴趣的读者可以自行观看。当你口腔中的味觉受体感知到甜味后，大脑几乎会在同一时间接收到糖发出的信号，其速度堪比网上购物，一旦"提交"订单，一项交易就不可逆转地发生了。即使你只是将一大口碳酸饮料含在嘴里，再迅速吐出来，糖分子也已经开始作用于味觉受体，并向大脑发出信号。低热量甜味剂也是如此，因为它和糖能够激活相同的受体。被激活的受体向脑干发送信号，脑干则将信号转发至记录甜味的大脑皮质。与此同时，奖赏系统在信号的刺激下产生愉悦的情绪和强烈的摄糖冲动。此外，吃糖还会提高多巴胺水平，其影响类似于奖赏系统。

过量糖摄入会影响人的情绪似乎是合乎逻辑的，但父母们仍然对其子女减糖后产生的显著变化感到惊讶。例如，8 岁的艾玛是个性情乖戾的女孩儿，她的坏脾气令家人深感不安，她甚至一大早就会跺着脚在房间里蹦来跳去。母亲吉娜已经开始担心艾玛进入青春期后家里被闹得鸡飞狗跳的情形。艾玛同样参加了"7 天减糖生活挑战"，令人惊喜的是，仅仅过了 5 天，她的情绪便有了明显的改观，性格也平和了许多。吉娜如释重负地说："这真是太好了。"

12 岁的佩奇和 14 岁的谢尔比是一对姐妹，尽管兴趣和天赋迥然不同，但她们拥有一个共同点——易怒。这是心理学家用来形容"容易生气、紧张和沮丧"的一个较为文雅的术语。父母对她们的坏脾气及遇事缺乏耐心感到十分懊恼。一家人的饮食含糖量较低，看似健康，但我们仔细观察发现，他们的日常生活离不开含甜菊糖等甜味剂的椰子汁和糖果。于是，我们要求两个孩子停止摄入高剂量的糖和低热量甜味剂。不出所料，她们的暴躁情绪的发作次数很快减少了，效果可谓立竿见影。

南加利福尼亚大学的同事曾经开展过一项实验，旨在揭示过量糖摄入与情绪之间的关系。他们给 9~13 岁的儿童每人分发了一部能不时发出"哔哔"声的电子设备，并要求他们回答下列问题。

在"哔哔"声响起的那一刻，请描述自己感受到的压力和愤怒程度。

在"哔哔"声响起的那一刻，请描述自己感受到的紧张或焦虑程度。

在"哔哔"声响起的那一刻，请描述自己感受到的苦恼程度。

研究小组分析了受试者的回答与其饮食间的关系，结果显示，糖摄入量高的儿童会感受到更大的压力，更强的愤怒、焦虑和苦恼。相比之下，糖摄入量低的儿童情绪更加稳定。此外，糖摄入量高的儿童情绪反应更强烈，更容易从一个极端走向另一个极端，这使他们本人和父母都感到精疲力竭。

高糖饮食还会导致儿童出现其他情绪和心理健康问题，如抑郁症。多项全国性研究发现，过量糖摄入与焦虑症、心理障碍、冲动控制障碍、药物成瘾、精神分裂症等病症的全国蔓延有关。一项大规模研究对 8 000 名成年人的饮食情况进行了长达 22 年的跟踪调查，结果显示，相较于每日糖摄入量低于 40 克的男性，糖摄入量超过 67 克的男性 5 年后确诊抑郁症的概率高出 23%。尽管这些研究对象并非儿童，但研究结果表明，所有人都应该密切关注糖摄入量对人的情绪和心理健康的影响。

长期饮用加糖饮料是一种对心理健康影响最大的不良习惯。一项大型荟萃分析对多篇全球性研究论文进行了回顾，结果显示，饮用无添加的茶和咖啡有助于人远离抑郁症，而经常饮用含糖饮料会使人患抑郁症的风险增加 36%。尽管这项研究的对象并非儿童，但我们依然能从结论中窥探到儿童糖摄入过量的危害，因为研究对象并不局限于某一特定年龄段、性别或国家。通过对挪威 5 498 名十年级学生进行调查，研究人员发现，经常饮用含糖饮料不仅与多动症等行为问题有关，还与精神压力和心理问题有关。

过量糖摄入与青少年精神障碍之间有何关系？下丘脑 - 垂体 - 肾上腺轴负责协调人体的应激反应。青春期是下丘脑 - 垂体 - 肾上腺轴发育的关键时期。动物研究表明，在这一关键时期大量摄入糖（尤其是果糖）会加剧应激反应。例如，大鼠在高果糖饮食 10 周后开始出现焦虑、抑郁和应激激素水平升高现象。果糖可以激活下丘脑－垂体－肾上腺轴上的某些基因，使大鼠更容易感受到压力。此外，这是青春期大鼠独有的反应，成年鼠并未受到等量果糖摄入的影响。这说明高果糖对青春期大鼠发育中的大脑影响显著。

研究表明，过量糖摄入与儿童情绪、心理健康之间存在明显的关联。"人如其食"是一句古老的格言，在新时代我们应该把它更新为"饮食方式决定人的感受"。

吃糖不会让人做美梦，只会让人睡不着

作为一名父亲，陪孩子参加学校组织的野外活动是我一生中难忘的经历，我们一起参加过野营旅行、安萨玻里哥沙漠公园徒步旅行、犹他州狭缝峡谷远足等活动。令我唯一感到不悦的是，无论是什么活动，晚上的篝火晚会结束之后，老师都会在睡前给孩子分发布朗尼蛋糕。孩子们一天的表现值得肯定，所以我并不想在这种特殊场合要他们拒绝老师的奖励。问题在于时机，老师不应该在孩子准备回帐篷睡觉时给他们吃蛋糕。如果你有过和孩子一起露营的经历，就会知道他们往往在帐篷里折腾到半夜也毫无睡意，这还是在不吃糖或巧克力的情况下。布朗尼蛋糕带来的不是安静祥和，而是营地的失控：精神抖擞的男孩们向隔壁帐篷发动"战争"，拿着手电筒高声玩游戏，甚至在谈到野兽时发出怪叫。总之，一个布朗尼毁了所有人的睡眠。

露营时一两个晚上不睡没什么大惊小怪的，就像偶尔吃点布朗尼蛋糕也不必大惊小怪一样。但长期睡眠不足可能导致严重的问题。如果儿童无法得到充足的睡眠，有可能受到健康问题的困扰，如肥胖症、糖尿病、心血管疾病等。每天睡眠少于 12 小时的婴儿 3 岁时将面临较大的超重风险，而且部分研究发现，青少年睡眠不足与抑郁症有关。

不少儿童都有睡前吃甜点的习惯，这会影响他们的睡眠质量。有些父母会为孩子提供含糖饮料，因为有观点认为含糖饮料有助于放松身心。有人习惯睡前喝热巧克力。为了安抚孩子的情绪，促进睡眠，有些父母甚至会喂婴幼儿果汁。艾米丽曾在意大利定居，当地许多家庭有晚上喝甘菊茶的习惯，而且大多数意大利人爱喝甜茶。他们甚至将含糖的洋甘菊用温水化开，添加到婴儿的奶瓶中，这种饮料被认为能舒缓婴儿的情绪。然而事与愿违，夜间饮用含糖饮料不但会干扰睡眠，还可能导致龋齿。

睡前摄入大量糖，人可能因能量激增而久久无法平静。过量糖摄入还会抑制褪黑激素的分泌，扰乱正常的昼夜节律，从而干扰人的睡眠模式。于是，一个恶性循环形成了：晚上睡眠不足，白天疲惫不堪，疲劳进一步加剧了人的摄糖渴望，过量糖摄入进一步导致睡眠不足。当我们感到疲倦时，身体会本能地促使我们寻找食物，以获得能量，维持各项功能的正常运转。我们之所以首选甜食是因为它能快速为身体提供充足的能量。研究表明，睡眠不足的青少年倾向于摄入更多的能量，尤其喜爱高糖零食。几乎所有家长都知道，睡眠时间不足或睡眠质量不佳极易影响孩子的精力和情绪。夜间睡眠不足与儿童白天的表现直接相关，无论是课堂表现还是运动表现。

无论时间早晚，过量糖摄入都有可能影响儿童的睡眠。一项针对近6 000名9~11岁儿童的大规模研究发现，软饮料摄入量较低的儿童每晚的睡眠时间更有可能达到9~11小时的理想水平，而且其睡眠时间比软饮料摄入量较高的儿童长12分钟。你或许认为12分钟微不足道，但这是数千名儿童的平均结果。对于某些个体而言，这一数字可能达到30分钟甚至更长。我们尚不能确定睡眠时间的缩短是由过量的糖还是咖啡因摄入所致，因为许多碳酸饮料同时含有大量的咖啡因。但无论如何，杜绝饮用软饮料（无论是否含有咖啡因）对于成人和儿童而言都是明智之举。

能量饮料会影响睡眠、加速心跳

相信你已经对能量饮料各种花里胡哨的标签和吸引眼球的品牌名称见怪不怪了，比如怪兽（Monster）、摇滚明星（Rockstar）、激情（Amp）、大爆炸（Bang）等。据估计，30% 的少年和 50% 的青年人是能量饮料的粉丝。能量饮料通常含有大量的咖啡因、糖或低热量甜味剂，以及所谓的膳食补充成分，如牛磺酸。部分青少年发现这些饮料能够提升或维持能量水平，所以会在长时间学习、参加大型电竞或暑期打工时饮用。还有些青少年购买能量饮料纯粹是为了爱好和炫耀。

1 杯咖啡含有约 100 毫克咖啡因，1 罐碳酸饮料可能含有 50 毫克咖啡因，1 瓶普通能量饮料含有 70~200 毫克咖啡因，这意味着某些能量饮料的咖啡因含量甚至超过了咖啡。对于大多数成年人而言，通过能量饮料摄入相当于几杯咖啡的咖啡因并不会对身体造成太大危害，但青少年仍处于生长发育阶段，身体的代谢能力不足。美国儿科学会建议，青少年的咖啡因日摄入量不应超过 100 毫克。然而几乎所有能量饮料的咖啡因含量都高于这一限值。

高含量咖啡因和高糖的双重作用会使儿童极易对能量饮料上瘾，诱使他们越喝越多。骤然停止饮用能量饮料可能引发强烈的戒断反应，导致一系列身体不适，如睡眠不佳。此外，高含量咖啡因等兴奋剂还会产生各种副作用。即使智商较高、毅力较强的孩子也需要家长多加提醒：能量饮料含有咖啡因和糖，二者均为睡眠干扰物。为了说服孩子放弃能量饮料，你需要向他们科普能量饮料带来的常见副作用，如头痛、心悸、神经过敏、腹痛等。

运动饮料是否有害？

与能量饮料不同的是，运动饮料通常含有电解质（如钠、钾）和碳水化合物（如蔗糖、葡萄糖、果糖等），有助于高水平运动员快速恢复体能，尤其是天气炎热或参加高强度训练时。相较于纯水，饮用含电解质的饮料有助于人体吸收水分，防止脱水。为了帮助鳄鱼队（佛罗里达大学的橄榄球校队）恢复和补充体力，佛罗里达州立大学医学院（College of Medicine）研发了全球第一种运动饮料，并根据寓意取名为"佳得乐"（gatorade）。

如今运动饮料已成为消费的主流，生产商正在争先恐后地向市场投放新产品。有些高中运动员的赛季被安排在夏天，他们需要接受严格的训练，参加高强度的比赛，所以补充电解质尤为重要。因此，高水平运动员偶尔喝适量的运动饮料有益于身体健康。但如果仅参加短时间低强度的锻炼，或者和朋友外出玩耍，普通青少年无须饮用运动饮料。尽管大多数能量饮料不含咖啡因，但它们仍然属于含糖饮料，并不适合不需要额外补充能量的儿童饮用。

抑制不住的饥饿：糖与暴饮暴食

你是否曾用"无底洞"之类的词汇形容自家孩子的胃？孩子胃口大开有时可能只是快速发育或运动量大的结果，但有时他们不但像饿狼一样狂吃不止，而且脾气像一颗不定时炸弹。如果你发现孩子出现了上述特征，请在下次出现类似情况时仔细回忆孩子当天的饮食情况。其中一个可能的原因是糖刺激了孩子的食欲，或引发了强烈的饥饿感。

这种饥饿是由胰岛素水平升高导致的。胰岛素是胰腺分泌的一种激素，人的血糖水平会在进食之后升高，进而刺激胰腺，向血液中分泌胰岛素。胰岛素则将葡萄糖从血液转运至需要能量的细胞中。如果胰岛素能够有效发挥作用，血糖水平将在胰岛素水平升高后逐渐下降。但摄入过量糖和碳水化合物可导致血糖水平急速飙升，作为回应，胰腺开始分泌大量的胰岛素。随着胰岛素水平的骤增，人可能因血糖水平下降过快而出现低血糖。身体会在察觉到能量快速消耗后进入恐慌模式——浑身颤抖和心情烦躁是低血糖的征兆。为了恢复血糖，你会产生一种强烈的进食欲望。换言之，你会感到饥饿，即使刚刚吃过东西。这一切都归因于人体对糖和单一碳水化合物的反应机制。儿童同样存在这一机制，只不过他们可能不太理解自己为什么突然感到强烈的不适和饥饿。含糖饮料、食物和单一碳水化合物能够被迅速分解为糖，导致人的血糖水平剧烈波动。杜绝含糖饮料，多食用富含膳食纤维、蛋白质和健康脂肪的食物有助于儿童长时间维持饱腹感，打破吃糖的恶性循环。

有些糖能够扰乱负责感知热量摄入的大脑区域，导致儿童在进食后仍然感到饥饿。凯蒂·佩奇（Katie Page）博士是我在南加利福尼亚大学的同事，她曾在一项实验中要求健康成年受试者先服用果糖或葡萄糖，再接受磁共振成像检查，以检测其大脑不同区域的活动情况。人在摄入果糖或葡萄糖后，大脑中与食欲和饱腹感相关的区域会出现截然不同的活动模式。结果显示，葡萄糖组的大脑区域表现出与饱腹相关的活动模式——这也是人在吃完零食后感到满足的原因。但果糖组的大脑反应却完全相反。作为调节食物摄入量和能量平衡的关键区域，下丘脑甚至不会将果糖视为一种热量。

纹状体对果糖的反应与下丘脑如出一辙。纹状体是另一个能使人产生饱腹感的大脑区域。大脑似乎并未意识到身体已经通过果糖获得了能量。所以果糖组非但没有产生饱腹感，反而感到饥饿难耐。大鼠研究也观察到了类似的现象。如果将葡萄糖注射进大鼠的大脑，它们的进食速度会变慢。但如果将果糖注射进大鼠的大脑，它们会继续进食。

果糖在某种程度上会导致暴饮暴食，但它并非唯一一种使儿童在进食后仍感到饥饿的甜味物质，低热量甜味剂同样会产生类似的误导效应。由于低热量甜味剂不提供任何热量，它们无法像普通食物和饮料一样为人体带来饱腹感。摄入低热量甜味剂只会加剧人体对热量的渴望，而导致暴饮暴食。一项以 7 000 多名儿童为研究对象的研究发现，相较于只喝水的儿童，喝含低热量甜味剂饮料的儿童每天多摄入 200 千卡热量。同时喝含糖和低热量甜味剂饮料儿童的情况更令人担忧，他们每天比只喝水的儿童多摄入 450 千卡热量，而且这一数字未包含碳酸饮料的热量。

更棘手的是，长期摄入低热量甜味剂会产生累积效应。随着时间的推移，人体的热量感知机制可能受损，这意味着大脑不再将甜食与实际热量摄入量挂钩。耶鲁大学（Yale University）开展的一项研究发现，人通过饮食摄入的人工甜味剂越多，大脑对含热量的普通糖的反应就越弱。综上所述，果糖和低热量甜味剂会导致儿童体内混乱，导致他们进食后难以产生饱腹感。

摄糖渴望的恶性循环

在本章完稿的几天前，艾米丽参加了一个生日聚会。她走近甜点桌，发现上面摆满了各式各样的冰激凌、纸杯蛋糕和甜甜圈。一位父亲看着自己的女儿从不同的蛋糕中分别取了一些。他试图阻止孩子，却遭到了抗议。于是父亲举起双手，表示投降，最后耸了耸肩，好像在说："她只是一个爱参加聚会的孩子，我能怎么办？"这位父亲叹了口气，无奈地对其他成年人说："这孩子可真是吃糖上瘾了。"

当然，他只是在开玩笑。但事实上，糖与毒品等成瘾物的确存在共同之处，尤其是对大脑的影响——对儿童大脑的影响更是如此。你是否在孩子身上观察到下列症状？

- 有过量糖摄入的倾向（暴饮暴食）
- 尝试戒糖时感到头痛和情绪低落（戒断症状）
- 摄糖渴望愈发强烈
- 对糖的耐受性增强

● 无法降低糖摄入量

这些症状均符合成瘾的临床诊断标准。当我们摄入糖或甜食时，甜味会对大脑的奖赏系统产生强烈的刺激。奖赏系统负责分泌多巴胺，多巴胺是一种令人心情愉悦的神经递质。奖赏系统还会合成天然阿片类物质。尽管人体自然合成的阿片类物质是安全的——它与非法制造的毒品或医生开具的阿片类处方药大不相同，但同样能使人产生强烈的愉悦感和被奖赏感。多巴胺和天然阿片类物质共同作用能给人带来强烈的幸福感，这也是人在吃糖时感到愉悦的原因。愉悦的体验令人难忘，于是我们开始渴望重复这种体验。糖向大脑发送化学信号，大脑则在该信号的刺激下产生愉悦感，进而促使我们做出行动——摄入更多的糖。这一机制在儿童身上体现得更为明显，因为他们对甜味具有更强的偏好。

当我们首次要求参加研究的儿童减少糖的摄入量时，他们通常回答，如果吃不到糖，就会感到失落。他们失去的其实是糖带来的愉悦感，正是这种难以名状的感受令他们对糖趋之若鹜，并逐渐形成一种难以改变的恶习。导致减糖困难的另一个原因是，随着时间的流逝，大脑中的多巴胺受体对糖的敏感性降低，大脑需要更多的糖才能产生相同的兴奋感。这意味着我们必须持续增加糖的摄入量，才能维持这种美好的感受，这与药物成瘾如出一辙。有些年轻受试者甚至告诉我们，他们无法想象离开了糖将如何生活。

一旦成瘾，戒糖就会像戒酒和戒毒一样，产生强烈的戒断症状。糖甚至比毒品更让人难以割舍。一项著名的动物研究显示，与可卡因相比，实验室大鼠更爱吃糖和人工甜味剂。另一项研究观察了大鼠对奥利奥饼干与可卡因的反应差异。研究人员发现，奥利奥饼干能更有效地激活与成瘾、奖赏有关的神经元伏隔核。针对儿童或成年人开展类似的研究是不人道的，所以糖对于人的成瘾性相较于其他成瘾药物孰强孰弱，目前尚无定论，但动物研究取得的证据足以令人震惊。

有些父母已经察觉到孩子的嗜糖成瘾倾向。即使他们并未阅读相关研究，依然能注意到孩子的异常行为，如暴饮暴食、摄糖渴望、情绪低落等。他们的解决方案是将孩子爱喝的含糖饮料和零食替换为含低热量甜味剂的产品。他们的逻辑是低热量甜味剂或许并不健康，但优于普通糖，至少有助于孩子改掉吃糖的习惯。当这些父母携子女来到我的门诊时，我们做的第一件事通常是纠正他们对低热量甜味剂的错误认识。除了尚未完全了解的化学风险外，低热量甜味剂会欺骗大脑，使大脑误以为它们是真正的糖。因此，低热量甜味剂同样能使人产生饮食渴望，陷入暴饮暴食的恶性循环。三氯蔗糖等人工甜味剂具有与普通糖类似的成瘾性，可以激活大脑中相同的奖赏系统。而且所有类型的低热量甜味剂都能激活位于口腔等全身的甜味受体，并由此引发一系列健康问题。在这一点上，真糖还是假糖、人造低热量甜味剂还是天然低热量甜味剂，区别并不大。一项以大学生为对象的研究分析了低热量甜味剂与糖的异同。研究人员首先要求受试者分别饮用含阿斯巴甜的零卡雪碧（Sprite Zero）和普通雪碧，再从MM巧克力豆（M&M's）、矿泉水和三叉戟无糖口香糖中任选一种。结果显示，零卡雪碧组选择MM巧克力豆的概率几乎是其他两组的3倍。由此可见，低热量甜味剂能够像普通糖一样使人产生摄糖渴望，有时甚至效果更强烈。

作为父母，我们不仅需要努力帮助孩子摆脱糖上瘾，更要避免孩子陷入更多的甜味陷阱。

小小"瘾君子"

糖上瘾可能始于子宫。大脑的奖赏系统早在孕12周就开始发育了。孕20周时，多巴胺和阿片类物质受体开始形成。由于葡萄糖能够穿过胎盘，所以母亲在妊娠期通过各种方式摄入的过量糖均可能激活这些新形成的受体，从而对发育中的大脑造成影响。从理论上讲，糖会刺激大脑渴望甜味的机制。换言之，母亲在妊娠期的过量糖摄入行为可能强化胎儿对甜味的天生偏好。尽管我们尚未通过人类研究获得直接的证据，但一些动物研究结论支持这一观点，而且研究人员发现，低热量甜味剂具有类似的效应。综合这些信息，我们建议女性在妊娠期适度吃糖，并完全杜绝低热量甜味剂。

孩子需要你的帮助

糖和低热量甜味剂的强烈成瘾性会使人做出不健康的选择，即使他们明知这会导致严重的健康后果，这也是儿童无法自行控制糖摄入量的原因，此时孩子需要你的帮助。我们前文曾介绍了一位名叫马可的高中运动员，他被诊断出患有脂肪性肝病。马可参加了我们开展的为期12周的研究项目，其间与营养专家会面4次，学习有助于降低糖摄入量的知识和策略。此外，他每周还会收到我们送货上门的瓶装水。尽管我们为马可提供了全方位的帮助，他还是遇到了不少挑战。首先，作为一名橄榄球运动员，他认为自己需要摄入热量，可以想喝什么就喝什么。此外，橄榄球队的朋友们经常一起吃吃喝喝。正如马可所言："与朋友一起喝碳酸饮料是融入集体的一种形式，这比改善肝脏健康更重要，所以我无法放弃碳酸饮料。"马可知道，如果戒掉这个习惯，它的肝脏甚至整体健康状况都将得到改善。但他同时承认，无论如何都会继续饮用碳酸饮料和能量饮料，尤其是当家人点了墨西哥卷饼、汉堡等快餐时。相对于摄入单一营养物质，碳水化合物（包括糖）和脂肪的搭配食用能促使大脑产生更强的愉悦感。马可之所以吃快餐时爱喝碳酸饮料，是因为脂肪和碳水化合物结合能强力激活大脑的奖赏系统，使人对下次摄入相同的物质产生强烈的期待，这无疑加剧了成瘾行为。当被问及为什么如此爱喝能量饮料和碳酸饮料时，马可回答："它们好喝。"从马可闪亮的眼神中可以看出，喝饮料行为使他得到了极大的奖赏。

马可就是活生生的嗜糖成瘾的例子。尽管马可未能在为期 12 周的研究中减少糖摄入量，但大多数儿童确实取得了显著进步。第五章将向你介绍其他成功减少糖摄入量并改善自身健康状况的案例。当马可努力尝试戒糖时，并未得到朋友或家人的支持，这大大增加了他养成低糖饮食习惯的难度。当青少年努力改变自己的饮食方式时，需要得到父母的帮助。

无论糖摄入量多少，逐渐减少摄入量还是完全戒除都有可能导致戒断症状，如头痛、焦虑、愤怒等。大龄儿童和青少年在减少糖摄入量时或许能向父母反馈他们的感受，但低龄儿童可能无法描述自己身体的状况，只能通过生气或发脾气宣泄自己的不适。所以，你不仅要掌握减少糖摄入量的方法，还要了解孩子可能出现的戒断症状及应对措施。我们将在后文为你提供一系列经过科学验证的方法，以激励孩子、营造有利环境，帮助他们消除自己的摄糖偏好，最终踏上健康生活之路。

第四章

不吃糖的儿童更聪明：糖对学习能力、记忆力和大脑发育的影响

直到最近，我们才开始了解糖对大脑的影响，如大脑的尺寸、体积、结构和功能。当你观察每天饮用 1~2 杯碳酸饮料的健康成年人的大脑，并将其与每天饮用不到 1 杯碳酸饮料的同龄人的大脑进行比较时，就会发现一个惊人的现象：饮用含糖饮料较多者的大脑容量更小。最新研究表明，糖摄入过量可导致脑萎缩。

糖会损伤成年人的大脑，研究人员还发现，糖会对儿童和青少年的大脑发育产生难以置信的破坏性影响。糖摄入过量会影响儿童出色完成任务的能力，无论是 2 岁时搭积木，18 岁时写大学申请书，还是在各个年龄段参加课程考试。如果糖和甜味剂摄入量过高，儿童的思维敏捷性会受到限制，且难以集中精力。由于记忆力较差，他们经常忘记将笔记本从学校带回家，或者历史考试时记不起历史事件发生的具体日期。

学习成绩下降只是糖摄入过量造成的后果之一。糖摄入过量的儿童的冲动控制能力较差，这可能导致严重的后果，尤其是进入青春期以后。嗜糖的青少年容易做出错误的决定，因为人在这个年龄段更倾向于冒险，但这

些错误的决定可能产生令人无法承受的长期后果。此外，早期吃糖的习惯可能永久性影响儿童的大脑功能，使他们未来更有可能罹患相关疾病，包括早发型认知功能障碍和阿尔茨海默病。

本章将向你介绍我本人、我的同事和其他专家取得的研究成果。简言之，糖和甜味剂摄入过量与一系列病症存在关联，从注意力不集中到可怕的神经退行性疾病，不一而足。不过别担心，既然已知过量糖摄入是儿童出现行为异常或课业表现不佳的罪魁祸首，我们就能有针对性地采取措施来做出改变了。

你的孩子在校表现差吗？

伊丽莎白家住新泽西州。一天，她和丈夫收到了一封电子邮件，发件人是女儿八年级的科学老师。老师在邮件中说："我认为有必要联系你们，因为我有些担心格蕾丝的近况。前几天她在科学课上打瞌睡，这种情况已经不是第一次发生了。"

这则消息令格蕾丝的父母大吃一惊，因为科学课被安排在第二节，上午9点上课。格蕾丝是一名品学兼优的聪明学生，怎么可能刚开始上课就困倦了呢？伊丽莎白和丈夫认为，晚上9点30分就寝对于一个14岁的青少年而言实属合理，格蕾丝的问题大概不是睡眠不足导致的，但他们仍然要求女儿将就寝时间提前，并增加了一条新规定：晚上7点之后不得使用手机，以减少蓝光辐射。尽管做了种种努力，格蕾丝上午的精神状态始终没有得到改观。很显然，睡眠不足并不是问题的根源。

那一年，格蕾丝和家人参加了我们发起的"7天减糖生活挑战"。作为该方案的一部分，格蕾丝改变了自己的早餐习惯。她过去通常吃蜂蜜坚果麦圈（每碗含添加糖 12 克）配全脂牛奶，再喝 1 杯由桃子、杧果[①]和橙子制成的 100% 混合果汁（每杯含添加糖 24 克）。此外，她每天还会服用复合维生素软胶囊、钙片和维生素 D 咀嚼片（每片含添加糖 3 克）。三者相加使格蕾丝在每个早晨的添加糖摄入量近 40 克（约 10 茶匙），而该年龄段青少年的日建议最大糖摄入量为 23 克（5.75 茶匙）。换言之，格蕾丝一餐的糖摄入量达到了同龄人日建议最大糖摄入量的 2 倍。这还不包括格蕾丝经常吃的第二份麦片，因为她在吃完第一份后仍然觉得饿。

　　"7 天减糖生活挑战"要求参加者不得摄入任何添加糖，因此，格蕾丝的早餐改成了无糖[②]燕麦粥配树莓、杏仁饭和山核桃，果汁和含糖维生素也一并杜绝。饮食干预的效果堪称立竿见影，格蕾丝的精力大为改观，能够轻松撑过第二节课了。但某天早上 7 点 30 分，格蕾丝误食了一个"糖炸弹"，结果到了 9 点，她再次陷入昏昏欲睡状态。由此可见，导致格蕾丝精神倦怠的是早餐食物，而非睡眠不足。

　　基于格蕾丝的经历，她 12 岁的妹妹蒂芙尼也开始改变早餐习惯，同样取得了可喜的变化。在参加"7 天减糖生活挑战"期间，蒂芙尼最喜爱的早餐是炒鸡蛋配切达干酪和吐司，她甚至学会了自己动手做早餐。作为一名注意缺陷多动障碍患者，蒂芙尼对妈妈说，在将早餐改成鸡蛋后，她的课堂注意力得到了改善，所以她希望在考试期间继续食用鸡蛋。

　　令伊丽莎白感到幸运的是，两个女儿愿意做出改变，并逐渐养成了健康的早餐习惯。早餐摄入大量糖不仅导致能量水平骤升骤降，还会扰乱儿童的注意力、专注力和记忆力。相比之下，不含添加糖、含丰富蛋白质和膳食纤维的早餐有助于保持儿童整个早晨的血糖稳定。我们将在后续章节详细探讨无糖早餐的选择策略。

[①]　编者注：杧果即芒果，芒果是杧果的通俗名。
[②]　编者注：此处的"无糖"指的是无添加糖，作者下文提供的各种无糖零食、菜肴和点心，也都指的是无添加糖，部分含有适量的、健康的天然糖分。

注意力和专注力

我们在前文历数了糖的种种"劣迹",但大脑的正常运转离不开糖。事实上,葡萄糖是大脑的主要能量来源。但这并不意味着需要直接吃糖为大脑提供能量。在理想情况下,人体能够从各种食物中摄取葡萄糖。葡萄糖的最佳膳食来源是能够稳定释放糖的缓释型复合碳水化合物,如天然谷物、豆类、水果、蔬菜等。血液循环中的葡萄糖即我们平时所称的血糖,它能够通过血脑屏障进入大脑,为神经元提供能量,从而帮助它们传递和接收信息。健康人能够轻松地将血糖水平维持在一定范围内,以确保大脑的稳定运行,这在很大程度上归功于胰岛素等血糖调节激素。

尽管有血糖调节激素的帮助,人的身体依然会对血糖波动十分敏感。当人摄入复合碳水化合物时,身体会缓慢、有规律地将其分解为葡萄糖,从而保持血糖稳定。但当人摄入单一碳水化合物(如白米饭、玉米片、煎饼、曲奇等)和高糖食物(如橙汁、碳酸饮料等)时,身体会将其快速分解为葡萄糖,从而导致血糖水平飙升。大量摄入糖可短期改善人的大脑功能。研究表明,受试者在刚喝完含糖饮料后能更出色地完成处理信息、解决冲突、回忆词汇等任务。但人体无法及时代谢大量涌入的糖,正如前文所述,这会导致血糖"过山车"。随着胰岛素水平的飙升,血糖水平开始急剧下降,能量水平也随之下降,导致人的精神状况随之恶化。也就是说,过量糖摄入短期或许能够使人在工作和学习中表现出色,但这种优势的持续时间非常短暂,从长远来讲,过量糖摄入对任务的完成毫无益处。

现在你明白格蕾丝上午犯困的原因了吧。高糖早餐是她上午 10 点左右出现精神倦怠的元凶。当老师开始复习元素周期表或解释原子在化学反应中的变化时,格蕾丝发现自己难以集中精力。尽管格蕾丝聪明过人,能够熟练掌握知识要点,且对化学材料兴趣浓厚,但她的学习注意力仍然受到了早餐的影响。

糖、学习表现与学习能力

珍原本有 10 美元，花了 4.5 美元，现在还剩多少钱？

这是数学考试中常见的题目，不存在任何思维陷阱，答案十分明确。但如果学生摄入了过量的糖，有可能无法给出正确的答案。

在一项迄今为止规模最大、综合性最强的研究中，澳大利亚研究人员研究了 4 245 名 8~15 岁儿童的饮食情况，以及他们做多项选择题时的表现。研究发现，经常饮用含糖饮料的学生的拼写、阅读、写作和数学成绩较差。含糖饮料的摄入量与上述 4 门考试成绩呈负相关。相比之下，晚餐吃蔬菜的学生的拼写和写作考试成绩更佳——现在你又多了一个劝孩子多吃西蓝花和四季豆的理由。其他研究表明，如果儿童习惯吃高糖食品，用零食代替早餐，或者吃高碳水化合物、高糖的早餐，他们的学业表现往往较差，因为这些不良饮食习惯能够迅速提高血糖水平。大脑发挥最佳功能需要稳定的血糖水平，这正是饮食不良儿童所欠缺的。如果你有机会与孩子共同完成某项任务，比如为工作表涂色、练习钢琴等，不妨先观察一下他们的行为表现。他们在做事时是初期亢奋、后劲不足，还是踏实稳健、一以贯之？再回想一下他们几个小时前吃了什么，你就可能得到答案——糖会改变儿童的行为方式。

最新研究还表明，过量糖摄入对儿童学习能力的影响可能很早就开始了。研究人员对波士顿 1 234 名孕妇的整个妊娠期进行了跟踪监测，并测试了其子女在幼儿期（约 3 岁）和儿童期（约 8 岁）的学习能力。结果令人震惊：如果母亲在妊娠期摄入过量糖，其子女的考试成绩较差。无糖碳酸饮料也会造成类似的影响，母亲在妊娠期饮用的无糖碳酸饮料越多，子女在学习能力测试中的得分越低。研究人员还研究了儿童的饮食模式，结果显示，儿童在幼儿期饮用的含糖饮料越多，在语言技能测试中的得分越低。糖和甜味剂会在多方面影响儿童的测试得分，其中一个重要方面是糖会导致记忆力损伤。

减少糖摄入量，提高记忆力

"这孩子头一天晚上明明还在努力学习，但第二天考试时，似乎将刚学到的知识忘得一干二净了。"

"我告诉16岁的女儿，早上准备午餐餐盒是她自己的事情，但她总是忘记。将家庭作业做好后，她要么忘记带到学校，要么忘记交给老师。外出购物时她甚至不记得我们将车停在了哪里！这正常吗？"

儿童偶尔出现丢三落四相当正常，但如果你家孩子出现习惯性健忘，建议你留意他们的糖摄入量。健忘是糖摄入过量的不良影响之一，这在青少年身上表现得尤为明显。南加利福尼亚大学的同事斯科特·卡诺斯基（Scott Kanoski）博士牵头开展了一项研究，旨在了解糖摄入过量是否会损害人的空间记忆，以及这种影响是否会随年龄而变化。研究人员首先教大鼠通过视觉线索识别不同的形状和颜色，然后将它们放进一个有强光和噪声干扰的迷宫中，这种环境对大鼠十分不利。为了走出迷宫，大鼠必须学习并记住引导它们进入逃生洞的视觉线索。假设你正在繁忙嘈杂的商场停车场中寻找自己的车，或在一所建筑或连廊众多、布局混乱的高中校园中迷了路，就能切身体会大鼠的任务了。

研究人员首先向大鼠投喂了普通食物，然后分三组为它们提供瓶装水、蔗糖溶液（由食糖勾兑而成）、高果糖玉米糖浆溶液。后两种糖溶液的浓度与人类饮用的普通含糖饮料相同。结果显示，食用两种糖溶液的大鼠的空间记忆能力明显下降，它们忘记了视觉线索，变得更容易迷路，而且逃离速度更慢，任务完成速度明显落后于其他大鼠。你是否发现，这些大鼠的行为表现与你认识的某个青少年相似？

卡诺斯基及其研究团队还分析了含糖饮料对不同年龄段大鼠的影响，将青春期大鼠和成年大鼠进行了比较。结果发现，只有青春期大鼠的记忆能力受到了影响。成年大鼠喝了相同类型的糖溶液，摄入了等量的糖，测试中的表现却未受到影响。由此可见，糖对大脑功能的影响是青春期大鼠特有的。究其原因，可能是大脑在进入青春期时尚未发育完全，更容易受到糖的影响。通过观察青春期大鼠的大脑，卡诺斯基及其研究团队发现，喝糖溶液的大鼠尤其是喝了高果糖玉米糖浆的大鼠，其海马体出现了炎症。海马体是大脑的一个关键区域，与记忆力密切相关，因此海马体受损的人易患健忘症。青少年过量糖摄入会在关键时刻对大脑造成类似的损伤。更重要的是，这种损伤可能是永久性的。卡诺斯基及其研究团队在一项后续研究中发现，即使大鼠停止摄入糖，青春期造成的大脑损伤依然会持续到成年。即使只在青少年时期短暂摄入过量的糖，也会对大脑的记忆力产生永久性影响。

更棘手的是，海马体在饮食调节中也发挥着一定的作用。前文提到，糖能通过影响血糖水平使人感到饥饿，它对海马体的影响同样可以影响食欲。海马体负责处理身体向大脑发出的开始和停止进食的信号。当你在进食过程中产生饱腹感时，肠道会向大脑发出信号，告诉它你已经吃饱。但如果你摄入了过量的糖，这些信号通路将会受阻，从而导致饮食过量。而且由于糖具有成瘾性，你可能因此摄入更多的糖。于是，一个恶性循环开始了。

糖、记忆力和食欲问题之间具有联动效应。在一项大规模研究中，学生被要求填写个人饮食问卷，回忆自己在过去一年中摄入 24 种常见食品和饮料的频率，如红肉糜、熟红肉、炸鸡、意大利腊肠、香肠、培根、黄油、蛋类、比萨、奶酪、炸薯条、薯片、煎饼、糕点、曲奇、冰激凌、巧克力、棒棒糖、软饮料、运动饮料、全脂牛奶、果汁和白面包，它们均富含饱和脂肪、精制糖，或两者兼具。研究人员还在问卷中额外设置了两个问题，以评估添加糖的使用频率（通过麦片、茶、咖啡等摄入）和点外卖、外出就餐的频率。此外，受试学生还参加了一项评估长期记忆力的测试。研究人员首先播放两则故事的录音，然后要求学生立即将他们记住的故事内容输入电脑，并在 20~30 分钟后再输入一次。根据测试报告，脂肪和精制糖摄入量多的学生第二次输入的故事细节与第一次出入较大。一些学生之所以考试成绩不佳，正是长期记忆力受损所致，无论他们在考试之前如何突击学习，都无济于事。

后续研究以小学生为对象。研究人员将两名同性学生搭档作为一组，其中一人采取高脂和高糖饮食，另一人采取低脂和低糖饮食。值得注意的是，所有学生的体重均未超标。结果表明，采取高脂和高糖饮食的学生在记忆力测试中的表现较差，无法准确回忆起自己的饮食情况；而且测试报告显示，这些学生的饱腹感亦不如其搭档强烈。可见高糖饮食不仅影响人的长期记忆力，还会以某种形式影响人的饮食行为，导致体重增加。鉴于参加这项研究的所有学生均体重正常，我们可以得出结论，糖摄入过量对大脑的不良影响可能发生于儿童体重正常时，或体重超标之前。

炎症：双重打击

体重超标者往往面临着双重打击，因为多余的脂肪还会引发炎症。许多人并未意识到，脂肪组织就像肝脏和心脏一样，是一个活跃的组织。它不是一个被动式的能量"储蓄罐"，能通过激素对人体其他部位产生影响。

一项针对超重和肥胖儿童的研究表明，内脏肥胖儿童在关联记忆和联想能力测试中得分较低。内脏肥胖是指内脏周围脂肪过多。研究人员首先向受试儿童展示一系列动物及其栖息地的照片，然后要求他们回忆哪些栖息地对应哪些动物，内脏肥胖儿童的表现明显不佳。原因在于脂肪能够分泌炎症因子，而炎症是记忆问题的元凶之一。

提及炎症，你可能首先联想到发炎的身体部位，比如咬伤、擦伤或扭伤部位的邻近区域。但炎症也可能是一种全身性反应。当身体的某个部位像内脏肥胖儿童一样出现炎症时，来自发炎部位的炎症标志物会扩散到包括大脑在内的其他部位。一旦穿过血脑屏障，这些炎症因子就会在大脑中引发炎症，进而导致一系列问题，如记忆力减退、记忆障碍。得益于成像技术的进步，如今我们已经能轻松评估大脑的炎症问题。研究人员近期利用成像技术对 11 名儿童进行了检查，发现下丘脑是炎症的重灾区，而且其严重程度与肥胖症程度呈正相关。下丘脑是大脑的一个关键区域，在饮食调节方面发挥着重要的作用。

综上所述，糖摄入过量导致的记忆损伤可能出现在体重正常的儿童和青少年身上。但如果体重超标，未成年人的记忆力可能受到更严重的损伤，因为他们的大脑更有可能被炎症侵袭。

肠道健康是否影响学业？

肠道又被称为人的"第二大脑"，我们对此深以为然。英国 BBC 新闻曾称："人的肠道内生活着超 1 亿个'脑细胞'，数量与一只猫的脑细胞相当。"生活在肠道内的微生物会对人摄入的食物做出反应，并生成神经活性分子或化合物，它们能够向大脑发出信号，从而调节人的一系列生理活动，如食欲、情绪等。

糖是有害菌的养料，所以吃糖会促进有害菌的过度繁殖，进而使肠道菌群失调。研究显示，人工甜味剂具有相同的破坏性。肠道菌群失调将阻断肠道与大脑之间的信号通路，进而引发一系列的病症，如暴饮暴食、焦虑症等。此外，糖摄入过量会破坏肠壁，造成肠漏，使毒素进入身体循环，并最终进入各大器官。如果毒素侵入大脑，人的记忆力、情绪和行为都将受到影响。现有研究表明，儿童摄入有益于肠道有益菌生长的食物可以促进大脑健康发育，保持思维敏锐。这些饮食包括高膳食纤维益生元食品（如水果、蔬菜、豆类、天然谷物等）和发酵益生菌食品（如纯酸奶、味噌等）。

学业成功的秘诀与糖的影响

如果你家有正上中学的孩子,他放学后是立即做作业,还是先看几个小时视频,再对着未完成的作业一筹莫展?

你家 16 岁的孩子是否经常因早晨睡懒觉而错过游泳训练,并抱怨其他人"天生"比他游得快?

想必世界各地的父母都知道,孩子最难忍受的痛苦是延迟满足。所谓延迟满足,是指放弃能够即时享受的小乐趣,以换取未来更大的回报。这是一项难以拥有的技能,但对人的发展发挥着至关重要的作用。学会延迟满足的孩子更容易在高考中取得优异成绩。研究表明,拥有这项重要技能的学龄前儿童成年后体重超标的概率更小。他们通常拥有更高的学历,能更从容地应对压力,且具有更高的自我价值感。

人的延迟满足能力与位于大脑前额叶皮质的奖赏系统有关。前额叶皮质是大脑中负责规划与决策的区域。青少年时期是前额叶皮质发育的关键阶段,是巩固个人优秀品质(如冲动控制能力、明智决策能力等)的重要窗口期。但前额叶皮质的发育受到复杂的生物机制控制。作为正常发育的一部分,青少年前额叶皮质内的多巴胺活性会增强,多巴胺是一种引导人寻求奖赏的神经递质。这也是青少年喜欢寻求刺激、经常冲动行事且容易喜新厌旧的原因。他们往往会狂热地追求各种刺激。在这种生物机制之外,再加入糖的作用,一切将朝着失控的方向发展。糖能够刺激大脑分泌对上述通路具有催化作用的多巴胺和阿片类物质,使人陷入寻求刺激、摄入更多糖的恶性循环。而强烈的刺激和更多的糖摄入量又会进一步提高多巴胺水平。糖和大脑为青少年编写了一个剧本,只不过结局注定是个悲剧。尽管过量摄入任何一种糖都会对青少年产生有害影响,但果糖的危害更甚,我们尤其要注意它对大脑的特殊影响。南加利福尼亚大学的同事凯蒂·佩奇博士牵头发起了一项关于糖与大脑活动的研究,研究对象为 24 名年龄为 16~25 岁的年轻人。根据要求,受试者需要在不同的时间分别饮用葡萄糖饮料和果糖饮料。随后研究人员向受试者展示了一些食物图片，如糖果、曲奇、比萨、汉堡等，同时利用功能性磁共振成像（fMRI）监测其大脑活动。功能性磁共振成像是一种特殊的大脑磁共振成像技术，能够观察不同大脑区域对特定任务或刺激的反应。监测结果显示，受试者在饮用果糖饮料后，大脑对食物图片的反应比饮用葡萄糖饮料后更强烈。如果受试者在饮用果糖饮料后看到了垃圾食品，他们的大脑会像圣诞树一样"发出亮光"。可见果糖饮料能够对年轻人产生强烈刺激，驱使他们食用垃圾食品。这项研究再次验证了我们多次观察到的事实：无论何种糖，摄入过量均对儿童有害，而果糖的危害更大。

除了食物图片测试，研究人员还要求受试者完成一项决策任务。受试者先分别饮用葡萄糖饮料和果糖饮料，随后在两种奖励中二选一：即时的食物奖励，或者延迟的金钱奖励。即时的食物奖励包括受试者在预选问卷中认为"非常有吸引力"的食物，但奖励的食物必须立即食用，不可带回家。选择延迟的金钱奖励的受试者将得到一张礼品卡，金额等于食物奖励的价格，但无法当场获得。结果与食物图片测试类似：在饮用果糖饮料后，受试者更倾向于选择即时的食物奖励，而非延迟的金钱奖励，选择能够立即得到的垃圾食品，而不是未来的金钱奖励，这正是缺乏冲动控制能力和延迟满足能力的表现。现实生活中，正是这些能力的缺乏驱使青少年做出各种不理智的行为，如不再为期末考试取得高分而努力学习、不戴头盔从陡峭的山坡上一跃而下、在他人的煽动下去便利店行窃等。上述研究表明，减少儿童的糖摄入量尤其是果糖的摄入量，可以促进大脑奖赏系统的健康发育，帮助他们做出更理智的决定。

吃糖的长期影响：父母是否有必要从现在开始帮助孩子预防认知功能减退、阿尔茨海默病？

"还是做孩子好，可以随心所欲地享受美食，不用担心健康问题。"

人们普遍认为，儿童可以不受限制地吃任何想吃的东西，只有成年人才需要担心不良饮食的危害，但事实并非如此。

一项最新研究对 5 189 名成年人进行了为期 10 年的跟踪调查，结果发现，高血糖与认知功能减退有关。认知功能减退是指思维能力、记忆力和语言能力受损。高血糖群体包括未正式确诊糖尿病但血糖水平较高的人，该现象可能与饮食中的糖和单一碳水化合物含量高有关。也有研究表明，高碳水化合物饮食与认知障碍、痴呆的发展直接相关。

研究表明，血糖水平长期居高不下会损害大脑中一种被称为"巨噬细胞移动抑制因子"（MIF）的酶。随着巨噬细胞移动抑制因子的受损，大脑产生神经胶质细胞的能力将受到限制。神经胶质细胞在大脑中数量众多，对于神经元发挥着支持、保护、分离、隔绝、物质运输和营养作用，从而维持大脑功能健康。这一新发现由英国科学家通过分析阿尔茨海默病患者和非阿尔茨海默病患者的大脑后得出，分析结果显示，如果大脑持续暴露在过量的糖中，巨噬细胞移动抑制因子将受到损伤，该过程恰好发生在阿尔茨海默病的早期阶段。奥马尔·卡斯萨尔（Omar Kassaar）是这篇论文的作者之一，供职于英国巴斯大学（University of Bath）。他解释道："众所周知，糖摄入过量会对糖尿病和肥胖症患者造成严重的不良影响，但糖与阿尔茨海默病的关联无疑是我们应该控制糖摄入量的另一个原因。"随着时间的推移，糖会悄无声息地对我们的大脑产生可怕的影响。阿尔茨海默病是这个时代最恐怖的疾病之一。既然我们已经发现了糖对大脑的有害影响，为什么不立即采取措施保护孩子免受其害呢？

此外，最新证据表明，饮用含糖饮料与阿尔茨海默病的早期征兆有关。阿尔茨海默病的症状包括大脑中形成斑块和缠结、神经细胞减少、组织死亡和脑萎缩。本章开头提到的监测结果正是上述研究得出的结论：每天饮用 1~2 杯含糖饮料者比每天饮用少于 1 杯含糖饮料者的脑容量更小，这正与阿尔茨海默病的早期征兆相符。研究人员还发现，糖摄入量越高的人在情景记忆测试中的得分越低。情景记忆是指人对特定事件的记忆能力。例如，你能否回忆起自己昨晚吃了什么，或者复述他人 20 分钟前讲的故事细节？每天喝果汁的人大脑容量更低，海马体体积更小，情景记忆能力更差。这是我们应该避免孩子经常饮用含糖饮料（包括果汁）的另一个原因。

糖（尤其是果糖）能够造成严重、持久的大脑问题的另一个原因与大脑的可塑性有关。大脑的可塑性是指神经突触的生长和变化能力（相互连接能力）。研究人员连续 6 周给大鼠投喂高果糖食物，结果发现大鼠出现了一系列与大脑功能和学习能力相关的退化迹象。究其原因，果糖降低了大鼠大脑的可塑性。一旦失去可塑性，不但大脑会加速衰老，各项功能也会衰退。这影响了大鼠的学习能力，降低了其长期记忆力。其他研究表明，高糖饮食会减少对长期记忆至关重要的脑源性神经营养因子（BDNF）的分泌，并弱化其功能。这种蛋白质存在于多个大脑区域，能够为突触的生长和变化提供支持。此外，脑源性神经营养因子的减少与阿尔茨海默病、抑郁症、精神分裂症等疾病的发展均存在关联。

除了普通糖，低热量甜味剂同样会造成大脑的长期损伤。想必你对此并不感到惊讶，因为我们在前文已多次强调二者的相似性。一项研究表明，每天饮用一杯及以上无糖碳酸饮料可导致人患脑卒中和痴呆（包括阿尔茨海默病）的风险增加。为什么？因为诸多热销无糖饮料都含有阿斯巴甜，这种甜味剂已被证明能够损害大鼠的记忆力。另一项研究表明，阿斯巴甜可在人体内被分解为苯丙氨酸、天冬氨酸、甲醇等物质。已知苯丙氨酸和天冬氨酸具有大脑毒性，二者均能通过血脑屏障并导致记忆力减退。甲醇可在人体内转化为甲醛，甲醛是一种致癌物，会损伤全身细胞功能。研究人员发现，安赛蜜暴露可导致小鼠脑细胞突触异常，从而导致其记忆力和学习能力受损。由于此类研究缺乏安全性，我们无法通过人体试验获得有效证据，但上述结果足以证明，儿童不宜摄入安赛蜜等人工甜味剂。如今，阿斯巴甜和安赛蜜等甜味剂已被广泛应用于各种食品和饮料中，如减肥饮料、烘焙食品、果酱、酸奶、糖果、口香糖等。除食品外，有些保健品同样含有人工甜味剂，包括打着儿童健康成长旗号的某些营养补充剂、润喉糖、维生素等。

本章引用的所有研究都得出了一个共同的结论：如果你希望保护孩子的大脑，避免它在未来生活中出现功能衰退，请从现在开始，减少孩子的糖和甜味剂的摄入量。

第五章

从头到脚：糖和甜味剂对儿童发育的危害

"她才 14 岁啊"，阿丽亚娜的母亲劳拉坐在会诊室中喃喃地说。她沉默了一会儿，试图独立消化这个难过的消息，但随后还是忍不住号啕大哭起来。她不明白，一向健康的女儿怎么可能患上 2 型糖尿病？尽管由于不再踢球，阿丽亚娜腹部的赘肉在过去的一年里有所增加，还养成了每天喝碳酸饮料和果汁的习惯，但劳拉从未想到女儿会患慢性疾病。

如果你家孩子体重超标，甜食成瘾，或者正受到疲劳、消化等问题的困扰，那么糖很可能是罪魁祸首。糖正在重新塑造孩子的身体，改变他们的新陈代谢模式，影响他们的器官发育。糖引发的各种病症可能出现于童年时期，也可能在成年后逐渐显现，如肥胖症、糖尿病、心脏病、肝病、消化问题、哮喘，甚至某些癌症。一项发表于 2019 年的研究对 10 万名美国成年人进行了长达数十年的跟踪调查，研究结果显示，长期吃糖是导致早亡的一个重要因素，这主要是因为糖与心脏病、癌症存在关联。

有些父母之所以携子女报名参加我们开展的临床研究，是因为他们担心孩子的体重超标。但他们不理解的是，为什么我们要采集血液样本，做糖尿病检查，进行各种扫描——如磁共振成像以检测脂肪在人体各部位的分布。我们无意将问题复杂化，但这些检查确属必要，因为体重超标往往只是表象，更可怕的是身体内部血脂和血糖水平的异常。假如你 10 岁的儿子血脂水平偏高，表明他患早期心血管疾病的风险较高。假如你 12 岁的女儿血糖水平偏高，表明她可能患了前驱糖尿病（距离糖尿病仅一步之遥），或者像不幸的阿丽亚娜那样，已经罹患 2 型糖尿病。脂肪不仅堆积在孩子的皮肤之下，而且大量聚集在心脏、肝脏、肾脏等重要器官的周围。更令人担忧的是，脂肪正越来越多地出现在低龄儿童的器官中，肝脏更是成了重灾区。这不仅引发了父母的担忧，更令参与研究的儿童和青少年感到恐慌。一名 18 岁的学生向我们倾诉："我很害怕自己会患糖尿病，因为它是我家的家族遗传病，我的祖母、姨妈和外祖母都是糖尿病患者。"

一个名叫威廉的 12 岁男孩带着脂肪性肝病诊断书来我门诊求助。他曾进行了肝脏活组织检查，显示他的肝酶指标极高，还因此住过院。肝脏磁共振检查结果显示，威廉的肝脏脂肪量高于临床诊断标准的 3 倍以上，他的肝脏几乎有 20% 被脂肪占据。威廉面临着肝功能下降的风险，必须接受风险极大的肝移植手术。威廉在第一次与我们的营养师会面时称他被吓坏了。他现在已经深刻地意识到，为了恢复健康，他必须远离果汁和碳酸饮料。但营养师在闲谈中得知，威廉几乎每餐都喝柠檬水——很显然，他认为柠檬水并非高糖饮料。此外，曲奇是他每天必吃的零食。

糖会多方面影响儿童的生长和发育，并导致一系列健康问题。除了体重增加等的警示信号，很多问题起初并不引人注意。大多数与高糖饮食有关的慢性疾病均发展缓慢，悄无声息，因此难以察觉。所以，我们将在本章为你追踪糖分子在人体内的旅程，并揭秘过量糖摄入对儿童健康、成长和发育的影响。

蛀牙和龋齿：牙医没有骗你

汤米是一个 4 岁的男孩。由于门牙和小臼齿处的龋齿，他来到一家小儿牙科诊所就医，但牙医却将他转至综合医院。医生对汤米进行了全身麻醉，并拔掉了他的大部分牙齿。这种可怕的结局绝对非一日造成的。平时如果早晨醒得太早，汤米的父母会习惯性塞给他一瓶风味牛奶，他经常叼着奶嘴再次入睡，此时牙齿上残留着糖。汤米的父母并不知道牙医所说的"奶瓶综合征"为何物，他的牙齿已被完全腐蚀。

父母们都知道，糖是造成儿童牙齿损伤和龋齿的主要原因，但各种隐藏的糖有时令人防不胜防。汤米的案例或许很极端，但因吃糖而受严重牙齿问题困扰的儿童数量正在上升，这是不争的事实。根据美国疾病预防与控制中心（CDC）发布的数据，龋齿如今已成为美国最常见的慢性疾病之一，约一半的儿童在 11 岁之前都有过补牙的经历。

糖会促进某些口腔细菌的生长，这些细菌会产生对牙齿具有破坏性的酸，从而导致龋齿。尽管糖引发的龋齿可能出现于任何年龄段，但婴儿和儿童期尤其多发，原因如下。

首先，研究表明，在牙齿的发育过程中，摄糖频率高更容易增加儿童患龋齿的风险。所以，频繁吃糖是儿童牙齿受损的一个主要原因。一天之中，婴儿和儿童的刷牙次数不变，但进食频率却明显高于成年人。鸭嘴杯的问世更是助长了他们长时间吮吸和啜饮的习惯。酸性会腐蚀牙齿，而热销果汁和软饮料恰恰具有强酸性。虽然唾液可以保护牙齿不受酸性物质腐蚀，起到一定的缓冲作用，但保护牙齿不能仅靠唾液。橙汁含有柠檬酸或苹果酸，碳酸饮料含有磷酸、柠檬酸或二者兼有，这为龋齿的形成提供了绝佳的环境。你或许不知道，机械师有时会使用可乐清洗汽车电池的引线！可想而知，孩子稚嫩的牙齿遇到这些强酸饮料时会发生什么反应。

其次，龋齿的出现与牙齿发育有关。成年人龋齿的出现平均需要 4 年的时间，但儿童牙齿损伤的发展速度明显更快。完全成熟的牙齿天然含有一定量的氟化物，能够为牙齿提供适当的保护，但乳牙缺乏这种保护机制。刚刚萌出的恒牙同样如此。这也是儿童刚长出的新牙更容易受到口腔中残留的糖侵蚀的原因。

为了预防此类侵蚀，建议儿童远离果汁和软饮料。儿童还应尽量避免食用软糖和维生素软胶囊，因为它们会粘在牙齿上。建议选择易溶解的产品，而非软胶囊。但是许多儿童维生素含有糖或人工甜味剂，所以购买时应谨慎选择。此外，按时刷牙、选择低糖饮食和定期检查牙齿也能有效预防儿童龋齿。

肠胃不适

处于生长发育阶段的儿童的消化系统较为脆弱，容易受到肠胃不适、腹痛等相关病症的困扰。但你或许并未意识到，过量糖摄入也可能导致这些问题。人摄入的糖等碳水化合物会首先在口腔内被初步分解，然后在消化道内被完全分解为不同的成分，并进入血液循环。但在消化过程中，糖可能会从多方面引发胃肠道问题。

1. 人体无法吸收大量的果糖，从而导致吸收障碍。

2. 糖会引发肠道菌群失调。随着时间的推移，这种失调甚至会导致"肠漏"。肠道内的各种物质会通过这些"漏洞"进入血液循环，进而影响身体的其他部位。

3. 人体无法吸收某些低热量甜味剂，所以它们会对肠道造成直接影响，引发各种胃肠道副作用，如腹胀、产气、肠胃不适等。

人体的果糖吸收能力差

如果你家孩子经常出现不明原因的肠胃问题，可能是因为他们摄入了无法被身体正常吸收的过量果糖。为了将葡萄糖或果糖从肠道转运至血液循环，肠道内的特殊转运受体应首先识别这些糖，再帮助它们进入血液。葡萄糖在人体内发挥着至关重要的作用，因为它负责为全身提供能量。葡萄糖的转运体多达十几种。有些转运体会在葡萄糖水平偏低时被激活，有些则恰恰相反。但无论哪种转运体被激活，肠道都会极为高效地吸收葡萄糖，以便及时为身体提供能量。

与葡萄糖不同的是，果糖的转运体只有一种，即"葡萄糖转运体5"（GLUT-5），新生儿体内甚至不存在该转运体，因为他们不需要摄入果糖。随着年龄的增长，儿童开始接触更多的果糖，其体内的葡萄糖转运体5也随肠道的逐渐发育而被激活。然而当肠道受到大量果糖"轰炸"时，儿童（甚至包括成年人）可能因葡萄糖转运体5不足而无法全部吸收果糖。多余的果糖只能滞留在肠道内，成为肠道细菌的食物。经过发酵，果糖可在肠道内产生氢气或其他物质，从而导致腹胀和痉挛。如果你家孩子受到了慢性消化问题的困扰，那么果糖吸收障碍或膳食果糖不耐受可能是其原因之一。

成年人的果糖最大日处理能力通常为25~50克。为了便于理解，我们做个简单的换算：1杯355毫升的碳酸饮料或苹果汁约含有25克果糖。尽管儿童的果糖吸收能力尚不明确，但可以肯定的是，其数值大大低于成年人，因为他们的葡萄糖转运体5尚未完全发育。令科学家感到困惑的是，当饮食中的葡萄糖含量高于果糖时，人的果糖吸收能力反而更好。这是我们应避免高果糖如高果糖玉米糖浆、龙舌兰糖浆、水果糖等饮食的另一个原因。而果糖含量大于葡萄糖将进一步增加果糖转运体的工作难度。如果你家孩子经常喝含高果糖玉米糖浆的碳酸饮料（果糖含量为65%），可能会更频繁地受到肠胃不适的困扰。苹果汁和梨汁更是如此，因为其果糖含量高达70%。尽管大部分父母不允许孩子喝梨汁，但它通常作为甜味剂出现在许多食品中，所以我再次建议你仔细阅读产品标签。

儿童果糖吸收障碍检测

　　父母该如何了解孩子是否存在果糖吸收问题？儿科医生一般能够提供相关临床检测。首先，医生会要求孩子摄入大量的果糖，并在几个小时后采集呼吸样本，分析其中是否含氢气。如果存在吸收障碍，果糖将滞留在肠道内，经肠道细菌发酵后产生氢气，这是通过呼吸样本检测果糖吸收障碍的原理。你也可以通过简单的居家测试来判断孩子是否存在果糖吸收障碍：减少孩子的果糖摄入量，尤其是高果糖饮食的摄入量，然后观察其症状是否有好转。通过采集222名存在不明原因肠胃不适的2~18岁儿童的呼吸检测结果，研究人员发现，50%以上的儿童存在果糖吸收障碍。根据研究人员的建议，果糖吸收障碍检测呈阳性（被确定为果糖吸收障碍）的儿童开始采取低果糖饮食。一段时间以后，77%的儿童肠胃不适症状有所改善。

儿童的肠道菌群对消化、情绪和记忆的重要影响

　　人的消化系统是数以万亿计的微生物生存和繁衍的场所。这个"国中之国"又被称为肠道菌群，其具体构成因人而异。肠道菌群主要由细菌组成，但也可能出现少量的病毒和酵母菌。有些细菌对人体有益，在保持人体健康方面发挥着重要作用。但有些细菌可能产生有害的化合物。人的肠道菌群并非与生俱来，而是在出生后的最初几年逐步形成的，这意味着儿童早期的食物摄入会影响最终肠道菌群的基本结构。此外，分娩方式（顺产或剖腹产）和喂养方式（母乳喂养或配方奶粉喂养）也会对婴儿肠道菌群的形成产生重大影响。

　　肠道菌群是一个相对较新的研究领域，但我们和业内同仁正在努力攻关，以进一步揭秘早期营养对肠道菌群形成的影响机制。我们希望深入了解糖摄入在婴儿肠道菌群发育早期产生的影响，及其对儿童健康的影

响——从糖尿病、肥胖症易感性到大脑健康。但截至目前，我们尚未取得突破性研究成果。我们必须采取各种饮食测量手段（如母乳分析，以了解其确切成分）；大量采集粪便样本，以判断婴儿肠道菌群的演化；并对儿童进行长期追踪（从出生到幼儿期），以判断饮食和肠道菌群变化对各种健康问题的影响，如认知能力。

除了开展人类研究，我们还通过大鼠研究取得了一些初步成果。动物研究能够更快取得成果，也更容易严格控制实验条件。前文提到，斯科特·卡诺斯基博士长期致力糖对记忆方面影响的研究，但糖对肠道的影响也是其研究课题之一。在一项研究中，卡诺斯基向试验组大鼠提供了正常食物和两种饮料选项：纯水和浓度为 11% 的糖溶液（模拟含糖饮料），但对照组只有正常食物和纯水可选。很显然，试验组大鼠选择了糖溶液。卡诺斯基发现，试验组大鼠的肠道菌群受到了严重破坏，有害菌的数量更多。此外，肠道菌群失调造成的影响可能并不局限于消化系统，因为它们还会分泌神经活性分子。这些分子能够通过肠－脑轴向大脑发送信号。正如前文所述，当肠道菌群失调时，肠道与大脑之间将发生"短路"，从而改变人的食欲、情绪和大脑功能。如今卡诺斯基正在潜心研究糖对肠道菌群的破坏是否会导致大脑损伤和记忆问题。

过量糖摄入还会引发其他问题。肠道系统侵入循环系统可导致肠黏膜通透性增加。肠黏膜通透性增加又名肠漏，能够引发腹泻、便秘、头痛、疲劳和肝脏问题。果糖与肠漏之间存在高度相关性，而肠漏已被证明是 2 型糖尿病和心血管疾病发病的导火索。如果你希望维持孩子的消化系统健康，首先应使其远离果汁和果汁制品、高果糖玉米糖浆、龙舌兰糖浆、水果糖和浓缩果汁，因为它们均富含果糖。

低热量甜味剂和消化道问题

除了普通糖，低热量甜味剂同样会引发肠道问题。你还记得第一章中提到的足球女孩梅丽莎吗？她曾长期受疲劳和胃痉挛的困扰。她曾经每天都要嚼几条无糖口香糖，但在戒掉嚼口香糖的习惯后，梅丽莎的胃痉挛症状也有所缓解。

为了预防蛀牙，无糖口香糖成了儿童和成年人争相追捧的对象，但如果你仔细阅读产品标签，就会发现这并不明智。因为无糖口香糖会带来潜在的消化副作用，尤其是当产品中含有山梨醇、木糖醇或其他糖醇时。有些口香糖甚至堪比泻药。由于无法在小肠内被分解，糖醇会导致水潴留、胃痉挛和肠胃不适，严重时甚至可能引发脱水和腹泻。

脂肪性肝病

肝脏是人体内的重要器官。人体从食物中吸收的所有物质都会立即被转运至肝脏处理。肝脏就像一台巨大的过滤器，能够识别并清除血液中的毒素。但我们需要精心维护才能确保肝脏的正常运转。如果这个极其重要的过滤器发生堵塞，将导致你绝对不希望看到的后果，如非酒精性脂肪肝（NAFLD），即脂肪在肝脏中堆积。随着时间的推移，非酒精性脂肪肝可导致更严重的健康问题，甚至需要肝移植。

30年前，非酒精性脂肪肝还是个鲜为人知的词汇，甚至未被列为一种病症。大多数人认为脂肪性肝病是酗酒者的专属疾病，儿童不会受其影响。事实上，肝脏能够以极其相似的方式将酒精和果糖转化为脂肪，所以果糖又被称为"喝不醉的酒"。由于现代饮食环境的影响，非酒精性脂肪肝已成为常见的肝病类型，且正在发展为一种流行病，越来越多的人加入了肝移植大军，儿童也无法幸免。非酒精性脂肪肝是一种潜在的疾病，容易被误诊，这意味着即使你家孩子已经患病，你也可能一无所知，直到孩子开始出现中度甚至重度腹痛、眼睛和皮肤泛黄，但此时疾病已经恶化。有时非酒精性脂肪肝会在儿童因其他健康问题接受检查时被偶然发现。如果常规血液检查显示肝酶水平升高，医生可能会进行超声波和肝组织活检 [①]，之后确诊非酒精性脂肪肝。

由于具有一定的风险，如果孩子没有明显的症状，许多父母不愿意让孩子进行活检。虽然父母的心情可以理解，但这增加了我们了解儿童真实健康状况的难度。不过一项发表于 2016 年的研究却成功规避了这个问题。通过对数百名意外死亡的儿童肝脏进行检查后，研究人员发现，13% 的儿童符合脂肪肝的临床诊断标准，而且 38% 的肥胖儿童患有脂肪肝。这一发现掀起了一股新的临床试验和研究热潮，以揭开儿童脂肪肝的早期发病原因，并找到更好的预防、诊断和治疗方法。

我的同事罗希特·科利（Rohit Kohli）博士供职于洛杉矶儿童医院（Children's Hospital Los Angeles）。2007 年，他开始首批开设专科门诊收治脂肪性肝病患儿。他治疗的患儿中年龄最小的仅 5 岁，大部分患儿的年龄在 9 岁及以上。科利在来洛杉矶之前曾在辛辛那提执业，但当时人们对非酒精性脂肪肝几乎一无所知。短短的几年之后，一些人开始逐渐了解这种疾病，但一般只是因为其配偶或兄弟姐妹不幸患病，他们并不知道，儿童也可能成为受害者。如今科利发现，父母们已经意识到，非酒精性脂肪肝是当代儿童切实面临的一种健康威胁。他们将脂肪性肝病称为"无声的海啸"。

2013 年，美国疾病预防与控制中心流行病学专家珍·威尔士（Jean Welsh）提出了一种通过血液中肝酶的含量和人的体重评估"疑似脂肪性肝病"的简单方法。威尔士利用不同时期的全国大规模调查数据研究疾病在一段时间内的发展趋势。结果显示，从 20 世纪 90 年代初到 2010 年不到 20 年的时间里，疑似患有脂肪性肝病的儿童数量增加了 1 倍多，比例从 4% 上升至 11%。更严重的是，约有 50% 的超重儿童疑似患有非酒精性脂肪

---

① 编者注：活检是一种组织学的检查方式，即取正常人的一部分组织进行细胞学检查或组织切片检查。

肝，但他们本人却对此一无所知。

糖是肝脏问题的幕后推手

糖尤其是果糖消费量的增长是这一恐怖现状出现的原因。肝脏将果糖转化为脂肪的过程被称为"新脂肪合成"。这些新合成的脂肪要么囤积在肝脏中，要么被释放，随血液转运至全身，但这两种方式都会危及人体健康。新合成的脂肪进入血液会导致人患心脏病的风险增加，并具有累积效应。久而久之，脂肪堆积将导致肝脏无法胜任解毒工作。如果无法及时进行代谢，毒素将对人体造成损伤。肝损伤是一个渐进的过程，并可能最终引发肝癌。从 2 型糖尿病风险增加的角度来看，肝脏脂肪可能是风险最大的一种脂肪。正如加利福尼亚大学洛杉矶分校（University of California，Los Angeles）儿科内分泌学家罗伯特·勒斯蒂格（Robert Lustig）所言："我们正在将下一代的肝脏变成鹅肝。"

好消息是，我们可以通过改变儿童的饮食逆转非酒精性脂肪肝。杜绝添加糖有助于快速减少脂肪在肝脏中的囤积。一项随机试验招募了 40 名患非酒精性脂肪肝的男童：实验组采取添加糖含量极低的饮食，此处所称的"极低"是指将糖的日摄入量减至总热量的 3%；对照组继续采取高糖饮食。8 周以后，实验组取得了显著的成效，平均肝脂肪比例从 25% 降至 17%。相比之下，对照组却没有任何变化。那么上述试验结果是否具有现实推广价值？我们必须承认，这种饮食对儿童的要求极为苛刻，为了确保试验的顺利进行，研究小组给予了受试儿童很多帮助。

不过不用担心，我们目前正在研究一种方案，旨在通过低糖饮食治疗脂肪性肝病患儿。结果显示，这种方案兼具良好的效果和可行性。17 岁的罗莎在确诊非酒精性脂肪肝后被转至我的门诊。她和威廉一样，被检查结果"吓得发抖"。与营养师多次商谈后，罗莎和威廉均在为期 12 周的计划内对自己的饮食做出了微小而有益的调整。例如，当意识到柠檬水含糖量过高时，威廉毫不犹豫地放弃了柠檬水，转而喝纯净水或无糖加味水 。罗莎平时的早餐是白面包蘸果酱，或者早餐麦片配牛奶和香蕉。研究结束时，她的早餐已经替换为全麦吐司配蛋清。相较于上文针对 40 名儿童进行的随机试验，这种饮食调整更加温和，但它仍然能够产生积极的作用。尽管罗莎的体重在 12 周内略有增加（可能是因为她尚在发育），但她的感觉良好，因为衣服不再紧绷在身上了；血胆固醇指标也有所改善。更值得注意的是，罗莎的肝脏脂肪比例从 13.3% 降至 5.9%，仅略高于非酒精性脂肪肝的临床诊断标准。威廉的健康状况也得到了显著改善，肝酶指标大幅降低，肝脏脂肪比例降至阈值以下，胆固醇和血压也有所下降。我们希望罗莎、威廉和其他参与研究的儿童能够继续积少成多地做出改变，并最终恢复肝脏健康。

脂肪肝的其他风险因素

既然肝脏问题在儿童中如此普遍，你或许想了解自家孩子是否存在患病风险。男孩一般更容易患脂肪性肝病，超重同样如此。脂肪性肝病的另一个风险因素是早期的高脂肪或高糖摄入，这从胎儿在子宫内发育时就已经开始了。研究人员发现，如果灵长类动物在妊娠期摄入高脂肪或高糖，其后代的肝脏脂肪量比同类高 5 倍。值得注意的是，这种肝脏脂肪比例增加的现象甚至在婴儿出生前就出现了。虽然人类胎儿的肝脏脂肪比例难以测量，但我们可以在婴儿出生后对其进行磁共振检查。研究表明，相较于体重正常的母亲所生的婴儿，超重母亲所生的婴儿肝脏脂肪比例高出 68%。那么婴儿肝脏脂肪比例增加的原因是什么呢？当胎儿尚在子宫内发育时，脂肪细胞同样处于发育状态。婴儿出生以后，这些脂肪细胞会快速增长。当脂肪细胞不再发育或无法继续储存多余的热量时，脂肪就会被转移至身体的其他部位，如肝脏。

有些族群特别容易受到肝脏脂肪的困扰。相较于白人，西班牙裔美国人的肝脏更有可能囤积大量的脂肪，而非裔美国人则恰恰相反。含 Patatin 样磷脂酶域蛋白 3（PNPLA3）是一种可干扰肝脏脂肪分解和释放的特殊基因，50% 的西班牙裔美国人携带该基因，但仅有 10% 的非裔美国人和白人携带该基因。一项发表于 2018 年的大规模研究发现，含 Patatin 样磷脂酶域蛋白 3 基因携带者的肝脏脂肪比例是不携带这种基因群体的 2 倍。我们针对西班牙裔儿童进行的研究显示，该基因对肝脏脂肪的影响在 8 岁时就开始显现了。实际上，我们认为这种影响在生命早期就开始了，但由于肝脏脂肪需要通过磁共振检查，而对幼童来说，静静地躺在仪器上长达半个小时很难实现，所以我们尚未针对幼童开展此类研究。我们还发现，过量糖摄入可加重含 Patatin 样磷脂酶域蛋白 3 基因对肝脏脂肪的影响。换言之，高糖饮食能够触发该基因的表达。如果你是西班牙裔，可能需要特别留意孩子患肝病的风险。

糖尿病：糖与胰腺

如欲了解糖尿病，必须首先了解胰岛素。胰岛素由胰腺中一种名为 β 细胞的特殊细胞分泌。人体需要将葡萄糖从血液中转运至其他有能量需求的部位，如肌肉、大脑等，而胰岛素的分泌和释放在这一过程中发挥着至关重要的作用。对于大多数人而言，这是一个被严格控制的过程，我们称这个过程为"稳态调节"，可以将胰岛素比作家里的恒温器。当室内温度（血糖）下降时，暖气炉（胰腺中的 β 细胞）开始运行，并释放出更多的热量（胰岛素）。当室内温度达到预定数值时，暖气炉停止运行。如果胰腺无法分泌胰岛素，或者无法分泌足量的胰岛素，大量的葡萄糖会积聚在血液中，最终引发糖尿病症状。我们无意制造恐慌，但事实是如今 1/3 的儿童会在其一生中的某个时刻罹患糖尿病，你家孩子可能也是其中的一员。这一比例在西班牙裔中似乎更高，预估为 1/2。

本书所称的糖尿病专指 2 型糖尿病。20 多年前，几乎没有儿童患 2 型糖尿病。2000 年，医学界首次披露了有关儿童患 2 型糖尿病的研究报告。结果显示，如今美国每年有 5 000 名儿童被确诊为 2 型糖尿病患者。2 型糖尿病由胰岛素抵抗引发。胰腺起初仍然能够分泌胰岛素，但要么分泌量不足，要么身体无法对胰岛素做出适当的反应。糖摄入过量可导致该问题，因为每当糖进入人体，胰腺都会分泌更多的胰岛素。如果胰岛素水平长期居高不下，细胞将对胰岛素产生抵抗。当胰岛素试图敲开大门让葡萄糖进入时，细胞可能不再响应。此时胰腺需要分泌更多的胰岛素来转运血液中的葡萄糖。

如果人体持续摄入过量的糖，情况将进一步恶化。胰腺的负担越来越重，而且血液中的葡萄糖也越来越难以被转运。久而久之，血糖水平将逐渐上升至足以被确诊为前驱糖尿病。据估计，1/3 的美国成年人患有前驱糖尿病，且其中的 90% 对此一无所知。尽管我们通过研究发现，约 40% 的超重和肥胖症儿童已患前驱糖尿病，但美国儿童的整体患病情况目前仍然是个未知数。

随着时间的推移，人体对胰岛素的持续需求最终会导致胰腺无法分泌足量的胰岛素，降低其对葡萄糖冲击的应对能力。这便是 2 型糖尿病的产生机制。我们继续以供暖系统为例。如果你在打开暖气炉的同时打开了房子的后门，暖气炉将一刻不停地持续运行，为房间源源不断地提供热量。最终暖气炉可能会因超负荷运行而逐渐停止工作。在人体内，这种系统故障不会在顷刻之间出现。2 型糖尿病是一种病程缓慢的潜在疾病，可能在发病一段时间后才会被确诊。高血糖还会引发肾病、心脏病、神经损伤等病症。由于并发症较多，糖尿病已经成为美国第 7 大死因。

我创立的格兰实验室在过去的 25 年间致力研究影响儿童和青少年患糖尿病的风险因素。2002 年，在美国国立卫生研究院（National Institutes of Health）的大力资助下，我开展了一项长达 15 年的研究。这项研究共招募了 250 名 2 型糖尿病高危儿童。每年我们都会评估这些儿童的饮食情况和体脂率,并通过血液检测和磁共振检查评估他们的糖尿病患病风险。但我起初对评估儿童的饮食情况并未抱太大期望,因为我认为这种评估缺乏准确性。孩子们很难记住他们吃过什么,只能由父母帮助回忆,这并不容易,因为他们一天之中有相当长的时间在学校度过,没有父母的陪同。

2005 年,杰米·戴维斯(Jaimie Davis)博士刚毕业就来到我的实验室工作。她精力充沛,活泼乐观,每当实验室开会宣布好消息时,她都会激动地做后空翻。作为一名注册营养师,杰米说服实验室重视儿童的饮食评估,并将评估结果与儿童患糖尿病的风险联系起来。在此期间,艾米丽在实验室承担研究协调员和营养培训师的相关工作,并在不久以后考上了研究生。10 年之间,我们共同致力探索饮食因素对儿童患糖尿病和出现代谢风险的影响,先后发表了 10 多篇科研论文。尽管我们关注的饮食因素并不仅仅包括糖,但我们逐渐得出了一个明确的结论,即饮食中的糖与儿童患糖尿病的风险有关。我们取得的第一个重大研究成果显示,西班牙裔儿童喝含糖饮料的行为与其胰腺中 β 细胞分泌胰岛素控制血糖的能力有关。几乎所有同类研究(包括本实验室开展的研究)都表明,糖摄入量增加尤其是含糖饮料摄入量的增加会导致儿童患 2 型糖尿病的风险增加。随着其糖摄入量的增加,儿童患糖尿病的风险可能增加 18%~26%。

那么果汁和水果呢?在一项超大规模的研究中,流行病学家对近 20 万名成年人进行了长期跟踪调查。结果显示,喝果汁的人患糖尿病的风险会增加约 10%。同一组科学家还研究了天然水果的影响,发现有些水果能够降低人患糖尿病的风险,另一些水果则恰恰相反。蓝莓的健康功效最为突出,每周吃 3 次蓝莓可以将人患糖尿病的风险降低 25%。其他水果也具有不同的健康功效,例如每周吃 3 份葡萄、苹果(或梨)可以将人患糖尿病的风险降低 12% 和 7%。上述结果可能令人感到惊讶,因为这些水果的果糖含量并不低。但天然水果的优势在于,果糖的影响会被水果中的膳食纤维和其他具有健康功效的植物营养素抵消，所以我们倡导"吃"水果而非"喝"果汁。相比之下，甜瓜可使人患糖尿病的风险增加约10%，这可能是因为其中的糖能被血液迅速吸收。同样有趣的是，一些健康专家建议糖尿病患者食用果糖，因为人体代谢果糖不需要胰岛素参与。果糖的确能降低人体的胰岛素需求，有助于患者更好地控制血糖，但它随后可能引发一系列严重的问题，如肝病，因此我并不推荐。

代糖和低热量甜味剂并不总是糖尿病患者的理想选择。医生和营养专家经常向糖尿病患者推荐低热量甜味剂作为糖的替代品，但一项以1型糖尿病青少年患者为研究对象的研究发现，大量摄入低热量甜味剂的糖尿病患者的血糖和胆固醇水平更高。研究人员还发现，摄入低热量甜味剂的部分儿童饮食质量总体较低，而低质量饮食往往含有大量单一的碳水化合物或加工食品，可能导致高血糖。针对非糖尿病儿童和成年人的研究证实，低热量甜味剂实际上可以降低人的血糖控制能力。此外，成年人研究也证实了低热量甜味剂和三氯蔗糖可能导致血糖水平升高和胰岛素分泌过量的观点。究其原因，人体可能误以为三氯蔗糖是真正的糖。

青少年易出现胰岛素抵抗的原因

青春期是胰岛素抵抗和2型糖尿病高发的时期。2001年，我们发布了一项研究成果。这项研究对一组儿童进行了长达12年的追踪调查，并在其青春期的不同阶段开展了相关检测。结果显示，无论性别、种族和体重情况如何，所有儿童的胰岛素抵抗程度在青春期中期均增加了约30%。虽然我们尚未厘清该现象的产生机制，但这意味着无论儿童的饮食和体重如何，青春期胰腺中的β细胞必须加倍努力才能分泌足量的胰岛素，以完成葡萄糖转运任务。因此，比起其他年龄阶段，青少年时期尤其要注重健康低糖饮食，以免β细胞长期高负荷运转，从而有助于降低出现胰岛素抵抗，患前驱糖尿病和 2 型糖尿病的风险。

心脏病

人们长期被灌输的一个错误理念是，脂肪摄入是人患心脏病的主要诱因。如今相当一部分营养课程仍然沿用该理念，这使得很多人忽略了心脏病的另一个明显诱因——糖。20 世纪六七十年代，食品工业借助低脂饮食的风潮推出了大量精加工低脂食品，企图混淆视听，打消人们关于糖会引发心脏病的疑虑。制糖业同样急于影响公众舆论，意图淡化糖可能产生的危害，这无疑起到了推波助澜的作用。那么低脂食品美味可口的秘诀是什么？答案是糖。通过整理大量相关文献，加利福尼亚大学旧金山分校牙科学院教授克里斯汀·卡恩斯（Cristin Kearns）发现，贸易团体贿赂哈佛大学（Harvard University）等高校和机构的顶尖科学家，指使其发表论文和评论以左右舆论，粉饰糖的危害。他们意图嫁祸于脂肪，并迫使研究人员搁置有关糖具有破坏性影响的研究。

有人甘愿成为金钱的奴隶，当然也有人不愿受金钱驱使。部分秉公持正的科学家仍然顶着压力揭露了事实真相，使我们更清晰地认识到各种糖在人体内的代谢过程，以及它们引发的糖尿病患病风险。过量糖摄入不会导致孩子立刻患心脏病，但心脏病与脂肪性肝病和糖尿病一样，发病过程缓慢而悄无声息，初期通常不会出现明显症状。

一项发表于 1992 年的著名研究调查了 150 名意外死亡的儿童。研究人员发现，即使是生前未出现任何心脏病临床症状的儿童，其主动脉中可能也已经出现了脂质条纹。部分儿童生前接受血液检测时结果显示，血液胆固醇含量越高，主动脉出现脂质条纹的概率越大。综合这些研究成果可知，心脏病或始于童年，血液胆固醇早期检测可能较为有效。

2014 年，哈佛大学研究人员发表了一篇以糖与心脏病关系为主题的研究论文。这项研究是该领域迄今为止规模最大、结论最明确的研究之一。他们于 1988—2006 年对 10 000 多名美国男性和女性进行了跟踪调查，发现糖摄入量过量人死于心脏病的风险更高。相较于添加糖日摄入量占总热量 10% 的对照组，添加糖日摄入量占总热量 10%~25% 的试验组的死亡率增加了 30%，添加糖日摄入量占总热量 25% 以上的试验的死亡率增加了近 3 倍。

每天通过添加糖摄入 25% 的热量似乎占比很高，事实也确实如此。对于成年人而言，这相当于每天喝 3 罐全糖碳酸饮料（假设饮料是添加糖的唯一来源），但这种过量糖摄入行为在儿童中已十分常见。通过对 8 000 名年龄为 2~18 岁的未成年人进行跟踪调查，研究人员发现，他们的平均糖摄入量为 118 克 / 日，或者占日摄入热量的 25%。以热量占比计算，2~5 岁幼童的糖摄入量（热量占比 28%）甚至比青少年的（热量占比 24%）更严重。如果儿童每天的糖摄入量与成年人相同，那么他们死于心脏病的概率将是成年人的 3 倍。

过量糖摄入为什么会引发心脏病？众所周知，过量糖摄入可导致肥胖，而肥胖本身就会增加人患心脏病的风险。此外，有研究表明，过量糖摄入能通过热量以外的机制增加人的患病风险，因为糖（尤其是果糖）在人体内具有独特的代谢和分解方式。我们在前文介绍过果糖在肝脏中转化为脂肪的过程。部分新合成的脂肪储存在肝脏中，但大部分会被重新包装为其他类型的"含脂肪"分子，以方便随血液转运。这种可运输的脂肪不但会导致血胆固醇水平升高，还会附着在身体的各个部位，包括心脏周围的血管中。正是这些分子在血液中的长期累积最终引发了心脏病。

肯伯·斯坦霍普（Kimber Stanhope）博士是加利福尼亚大学戴维斯分校（University of California，Davis）的糖研究专家，他在过去几十年中始终致力研究糖与心脏病的关系。斯坦霍普带领团队进行了一系列详细的研究。研究团队招募了一批健康的成年志愿者，为他们准备了含糖量各异的饮食，并精确控制他们的生活条件。研究结果清晰地表明，导致心血管疾病明显恶化的风险因素是饮食中过量的果糖，而非葡萄糖，而且受试者摄入的果糖越多，患心血管疾病的风险越大。事实上，高果糖饮食测试仅进行了两周，受试者的心血管状况就出现了明显的恶化。相比之下，葡萄糖并未造成受试者患心血管疾病的风险增加。除此之外，果糖还可能通过升高血压引发心脏病。人的血管需要一氧化氮，它有助于血管在输送血液时保持松弛状态。但果糖会降低血管中一氧化氮的含量，使血管变得愈发僵硬，从而阻碍血液畅通循环，导致血压升高。尿酸同样会导致血压升高。是什么在源源不断地催生尿酸呢？答案也是果糖。过量果糖摄入还不利于体内盐的排出，这会导致循环血容量增加，使静脉和肺循环出现充血现象，进而产生充血性心力衰竭症状。

好消息是，我们可以通过适当降低儿童的糖摄入量降低他们患心脏病的风险。

肥胖症

儿童肥胖是一个棘手的问题。有些父母为了保护孩子的自尊心，甚至违心地告诉他们超重没什么不好。有些父母明知肥胖是一种健康威胁，却狠不下心来要求孩子调整饮食。更糟糕的是，还有些父母完全否认自家孩子肥胖或体重超标，并坚信孩子长大后一切都会好起来。由此可见，肥胖症可能是儿童健康方面最难解决的问题。我们始终未能探索出一套行之有效的解决方案，只能坐视肥胖症在儿童中蔓延。

阿莱娜·维德马（Alaina Vidmar）博士是我在洛杉矶儿童医院的另一位同事，他负责收治所有转诊到该院的肥胖症患者。这些患者的年龄小到6个月，大到18岁，而且12~24月龄的婴幼儿占了相当大的比例。他们的发病年龄如此之小着实令人咋舌。维德马从患儿父母处听到的第一句话通常是，他们不知道自家孩子为什么被转至肥胖症专科。面对忧心忡忡的儿科医生，这些父母仍然坚信他们的孩子"长大后能自行恢复正常"。所以，鲜有父母和儿童严肃对待超重问题。据脂肪肝专科医生罗希特·科利回忆，他曾接诊过一名体重为 95 千克的 9 岁男孩。男孩甚至天真地问："我的病吃点药能治好吗？"

尽管肥胖症已被明确定义为一种疾病，但时至今日，医生仍然很难就该问题与患者家属开诚布公地进行沟通。从业多年后，科利才逐渐掌握与家属沟通时的说话尺度。科利曾接诊过一名患肥胖症合并脂肪性肝病的 7 岁男孩，出于对患者负责的心态，他决定与孩子的父母讨论体重问题。但此举却引发这对父母大发雷霆，气冲冲离开了诊疗室，因为他们认为自家孩子根本不存在体重问题。体重是一个敏感的话题，但直接否认该问题可能导致孩子患糖尿病、脂肪性肝病、心血管疾病、癌症等一系列疾病的风险增加。鉴于病情的严重性，科利这种责任心强的医生认为有必要对患者和家属直言不讳，只是语气可能要缓和一些。研究表明，儿童开始高糖饮食的时间越早，患肥胖症的可能性越大。我们认为糖摄入是一种可干预风险，即它具有可控性。所以提前将这一信息传递给父母对于孩子的健康至关重要。

我的研究团队曾针对洛杉矶贫困地区的学生进行过一项研究，发现他们患肥胖症的概率比富裕地区的孩子高出 7 倍。这项研究首次清晰地表明，经济条件的差异对儿童健康产生了巨大影响。顺着这条思路，我们继续研究了导致这种巨大差异的因素。结果发现，贫困家庭中，2~4 岁幼儿肥胖症发病率的差异主要取决于他们的含糖饮料摄入量。即使是在低龄儿童中，肥胖症的发病率同样因习惯而异。从不喝含糖饮料的儿童患肥胖症的概率为 14%，每天喝 1 种含糖饮料的儿童的发病率为 18%，而每天喝 2 杯及以上含糖饮料的儿童发病率为 24%。

无论家庭收入水平和种族背景如何，对于儿童而言，含糖饮料都是一大风险因素。就在我们的研究成果发表一年后，另一项以全美 10 000 名儿童为研究对象的研究成果表明，含糖饮料和早发型肥胖症之间存在明显的关联。研究人员发现，如果儿童在 2 岁时经常喝含糖饮料，他们的体重在未来两年内将大幅增加。此外，经常喝 100% 纯果汁的学步期幼儿在未来两年内体重超标的风险也比正常儿童高 30%。2014 年，美国疾病预防与控制中心对全国各地的婴幼儿进行了一项长期跟踪研究，结果显示，在婴幼儿出生后的第 1 年内，接触糖的时间越早，他们 6 岁时患肥胖症的概率越大。

我们可以从上述研究中得出一致的结论，即儿童接触糖的时间越早，他们当前和未来面临的健康风险越大。我们认为这种影响与幼儿的身体发育方式有关。他们的身体正在生成各种类型的细胞，包括脂肪细胞。未成熟的脂肪细胞又被称为"前体脂肪细胞"，此类细胞在婴幼儿体内含量十分丰富。即使极少量的糖（尤其是果糖）也会极大地影响这些细胞的发育。只需微量的果糖即可激活促进脂肪细胞生长的基因，从而在体内形成更大的脂肪团。儿童可能早早面临超重或患肥胖症的风险，该风险甚至在母体内就已经存在——如果母亲在妊娠期摄入过量糖的话。无论通过何种方式摄入，加糖饮料或含糖食物都会对发育中的细胞造成影响。葡萄糖和果糖能穿过胎盘进入胎儿体内。胎儿的前体脂肪细胞生长速度可能更快，这意味着他们更容易受到糖重塑效应的影响。此外，进入胎儿体内的葡萄糖还会导致胰岛素水平升高，进一步导致脂肪存储。

母亲在妊娠期摄入低热量甜味剂可能产生相同的效应。研究显示，如果母亲在妊娠期摄入低热量甜味剂，其子女未来患超重或肥胖症的风险将增加 1 倍。虽然我们尚未掌握该效应产生的全部原因，但有一点十分明确：糖精、安赛蜜等低热量甜味剂会像果糖一样触发更多大体积脂肪细胞的发育。此外，最新动物研究表明，母亲在妊娠期和哺乳期摄入低热量甜味剂会破坏其后代的肠道菌群，扰乱新陈代谢，从而导致他们患代谢性疾病——即使他们极少接触低热量甜味剂。鉴于美国孕妇的低热量甜味剂消费量从 1999—2004 年间的 16% 增加到了 2007—2014 年间的 24%，我们认为这是一个值得密切关注的因素。

从隐痛到哮喘：令人难以捉摸的疾病

"我的脚踝很疼。"

"我跑步时感到呼吸困难。"

如果你家孩子同样得了类似的"怪病"，其病因或许是炎症。炎症源自身体的免疫反应，分为急性和慢性，且能够扩散至全身。前文提到，糖可以引发全身性炎症，进而影响人的大脑和记忆力。全身性炎症还可能诱发一系列其他病症，如哮喘、关节疼痛，乃至心脏病、脑卒中和癌症。

如果你家孩子患有哮喘，建议你密切注意其饮食情况。一项针对近 2 000 名儿童的大规模研究发现，相较于每月喝含糖饮料少于 1 瓶的儿童，每周喝含糖饮料超过 5 瓶的儿童患哮喘的概率增加了 5 倍。也有证据表明，母亲妊娠期摄入的糖越多，其子女患哮喘的风险越高。为什么糖会引发哮喘？因为糖能够引发炎症，而哮喘实质上也是一种炎症。饮食中的糖尤其是饮料中的糖与全身性炎症有关。全身性炎症可以通过血液循环中的 C 反应蛋白（CRP）水平检测。如果你有每天喝含糖饮料的习惯，那么你的 C 反应蛋白指标可能飙升 60%~100%。

痛风是另一种与炎症有关的疾病。你或许认为痛风是由大量吃肉或大量饮酒引发的，但是糖尤其是果糖同样可以触发这种炎症性疾病。之所以出现疼痛和炎症，是尿酸晶体沉积在关节内所致，而尿酸是肝脏分解果糖产生的副产品。研究人员最一致的发现是，过量糖摄入尤其是过量含糖饮料摄入可造成血液循环中尿酸水平的增加。由于糖与尿酸水平具有高度相关性，所以有些研究人员甚至考虑将血尿酸水平作为衡量含糖饮料摄入量的独立指标。一篇论文通过对 10 项不同的研究进行分析，得出了以下结论：含糖饮料可导致尿酸水平升高，使人患痛风的风险增加 35%。动物喂养试验发现，尿酸水平升高主要是果糖摄入量增加的结果。尿酸通常经肾脏排出体外，但如果尿酸水平过高，它会结晶并沉积于手指、脚趾、脚踝等四肢的关节内，使痛风患者感觉剧痛。

1999 年，我移居洛杉矶。但不久后我突然发现自己的脚趾和脚踝处发炎，且伴有红肿和疼痛。经过几次奔波之后，我被诊断为痛风。我希望找到问题的源头，但这并不容易。直到有一天，当我路过南加利福尼亚大学医学院校区（Health Science Campus of USC）的一个水果摊时，心中的疑惑终于有了答案。水果摊不但出售大袋的新鲜碎水果，如杧果、西瓜、甜瓜、菠萝等，还供应腌渍水果和辣椒粉。我偶尔会从这里买一袋水果回家做午餐。但就在那天，我发现脚踝处的疼痛症状在进食几个小时后再次发作。于是一个想法浮现在我脑海：果糖可能与痛风存在一定的关联。我讲这个故事并非劝你不吃水果，因为我至今还保留着吃果酱的习惯，而且并未受到任何健康问题的困扰。我们对于吃水果是持鼓励态度的，只是需要遵循适量的原则。

如果你家孩子患有哮喘，且他们的手腕、脚踝等关节经常疼痛，或者出现一些不明原因的不适症状，建议你说服孩子在未来几天内杜绝饮用碳酸饮料和果汁，或者减少水果的摄入量，观察其症状是否有所好转。但如果孩子正在服用某种药物或正在接受某种治疗，请遵医嘱。

月经和生育能力

过量糖摄入可导致月经不调。多囊卵巢综合征（PCOS）影响着大约 1/10 的女性，且会导致包括胰岛素水平升高等在内的一系列激素失衡。胰岛素水平升高可引发胰岛素抵抗和月经不调，这会给十几岁的女孩儿带来难以承受的痛苦。此外，糖摄入过量的女性在成年后更难以成功受孕。艾米丽十几岁时就被诊断为多囊卵巢综合征，在此后的十几年里，她一直饱受低血糖问题的困扰。后来艾米丽了解到，这与多囊卵巢综合征引发的胰岛素水平升高有关。在攻读公共营养硕士期间，艾米丽采用了一种低升糖指数饮食法。她过去经常吃高碳水化合物的早餐，但如今她意识到，身体无法承受如此巨大的碳水化合物负荷，尤其是在早晨。如果摄入大量的碳水化合物，艾米丽会在一小时内陷入烦躁和饥饿状态，有时甚至全身发抖。现在她的早餐通常是鸡蛋配牛油果和蔬菜，有时再搭配一小片吐司或以绿叶菜为主的沙拉。她不仅改变了早餐习惯，其他时间也时刻注意碳水化合物与蛋白质、健康脂肪的搭配，所以她现在很少出现血糖问题。尽管不少专家曾断言艾米丽难以受孕，但她通过合理的饮食和不断锻炼调理了自己的月经，最终如愿以偿，在未接受任何生育干预措施的情况下成功生下两个儿子。艾米丽的亲身经历表明，控制碳水化合物的摄入量有助于减轻多囊卵巢综合征症状。

远离碳酸饮料，拥有光洁肌肤

关于饮食与痤疮之间的潜在关系，可谓众说纷纭。有人认为巧克力是诱因，也有人将其归咎于油炸食品中的油脂。众所周知，痤疮与激素有关，这也是人在十几岁时容易长青春痘的原因。部分研究表明，糖可能是痤疮的触发因素之一。一项针对中国青少年的大规模研究发现，每天喝软饮料的人患中重度痤疮的风险明显增加。另一项以 139 对双胞胎为研究对象的研究显示，糖摄入量较高者的痤疮更严重。这项双胞胎研究的高明之处在于，它抛开了遗传因素的影响，因为遗传因素会对人的皮肤健康产生一定的影响。还有研究表明，痤疮与某些饮食因素有关，包括添加糖、牛奶、饱和脂肪、反式脂肪酸、鱼肉的摄入量，食物的升糖指数等。上述研究充分表明，你家孩子的整体饮食质量可能对皮肤健康产生影响，而糖在其中产生的影响不容小觑（前文中的罗莎后来向我们发来喜报，通过减少糖的摄入量，她不仅成功逆转了脂肪性肝病，痤疮也完全消失了）。事实上，低升糖指数饮食能够减轻痤疮症状，显著改善皮肤病症。低升糖指数饮食可通过抑制人体对胰岛素的需求减少雄激素和皮脂的分泌量，二者正是导致痤疮的重要因素。

糖是否会加速细胞衰老？

端粒是染色体中保护 DNA 结构的部分，也是细胞衰老的标志物。端粒随着人年龄的增长而逐渐缩短。如今我们知道，压力、不良饮食等生活方式会加速端粒的缩短，使人衰老，并导致人患癌症的风险增加。初步研究表明，大量摄入含糖饮料与端粒缩短之间存在关联。一项儿童研究得出了惊人的结论：端粒缩短可能在生命早期就开始了。

癌症

癌症或许是最令父母感到恐惧的疾病。尽管糖摄入过量与癌症之间没有必然的因果关系，但越来越多的证据表明，糖摄入过量的确会增加人终生罹患癌症的风险。但由于种种原因，我们很难就该问题针对儿童开展研究。所以截至目前，儿童糖摄入过量与其成年后患癌风险之间关系的研究较为少见，但糖摄入过量与成年人患癌风险之间的关系已经引起了广泛关注。

一项大规模分析发现，果糖可使人终生患胰腺癌的风险显著增加。如果每天摄入 25 克（6.25 茶匙）果糖，人患胰腺癌的风险将增加 22%。分析涉及的 6 项研究中，有 5 项结论较为一致。一份汇集了 14 项研究成果的报告显示，含糖碳酸饮料可导致人患胰腺癌的风险增加 20%。澳大利亚开展的一项大规模研究对 3.5 万余名成年人进行了调查，结果表明，每天喝 1 杯含糖饮料可使肠癌、绝经后乳腺癌、前列腺癌等与肥胖相关的癌症风险增加 18%。虽然目前尚无证据表明糖摄入过量是儿童患癌的一个诱发因素，但多项正在进行的儿童和成年人研究正在探讨减少糖和热量摄入量是否有助于改善化疗结果。

糖摄入过量的确会增加人罹患癌症的风险，尽管其原因尚不明确。人们过去认为，糖可以直接促进肿瘤细胞生长。但这种观点过于直接，可能并不正确。胰岛素是导致人患癌症的另一个潜在因素。随着葡萄糖进入人体，胰腺开始分泌更多的胰岛素，其他相关激素的水平也会随之升高，如胰岛素样生长因子（IGFs）。这种高胰岛素和高胰岛素样生长因子环境可能是肿瘤细胞滋生的温床。最新研究表明，肿瘤细胞能够以一种异于普通细胞的方式将葡萄糖转化为能量，这一过程可以激活某些干扰正常细胞生长的蛋白质。

无论糖引发癌症的机制如何，控制孩子的糖摄入量都是一个明智的选择。为孩子营造低糖生活环境能够帮他们逆转或避免一系列疾病，如糖尿病、肥胖症、心脏病等。这正是本书第二部分的主题。

如欲查阅本部分参考文献，请扫二维码。

第二部分

儿童减糖生活实践

第六章
"甜"言"蜜"语：鼓励孩子开启减糖生活

　　既然你已经意识到糖对儿童身心健康的威胁真实存在且不易察觉，那么为孩子营造减糖的生活环境将是我们下一阶段的主要任务。减糖生活并不意味着丢弃家中所有的甜食，剥夺孩子享受美食的权利。作为父母，你应意识到孩子无法完全置身于"糖风暴"之外。所以，你的真正目标是采用适当的方案将孩子的糖摄入量减至合理水平，并教会他们保护自己、正确地选择食物。

　　要想实现减糖生活目标，你应帮助孩子认识什么是高糖饮食和它的危害，并采取措施减少糖的摄入。现代儿童每天都生活在高糖饮食环境中，保护孩子不受高糖饮食伤害是父母义不容辞的责任。第二部分将向你介绍一些适合在减糖初期开展的活动，以及确保这些活动成功而可以采取的方法和技巧。第七章将向你展示适合家庭采取的 7 种不同的减糖生活策略，你可以基于实际情况自行选择 1 种策略，也可以同时尝试所有策略。如果你习惯制订结构化方案，还可以尝试"7 天减糖生活挑战"及（或）"28 天渐进式减糖挑战"。这两种方案均能帮你确定含过量糖的膳食来源，然后对家人的糖摄入量进行合理的调整。你可以根据孩子的性格特点选择其中的一种方案，也可以依次尝试两种方案。但可以肯定的是，无论采取哪种方案，家人不良的糖摄入习惯都会发生积极的改变。只有营造健康的家庭饮食环境，孩子才可能在更广阔的外部环境中控制糖的摄入，从而逐渐掌握自我调节糖摄入的能力，这是一项能使其终生受益的能力。

我们总结的减糖生活策略已经得到无数家庭的实践验证，实践表明，父母和孩子均可以轻松掌握这些策略。做好准备工作能进一步降低实施这些策略的难度，这正是本章的要点。准备工作包括与家人进行充分沟通、给予家人强大的动力、营造低糖的生活环境、为意外事件制订预案等。

我们认为，一切改变都应从沟通开始。从长期效果来看，如果你单方面强迫孩子，规定他们应该吃什么、不应该吃什么，那么减糖生活将不可避免地失败。从做家庭作业到倒垃圾，无论家长强迫孩子做什么事情都只会招致孩子的不满和抱怨。同理，打造严格限制含糖饮食的家庭环境往往会适得其反。我们不能以"糖对人体有害"为由命令孩子放弃一切含糖饮食，我的女儿就是相关案例的见证者。学校允许学生在午间休息时逛本地商店。复活节后的第一个周一，女儿的一个朋友买了一袋巧克力糖果作为午餐，并将其全吃光了。女儿问朋友为什么要一次吃那么多糖果，朋友解释道，这次的复活节聚会她的亲戚家举办，但聚会时竟然一点儿糖果和甜食都没有，只有芹菜和煮鸡蛋。朋友感到自己被剥夺了享受美食的权利，所以她将疯狂吃一次糖果作为对复活节没有享受美食的补偿。

毫无疑问，现代儿童生活在"糖风暴"之中。我们不能寄希望于营造严苛的减糖环境使他们远离糖的危害。相较于单方面的施加限制，积极的双向沟通更有利于我们达成目标。你有主动权，孩子也有。一次策略性家庭沟通能有效地激励和帮助孩子。

积极探索减少糖摄入的方法和严控孩子吃糖之间有什么区别？在与孩子沟通时，你该如何引入吃糖的话题？如何既不破坏特殊节日、生日聚会、祖父母拜访或朋友聚餐时的欢乐氛围，又能改变孩子的吃糖观念？本章将为你提供一些经过实践检验的技巧，帮你解决这些难题。我们将向你展示实现减糖生活的全过程，并确保孩子取得最终的胜利。

强大的内在动力

本书倡导的减糖生活指在非限制性环境下减少儿童的糖摄入。为了使孩子能够根据自己的意愿做出改变，建议你首先从培养他们的内在动力开始。孩子只有受到内在动力的驱使，才能持之以恒地做出有益健康的决定。你可以将内在动力的概念引入家庭，激励孩子基于自己的意愿实行健康的饮食方式。拥有内在动力的孩子会发自内心地认为他们的每一次决定都出于本心。我们在实践中经常听到孩子说，父母强迫他们少吃糖，理由是他们"应该"穿更合身的衣服，"应该"在课堂上专心听讲，或者"应该"拥有更光洁的皮肤。但这些都是父母强加给孩子的动机，孩子需要为了自己的动机而减少糖的摄入——这才是解决问题的关键。他们的动机必须发自本心，不应由父母强加，不应由父母代劳，更不应与其他孩子对比。

与内在动力相对的是外部动机。外部动机可以是各种奖励，比如金钱、认可、游戏时间等。你可以鼓励孩子在假期少吃糖果，以换取更多的零花钱或上网时间。但这不利于培养孩子少吃糖的习惯，反而会助长他们讨价还价的行为，以致你每次要求他们减少糖摄入或完全戒糖时，他们都会要求奖励。

你需要帮助孩子探索养成健康饮食习惯的内在动力，并最终培养良好的自我调节能力，而不是长期依赖外部奖励。心理学研究发现，人有三种基本需求：能力需求、归属需求和自主需求。只有满足这些基本需求，才能做出更健康的选择。如果在处理孩子的吃糖问题时以这三种基本需求为导向，我们就更有可能达成目标。

能力需求

能力需求是人渴望获得知识和技能的表现。我们可以告知孩子哪些行为对身体有益，并允许他们帮忙准备零食和饭菜，从而使他们获得一些知识，以及培养他们一些技能。有了这些知识和技能，即使年幼的孩子也会开始思考如何选择更健康的饮食。

- 儿童通常不关心他们未来是否健康，所以发掘孩子的能力需求有助于他们将糖摄入与自己关心的事情联系起来，如强健的体魄、出众的运动能力、优秀的考试成绩、高度集中的注意力、光洁的皮肤等。

- 基于孩子的不同年龄，你可以告诉他们食物在人体内的变化过程，以及人体利用膳食营养的方式。

- 问孩子一些问题，帮助他们更深刻地理解人体对糖的反应。例如，如果他们不吃含糖早餐，是否感到精力更充沛、思维更清晰？当他们与朋友一起喝碳酸饮料后，是否会感到疲惫？

- 向孩子解释食品工业的生产和营销方式。告诉孩子现代食品中过度添加糖的事实，揭穿食品工业通过广告和社交媒体引诱儿童消费的伎俩。杰西卡是一位母亲，曾带孩子参加我们发起的"7 天减糖生活挑战"，她成功地就这个话题与孩子展开了强有力的对话。她告诉孩子："有些人的工作就是处心积虑地找出脂肪、糖和盐的完美组合，诱使我们的大脑对其产品产生无尽的渴望，这也是你们渴望吃麦当劳的原因。"你需要开拓孩子的视野，使他们认识到自己之所以做出错误的饮食选择，是因为背后有一双黑手在操控着他们。杰西卡的教育是成功的，经过这次谈话，她 7 岁的儿子甚至能够指出食品工业诱导儿童的广告案例。

- 教会孩子阅读营养成分表，并识别其中的添加糖和甜味剂。一旦掌握了这项技能，他们会发现糖确实无处不在。

- 带着孩子去购物。这对家长来说是一种挑战，但也是孩子了解食物的良机。你可以要求他们帮助购买水果、蔬菜或他们喜爱的低糖产品。此外，帮助父母购买食物有助于培养孩子独立生活的技能。

- 允许孩子参与烹饪。这不但有助于节省烹饪时间，还能增强他们少吃甜食的意愿。你或许认为，当自己工作忙碌或压力巨大时，让孩子参与烹饪只会"越帮越忙"。独自准备晚餐可以让你享受片刻的宁静，减少不必要的混乱。但让孩子参与烹饪实际上好处众多，如果条件允许，请尽量给孩子表现自己的机会。第三部分将针对不同年龄段的孩子提出针对性建议，确保孩子有所收获的同时减少你的烹饪工作量。此外，你还可以借助于共同准备晚餐的机会，在更轻松的氛围中与孩子讨论有关糖、饮食和健康的话题。随着孩子一天天的长大，他们甚至可以独立制作简单的饭菜。

归属需求

从饮食角度看，归属需求指我们如何利用食物与他人建立联系。这是一个儿童难以把控的领域，尤其是对青少年而言。例如，青少年往往以"是否酷"来衡量事物。美食是社交的重要组成部分，所以孩子情愿与同学一起吃快餐，也不愿意拿出父母为他们准备的健康爱心餐。他们在看电影时喝碳酸饮料，极大程度上只是希望在行为方面与朋友保持一致。

未成年人的社交需求并非健康饮食的唯一障碍，家庭环境也会影响他们对饮食的选择。孩子总是因饮食问题小题大做，或者不愿意坐在餐桌旁好好吃饭，这很有可能是出于逆反心理。父母和孩子之间的话语权之争会阻碍他们选择健康的饮食。此外，分享食物是很多家庭增进感情的一种方式，赠送糖果也是表达爱的一种手段。

下列建议能够帮助孩子解决美食社交中的问题。

- 当孩子的朋友来访时，可邀请他们参加活动，如"糖满足点"实验（详见 219 页）或营养棒成分小测验（详见 42 页）并向他们提供健康的零食。一旦孩子跳出了含糖零食的怪圈，他们不但能拥有更大的选择范围，而且会爱上健康零食，尤其是在你允许他们参与零食制作的情况下。你甚至可以多准备一些零食，以便孩子带到学校与同学分享。

- 为社交聚会准备无糖零食、菜肴和点心。如果父母带着孩子参加聚会，他们一定会感激你的周到考虑。

- 全家总动员。正所谓"众口难调"，有些家人或许愿意做出重大的饮食改变，但另一些家人可能对此表现得并不积极。如果所有家人无法达成一致意见，你也不必强求。因为人接受新事物往往是一个循序渐进的过程，不可能一蹴而就。你可以从大家最容易看到的积极成效入手，向家人普及健康饮食的益处。如果他们取得了进步，就及时给予鼓励。

- 提前做好一周的饮食规划，并调动所有家人参与的积极性。在做出饮食决策时，给予孩子适当的发言权能够激发他们探索健康饮食的兴趣——即使他们已经在进行低糖饮食。饮食清单应由所有家人共同讨论确定，如果你打算使用新的食谱，也应征得所有家人的同意。如果家里孩子较多，应允许他们选择符合个人口味的早餐和晚餐。所有家人共同制定饮食规划的好处在于你不会觉得自己只是个厨师，而且有助于减少全家人吃方便食品、点外卖或外出就餐的次数，更好地控制饮食质量。

- 尽量避免孩子吃饭时一心二用，如吃饭时看电视、玩电子产品等，这会导致他们无意识地进食。相比之下，所有家人一起用餐有助于提高孩子的饮食质量——哪怕家里只有两个人。

自主需求

培养孩子做出明智选择的能力实质上是培养其自主能力和自控能力。孩子终将离开父母，成为独立决策的个体，这一切可能从他们与朋友一起点餐或在郊游中决定吃多少糖果时开始。下列建议可以帮助孩子培养饮食的自主性。

- 放松监管。作为父母或监护人，我们经常怀疑孩子在面临糖果诱惑时能否做出正确决定，但如果给予他们一定的空间，他们往往能以自己的方式做出正确的决定。所以，请允许孩子自行决定每天吃什么，自行决定接下来选择什么食物；允许年龄稍长的孩子研究和探索食物，或者做出新的饮食方面的尝试；允许他们在拿不定主意时向你求助，并与你共同解决问题。

- 给孩子一定的自主权。假如你正在吃自助餐，孩子想将所有甜点吃个遍。此时不妨问问孩子，他们认为自己吃多少甜点比较合理，并以此为契机与他们讨论饮食健康问题。

- 做个好榜样。当孩子看到你正在努力控制自己的糖摄入时，我们相信他们会更乐于与你一起实行减糖饮食方案，将理念内化为行为习惯，并最终完成蜕变。

- 允许孩子犯错。适当放开对孩子的监管和干预，相信他们能处理好自己遇到的问题。如果的确需要就孩子的选择问题进行沟通，请尽量选择委婉的方式，而非直接批评。孩子都会犯错，而你的任务是引导他们，确保他们从错误中吸取教训。给予孩子一定的决定权有助于快速培养他们的自主能力。如果孩子摄入了过量的糖，请提醒他们关注自身的感受。例如，是否胃痛，是否感觉疲劳或情绪低落？

动机性沟通技巧

有些父母习惯单方面宣布自己的减糖决定，并要求孩子遵照自己的"旨意"办事，结果往往适得其反。允许孩子参与策略的制定是更明智的做法。

孩子的参与程度取决于年龄，学龄前儿童也可以参与其中。当你开始与孩子讨论关于糖的话题，并希望尝试新的饮食时，不妨让他们说出自己的顾虑以及他们应该改变饮食习惯的原因。我们在临床研究中也会采取这种策略，并将其称为"动机性访谈"，因为该策略是专门为培养促进健康行为的内在动力而设计的，以帮助儿童为实现减糖生活迈出正确的第一步为目的。你可以采取该策略调动孩子的积极性。

在临床应用中，进行动机性访谈需要经过严格的训练，但它的基本原则很容易掌握。只要稍加思考和练习，你也可以进行以糖为主题的家庭动机性访谈。动机性访谈技巧包括设置开放式问题、积极倾听和提供有用信息，共涉及 4 项原则，你可以基于这些原则将动机转变理论应用于实践。由于这 4 项原则的英文首字母缩写为 RULE，所以它们又被称为"RULE 原则"。

R= 消除阻力

U= 理解孩子的动机

L= 带着同理心认真倾听

E= 为孩子赋能

你可以基于自身需求灵活运用这些原则，不必拘泥于特定的顺序。动机性访谈原则能够在你与孩子之间建立起双向沟通渠道，并帮助你应对孩子出现的一切负面反应。我们不能指望孩子在听到自己不能再随意吃糖的消息后欣喜若狂，但如果能够在讨论中坚持动机性访谈原则，你会发现他们的抵触情绪会明显减弱，甚至他们会期待做出改变。

消除阻力

从儿童和某些成年人的视角看，被强制改变饮食习惯是对自身的胁迫。年龄稍长的孩子会将其理解为自己受到了控制，而年幼的孩子可能只是不愿意放弃他们喜爱的甜食。面对孩子的抵触情绪，你该何去何从？答案是采取措施消除阻力。有效的沟通策略不是说服，而是共情，鼓励孩子说出自己的担忧。既然争论谁对谁错徒劳无益，不如耐心倾听孩子在担心什么，以及他们为什么会担心。他们是在担心自己上学期间的午餐，还是在担心周六下午和朋友外出时的聚餐，还是在担心足球训练时的饮料？当你倾听孩子的意见时，不妨回想一下自己小时候遇到这些问题时的感受。由于视角不同，成人和孩子对减糖生活的看法不尽相同。

此外，孩子可能并不愿意与你谈论这个话题。如果他们拒绝沟通，可以在下次沟通前征求他们的意见，比如"你介意和我谈谈一家人的吃饭问题吗"？谈话的时机也很重要，可以在孩子不太饿、不太紧张或不太累的时候进行谈话，并在谈话开始前确保自己有足够的耐心，并保持开放和包容的心态。当你感到时间紧张或精力不济时，不宜进行谈话。你需要向孩子展示你的温柔、和蔼与善解人意，使他们放下戒心，知道自己不会因"惹怒"你而招致批评。我们一般将实现减糖生活作为一项有趣的实验，而非一套需要强制执行的规程。因此，在正式谈话之前开展一项有趣的活动有助于活跃气氛，比如与孩子一起去农贸市场购买水果和蔬菜，或者一起去超市选购低糖食品或零食。有时候，在某些场景中进行讨论比专门找时间面对面交谈更容易被孩子接受。谈话内容的设计同样重要。孩子的心智尚未发育完全，他们不可能时刻提防各种健康风险。如果他们无法理解某些抽象的问题，你可以稍微转变思路，从他们更容易理解的角度切入，比如"作为父母，我很关心你，希望能够帮助你了解更多健康知识。"

理解孩子的动机

要想培养孩子健康的饮食习惯，你需要首先接纳并重视他们。与其直接向孩子灌输儿童不宜多吃糖的理念，不如引导他们说出人为什么要培养健康饮食习惯。建议你从下列问题开始："你认为少吃糖对你有什么好处？""如果不做出改变，你最终会面临什么后果？""你认为自己需要吃多少糖？"如果他们无法表达自己的观点，你可以告诉他们为什么其他人愿意下决心少吃糖，以及他们的具体做法。你还要向孩子强调，任何改变都应尽快付诸行动，如果只是寄希望于未来，那么改变永远不会发生。你可以告诉孩子："我们现阶段要做的是改变本周的饮食，同时观察自己的感受是否发生改变，再确定接下来的饮食方案。"

带着同理心认真倾听

带着同理心倾听孩子的意见有助于父母更好地理解孩子的担忧，同时从情感上拉近双方的距离。你可以在倾听完孩子的意见后询问他们对少吃糖的看法，提议与孩子共同制订解决方案可以进一步消除他们的抵触情绪，使其更愿意配合方案的执行。如果孩子不愿意放弃自己最爱的早餐麦片，你可以带他们一起去商店购买自己喜欢的健康食品。如果孩子因无法吃到冰激凌而对"7天减糖生活挑战"产生抗拒心理，告诉他们你已经准备了健康的替代食品，如天然水果冰棒。

为孩子赋能

要想改善孩子的健康状况并改变他们的内在动力，我们不能仅寄希望于说教，而要为他们赋能。当你和孩子就减少糖摄入的问题进行沟通时，应明确告诉他们，你无意将自己的意愿强加于他们，他们有权做出自己的选择，有权参与饮食方案的制订，包括选择他们喜爱的晚餐。如果外出就餐，建议你首先征求孩子的意见，并教他们降低饮料的含糖量，或者比较不同饮料的含糖量。参加"7天减糖生活挑战"和"28天渐进式减糖挑战"时，参与者可以自行制订方案，或者设定个性化健康目标，你可以鼓励孩子先从设定简单的目标开始。

当你采用动机性沟通技巧与孩子交流时，你会发现他们的看法可能与你的预期不符。如果你家中孩子较多，他们对同一个事物的反应也可能大不相同。如你所见，参加"7天减糖生活挑战"和"28天渐进式减糖挑战"

过程中，你要以灵活的方式回应他们的动机和担忧。当你计划改变孩子的午餐时，孩子可能会抱怨，认为这会使他们在朋友面前感到尴尬。如果孩子的抵触情绪较强，不妨先与他们一起先改变家庭的饮食，再讨论学校的午餐和零食问题。有些改变可能使孩子感到不知所措，无从下手。此时可以先列一个饮食清单，或者设定个性化健康目标，并鼓励孩子先从简单的目标开始。

准备程度量表

如果你的孩子不确定自己是否愿意做出改变，建议使用"准备程度量表"进行判断。请孩子为自己的改变意愿打分，分值为1~5，分值越高代表意愿越强烈。如果他们不太愿意做出改变（如打1或2分），你可以询问能否通过某些措施增强他们的改变意愿，这给了你了解孩子真实意愿的机会。另一个有效策略是激发孩子的奋起精神，因为作为独立的个体，孩子同样希望能够自行做出决定，而非听命于他人。所以，你可以和孩子谈谈食品工业使用的各种蛊惑性营销策略。这些策略专门针对儿童，旨在诱导他们摄入更多的糖。你还可以告诉孩子糖的安全摄入标准，以便他们自行判断儿童产品的含糖量。该策略不仅有助于孩子培养批判性思维，还能将矛盾焦点从父母的严格监管转至食品工业的蛊惑性营销策略。

当你制订减糖生活方案时，孩子的参与程度越高，他们的执行意愿就越强。前文曾介绍过格蕾丝的案例，她经常在早晨第二节课时感到精力不济。后来格蕾丝意识到低糖早餐有助于自己保持清醒，集中注意力。受此鼓舞，她甚至将课后零食也替换成了无糖产品，如苹果片蘸杏仁酱。格蕾丝发现这些变化可以帮助她快速完成作业，从而有更多的时间与朋友玩耍。格蕾丝改变现状的内在动力正是源自这些积极的变化。

由格蕾丝的案例可知，减少糖摄入可显著改善人的身心健康状况。我们有理由乐观地判断，你和家人也会注意到这些积极的变化。因此最简单有效的策略是让孩子试用我们的方案。所谓"眼见为实"，如果孩子意识到自己的身心健康状况因少吃糖而得到了改善，自然就会明白过量糖摄入的危害。

营造健康的低糖家庭环境

除了有效沟通，为孩子营造健康的低糖家庭环境是成功实行减糖生活方案的另一项关键举措。建议你同时采用这两种措施，以取得更好的效果。乔伊是一位来自美国波特兰的母亲，她和家人一起参加了"7 天减糖生活挑战"，并发现改变家庭环境能够发挥积极的作用。作为活动的一部分，乔伊和丈夫营造了健康的低糖家庭环境，并取得了惊人的成效。完成"7 天减糖生活挑战"之后，乔伊开始谋划未来。她表示："孩子在外面会接触大量的糖，所以我们应避免他们继续在家吃糖。"以参加"7 天减糖生活挑战"为契机，乔伊和丈夫决定继续维持低糖的家庭环境。

当孩子从糖陷阱遍布的外部环境回来后，家应成为他们的安全港湾。如果冰箱里放着碳酸饮料、橱柜中摆着曲奇、冷冻室中放着冰激凌，他们便会抵挡不住含糖食物的诱惑。所以，实行减糖生活方案的最简单方式是消除这些诱惑。如果你认为家人难以在短时间内放弃甜食，可以尝试"28 天渐进式减糖挑战"，因为该方案并不强迫参与者立刻戒除甜食，而是以相对缓和的方式逐步拥有减糖生活。

如果你能够将心态从"我不能吃……"转变为"我要吃……"，就会惊喜地发现，比起不健康食物，健康食物的选择空间更大。如果提前做好了低糖能量丸（详见 284），孩子回家后就不会继续留恋市面上销售的高糖曲奇。如果冰箱里常备新鲜的酸橙气泡水，孩子便不会抱怨喝不到碳酸饮料。如果你在制作早餐时将低糖麦片与浆果等搭配，孩子会发现不吃高糖早餐麦片也未尝不可。

当你努力改善家庭饮食环境时，厨房自然是重中之重。你家的厨房中摆着的是糖碗还是饼干罐？是热巧克力粉还是含糖早餐麦片？孩子对这些现成的零食和方便食品毫无抵抗力。但如果他们走进厨房，看到柜台上只有水果或坚果，在别无选择的情况下，最终会接受这些健康零食。可见，只要将含糖食品从孩子的视线中移开，我们就能以最轻松的方式改变他们的饮食习惯。如果你将蜂蜜或糖放在厨房的显眼位置，使孩子触手可得，自然会被习惯性地食用。但如果你将这些食品储存在橱柜的顶层，它们被食用的频率将大大降低。

打造减糖的家庭环境固然好处多多，但也困难重重。塔比瑟是一位来自美国西雅图的母亲，同样参加了"7天减糖生活挑战"。塔比瑟发现自己经常无意识地将糖放入购物车，她的脑中总是回荡着一个声音："家里需要备一盒冰激凌。"塔比瑟解释道："我过去习惯将要买的东西记在心里，但自从参加'7天减糖生活挑战'之后，我的想法改变了。"当塔比瑟想要购买糖果时，她会突然意识到："我根本不需要它们。"

塔比瑟还不忘借机调侃："不买糖的唯一'副作用'是省下不少钱。"

虽然新鲜水果和蔬菜价格不低，但得益于对方便食品和加工产品的消费减少，你的总体开支将不增反降。建议你在购物之前列好清单，并严格按照清单购买。为了实施健康早餐和午餐计划，请在家中储备足够的食材，以免陷入"巧妇难为无米之炊"的窘境。乔伊发现，通过提前规划，她可以通过减糖食谱（如无糖格兰诺拉麦片和格兰诺拉薄饼，详见后文）轻松解决孩子的零食问题。乔伊后来向我们反馈："我家孩子都喜欢吃格兰诺拉麦片。丹尼尔说，这种零食虽然不甜，但意外好吃。卢卡斯甚至要求我将格兰诺拉薄饼装进餐盒带到学校去吃。我没想到，他们竟然如此容易地改变了自己的饮食习惯！"

如果你是家长，但经常没有时间做饭，提前规划好一周的饮食将是你成功实行减糖生活方案的关键。由于大人需要工作，孩子需要上学（或参加课外活动），大多数父母都面临没时间做饭的问题。下列方法可以帮助你在忙碌的生活中维持低糖的家庭环境。

- 打造一间低糖食材储藏室。第三部分的常备食材可为你制订购物清单提供参考。这些必备食材是你制作各种健康零食和正餐的基础。尽管应以新鲜或未加工的食材为主，但如果你想买一些方便食品以备不时之需，也未尝不可。但应在选购产品时仔细阅读营养成分表，确保其中不含添加糖或低热量甜味剂。

- 记录自己的改变过程。将家中最受欢迎、最有成效的菜品按照餐食分类整理好，并以此为基础对未来一周的饮食做好规划，应充分征求家人对早餐、午餐和晚餐的意见。如果家人意见不一，也不必沮丧，因为提前征求孩子的意见能够避免你忙碌半天，却发现自己做的饭菜根本不合他们的胃口。孩子可能会明确地向你反馈："妈妈，我爱吃你做的辣酱拌饭，但不喜欢里面的洋葱块。"

- 尝试更省时省力的选择。为了替换孩子常吃的格兰诺拉能量棒等午餐食品，父母可谓绞尽脑汁。如果你时间有限，不妨尝试一些省时妙招。奶酪、坚果、毛豆、海藻零食、胡萝卜、（无糖）什锦果仁、原味酸奶配新鲜水果等都是理想的方便准备的零食。

餐盒的重要性

餐盒中食物和零食的摆放顺序、餐盒的温度和整理难度决定孩子对午餐的态度。萨曼莎是一位成功完成"28天渐进式减糖挑战"的母亲，她表示："我家孩子对待午餐的态度似乎完全由餐盒决定。如果他们喜欢餐盒，就会爱屋及乌地吃下盒中的所有食物。"事实确实如此。如果使用有吸引力的餐盒，并提供适合儿童食用的分量，他们通常乐于做个乖孩子。

为了鼓励孩子吃饭，建议你准备一个保温餐盒或午餐袋、不同大小的容器和冷冻袋，以及盛汤的保温壶。不锈钢容器不但方便分层设置不同的食物，而且坚固耐用，同时能够避免塑料中的双酚 A 进入食物。你可能需要不断尝试，才能最终确定适合孩子的健康饮食方案。

批量烹饪

批量准备食材能帮你节省时间，防止食物浪费，同时便于控制家人的饮食质量。由于用途广泛，蔬菜是最适合批量制作的食材。你可以向杰西卡学习，周日用甘薯、冬南瓜、红椒和羽衣甘蓝制作大师烤菜（详见 276 页）。蔬菜还能用于制作卷菜，或者将其添加至玉米煎饼大杂烩或汤中。杰西卡惊喜地发现，孩子彻底爱上了吃蔬菜，她的丈夫马特奥也是如此。除此以外，脆烤紫甘蓝（详见 278 页）同样值得尝试。这道美食制作方法简单、价格实惠，最关键的是能彻底扭转孩子对蔬菜的刻板印象。

注意冷冻方法

批量制作的食物应该适合冷藏，以满足未来数周之需。晚上下班回家，将冰箱中冷藏的食物取出，只需稍微加热即可食用，你再也不必担心连续几个晚上只能以汤充饥了，此时冰箱中的"储备粮"就派上用场了。此外，冷藏室也是你充分利用质优价廉的应季水果和蔬菜批量制作食物的好帮手。后文食谱中的无糖甜食和松饼就适合冷藏。

水果和蔬菜的储存方法

建议将水果和蔬菜清洗干净并切好，放入冰箱冷藏，以节省早餐、午餐和零食的准备时间。水果和蔬菜适合用透明玻璃容器保存，以便观察食材的种类和余量（玻璃容器也更环保）。如果孩子打开冰箱后就能看到甜瓜块或胡萝卜条，他们更容易养成健康的饮食习惯。毕竟我们不能期望年幼的孩子一次吃下整个甜瓜或整根胡萝卜。柠檬和酸橙同样适合冷藏，方便随时制作无糖气泡水。

庆祝活动的注意事项

甜点是大多数庆祝活动的核心食物。蛋糕、曲奇、糖果等甜食是生日、节日、学校活动甚至家庭聚会的标配。有些聚会不但会准备一个大到所有人都吃不完的蛋糕，还会向来客奉上各种各样的甜食。甜食的巨大诱惑足以瓦解所有人的减糖意志，所以我们要找到一个两全其美的方法，既不影响节日气氛，又能从容地控制糖摄入量。不管你是聚会的组织者，还是聚会的参加者，均应从自身角度出发采取适当的减糖策略。

组织聚会的注意事项

如果你计划组织一场聚会，尤其是以孩子为主角的聚会，可在活动开始前向孩子提供一份不含甜食的健康零食或便餐，并确保其中含有足量的蛋白质和膳食纤维——可以是天然谷物、蔬菜和水果，比如全麦面包小三明治、全麦比萨配少量蔬菜、小吃拼盘（包含鹰嘴豆泥、橄榄、熟肉、奶酪、蔬菜和蘸酱）等。如果健康食物能够填饱孩子的肚子，满足他们的胃口，蛋糕对他们的吸引力将大大下降。如果你准备伴手礼，可以用贴纸、小玩具、工艺品等小礼物替代糖果。

参加聚会的注意事项

如果你得知孩子即将外出参加聚会，并可能在聚会上吃大量甜食，可以在孩子离家前先给他们准备一顿营养均衡的餐食，并鼓励他们在聚会上多喝水，少喝含糖饮料，以便为蛋糕或其他甜食留出余地。如果聚会上有多种甜食，鼓励他们只选择自己最爱吃的。如今不少孩子都愿意在聚会上提出个性化饮食需求，比如无麸质饮食或纯素饮食，所以你也要鼓励孩子勇敢地询问组织者，能否提供低糖食物或不含低热量甜味剂的食物。

过夜的聚会对孩子 / 家长更具有挑战性，组织者需要为孩子提供大量食物或零食确保他们能够吃饱，比如纸杯蛋糕、整晚供应不断的糖果、次日早晨吃的糖浆煎饼等。塔比瑟的孩子曾多次外宿，这影响了他们减糖目标的实现。为了减少含糖食物的影响，塔比瑟要求女儿在外宿前先在家吃饱，向组织者说明她们正在实行减糖生活方案，并在孩子离家时为他们准备一些健康的低糖零食。大部分父母都对此表示理解，有一次组织者甚至专门为塔比瑟的女儿准备了无糖煎饼作为早餐。

其他节假日注意事项

除了生日，还有一些特殊的"糖果狂欢节"，如万圣节、情人节、复活节等。如何在不影响节日气氛的同时减少孩子的糖摄入，这是一个比较棘手的现实问题，需要双方进行充分的沟通。父母固然知道这些糖果的特殊节日寓意，但是甜食"大餐"的危害不容小视。当"糖果狂欢节"到来时，你可以先征求孩子的意见，并通过一些创意手段减少他们的糖摄入。情人节和复活节更适合使用非食物礼物来庆祝，如鲜花、书籍、礼品卡等。万圣节可以尝试与孩子玩"女巫交换"游戏：孩子首先准备好他们四处收集来的糖果，等待"女巫"晚上降临，用糖果换小礼物或钱币。如果你发现家人节假日摄入了过量的糖，应在节后重新参加"7 天减糖生活挑战"，以确保生活重回正轨。

如何选择节日礼物

相较于糖果或自制曲奇，无糖食品更适合作为礼物送给老师或朋友。老师可能同样正受糖的困扰，所以他们会对你的贴心选择深表感谢。比起糖果，餐厅或咖啡厅的礼品券、书籍、手工艺品、鲜花、绿植、茶、香薰蜡烛等都是更好的礼物选择。

情绪性进食

人的进食行为通常不只是为了充饥。即使不饿，我们有时也会在情绪的刺激下乱吃东西，这种行为被称为"情绪性进食"，又被称为"非饥饿性进食"，一般在儿童中较为常见，但并非儿童所独有。当我们遇到值得庆祝的事情，或者感到开心、无聊、压力大或悲伤时，都可能产生进食的欲望。所以，当你着手准备减少家人的糖摄入时，糖与人的潜在情感联系是一个不可忽略的重要因素。以下是我们在生活中经常遇到的场景及其应对策略。

糖与压力

糖是很多人应对压力的必备食物。每个家庭都可能经历各种各样的悲剧，如家人的离世、失业、离婚等，这些压力往往突然出现且难以排解。此时，邻居、亲人和朋友可能都会来帮忙，有的准备了可口的饭菜，有的拿来了礼物。面对日常压力，我们的处理方式可能是为自己买一盒冰激凌。由于甜味能够刺激身体分泌多巴胺，所以甜食成了我们减轻压力、改善情绪的工具。因此，人在情绪低落时更容易改变已养成的健康饮食习惯，这反过来又会带来更大的压力。有人或许认为糖能帮助自己度过压力较大的时期，比如搬家、新生命降生、旅行等。事实恰恰相反，减少糖的摄入才能最终减轻压力。如果你发现孩子最近情绪不佳、喜怒无常或经常失眠，不妨关注其糖摄入，因为这可能是问题的根源。

虽然急性应激会对人的身心造成严重损伤，但慢性应激却能极大地影响一家人的饮食习惯。慢性疾病、经济压力、忙碌的日程，甚至紧张的夫妻关系都有可能给整个家庭带来巨大压力，一家人的饮食质量也将受到影响。

如果长期处于压力之下，我们可能数月乃至数年都无法重新养成健康的饮食习惯。

父母如果长期处于压力之下，就很难为孩子树立健康饮食的榜样。坎蒂丝曾就该问题向我们求助。有一次，她在社交平台上贴出了一张照片，自封袋里面装着不少软糖和焦糖爆米花。袋子上注明了日期，还写着一句话："妈妈的东西，不能动！"她在平台上写道："不要碰我的零食！这是我的紧急减压药。我知道是你偷吃的，下次小心我逮到你！"很显然，这只是一句玩笑话，但坎蒂丝无意间向孩子传达了一个明确的信息：糖可以缓解压力。内森是一位父亲，他和家人一起参加了"7天减糖生活挑战"，以期改掉自己夜间的压力性进食习惯。相较于其他家人，内森在参加"7天减糖生活挑战"时遇到的困难最多。他白天需要应对工作压力，晚上还要哄孩子上床睡觉。忙完这一切之后，下楼给自己做一杯巧克力牛奶或去橱柜找一些甜食成了他唯一的慰藉。

尽管过程艰难，但你能够不断调整自己，以找到吃糖以外的减压方式。通过参加"7天减糖生活挑战"，杰西卡完成了一次重大转变——成功消除了压力导致的摄糖渴望。她表示："我平时嗜吃甜食，而且由于最近压力太大，我还养成了喝咖啡的习惯。但我爱喝咖啡并不是对咖啡因产生了依赖，而是单纯喜欢咖啡伴侣带来的慰藉，确切地说，我爱上了它的甜味。"完成挑战后，杰西卡向我们发来了反馈："我现在早上不再喝咖啡了，而且入睡时间提前，睡眠质量也有所改善。"

问题在于，父母养成压力性进食的习惯或习惯用食物来安慰自己，都为孩子做出了错误的示范。孩子错误地认为糖是父母的情感支柱，他们也在潜移默化中养成了压力性进食的习惯。因此，当你着手为孩子打造低糖生活环境时，应首先反省自己与糖的情感关系。如果你经常情绪化进食，并习惯通过甜食获得自我安慰，可尝试更健康的情绪宣泄方式，比如散步、与朋友谈心、泡澡等。

用糖安慰孩子

不少人认为吃糖是改善情绪的捷径，而且对成年人和儿童均有效。但偶尔吃糖和将糖视为情感支柱存在本质区别。孩子有时会大发脾气，使父母不知所措。当父母发现吃甜食能快速改善孩子的情绪或使他们瞬间破涕为笑时，他们很容易滥用这种简单有效的方式。但这会向孩子传递一个错误的信号，年幼的孩子会逐渐意识到，只要哭闹不止，父母就会用糖安慰他们。于是每当他们想吃糖时，就会如法炮制，希望得到同样的"奖励"。相较于用糖安慰哭闹的孩子，你更应该尝试给他们一个拥抱、轻轻抚摸其背部或者带他们去放松，如散步、读书、看电影等。

用糖表达关爱

乔伊说："我父亲表达爱的方式是给全家人发糖。"这几乎成了父亲的习惯性示爱方式，他对子女如此，对孙辈同样如此。看着所有人开心地吃着自己做的巧克力煎饼，父亲就会感到非常满足。父亲的发糖行为不仅增进了祖孙的情感，也使自己感到幸福。当乔伊决定参加"7天减糖生活挑战"时，她认为自己有必要和父亲谈一谈，以便限制自己和孩子吃甜食的频率和总量。出乎意料的是，父亲愉快地接受了这个提议。他开始在制作煎饼时使用新鲜浆果，而非巧克力。

有时候，你可能需要狠下心来，劝诫亲戚朋友不要再给自家孩子买糖果。艾米丽就有这样一位朋友，她每次来拜访都习惯性地带些曲奇或糖果，这是她表达爱的一种方式。但由于这位朋友经常来访，所以她带来的甜食也逐渐堆成了小山。于是，艾米丽决定委婉地告诉朋友，最好不要再给孩子带甜食了。朋友十分通情达理，从此以后，她将礼物改成了自制的低糖美食。由此可见，家人和朋友往往愿意为了孩子的健康做出改变，只是有时因为认知有限，他们不知道该如何选择。此时，你不妨给他们一些小提示。一位母亲在参加"7天减糖生活挑战"之前给父母列出了一张全家人的食物清单。父母很乐意帮忙，孩子也很高兴能在爷爷奶奶家继续实行减糖饮食方案。当你决心减少糖摄入时，相较于肉桂吐司麦片和普通饼干，脆谷乐麦圈和全麦饼干显然是更健康的选择。

用糖奖励孩子

用糖奖励孩子通常十分奏效，因为他们对甜食毫无抵抗力。但问题在于，这种行为容易导致滑坡效应。如果你将糖果作为孩子表现良好的奖励，他们会在每一次取得好成绩后、每一次铺床或每一次帮忙倒垃圾后都期待得到同样的奖励。为了避免陷入恶性循环，建议你考虑其他的奖励方式，比如晚饭后陪孩子读书或踢足球。用糖作为奖励只会使你为减糖目标而付出的所有努力白费，而送给孩子一本新书或工艺品、计划一次全家自行车旅行或满足孩子的其他合理诉求更值得一试。

如何处理棘手的问题

最后一部分是难题环节。你可能已经掌握了沟通技巧，并鼓励孩子实行减糖饮食方案，但作为父母，我们都知道生活并不能总是按计划进行，人生道路从来都不是一帆风顺的。此前也有父母向我们反馈他们遇到的棘手问题，但经过共同努力，我们最终找到了解决方案。现将典型的问题列举如下，方便你在需要时参考。

———

"在超市我该如何控制自己和孩子的情绪？"

蕾切尔下定决心和两岁的儿子一起减糖。但她最担心自己无法在超市控制自己的情绪。蕾切尔喜欢带儿子购物，并且经常买一些甜米糕作为零食。她后来意识到这些零食的含糖量惊人，但孩子在超市坚持要买，这使她不知所措。如果蕾切尔拒绝孩子的要求，他就会大喊大叫。

蕾切尔的方法

蕾切尔继续表示拒绝，但她找到了不含添加糖的替代品，如奶酪、腰果、无糖果干、风味爆米花、海藻零食等。有时她也会购买普通米饼。丰富的选择勾起了孩子浓厚的兴趣，他很享受在店里挑选美食的感觉。

"我家孩子什么都不吃，他不饿吗？"

凯瑟琳同样参加过"7天减糖生活挑战"。她6岁的儿子扎克身体瘦弱，这令她忧心忡忡。"扎克有时候能吃一点儿饭，有时候什么都不吃。当孩子不吃饭时，他提出任何要求我都愿意满足，只希望他能多补充点营养。虽然我不允许他早餐吃冰激凌，但如果他想要华夫饼和果汁，我会毫不犹豫地给他。扎克以前并不挑食，但现在他连鸡块都不吃了。我该怎么办？"

凯瑟琳的方法

出于补充营养的目的，凯瑟琳允许扎克吃甜食，但这无异于抱薪救火，因为甜食会进一步降低他选择健康食品的可能性。后来凯瑟琳开始将各种健康食品端上餐桌，包括蓝莓、低糖麦片、全麦吐司配花生酱、炒鸡蛋和蓝莓香蕉松饼，并让扎克自行选择。如果他拒绝食用，凯瑟琳也不再勉强。总之，她需要刻意减少对孩子的关注。有时候挑食也可能是一种"对抗"。凯瑟琳意识到，如果不强迫孩子，并给他独处的时间，扎克最终会选择吃饭。即使有一顿不吃，营养也会从下一顿中弥补回来。无论如何，孩子不会饿到自己。

"我朋友可以吃，我为什么不可以？"

安妮6岁的女儿希望午餐吃巧克力酱，因为她最好的朋友伊莎贝尔每天都能吃到这样的"美食"。被安妮拒绝后，女儿控诉她小气，并认为伊莎贝尔的妈妈比她大方多了。

安妮的方法

为了缓和母女关系，安妮买了一小罐巧克力酱，让女儿偶尔吃一次，但午餐时不能食用。安妮告诉女儿，这种巧克力酱在她们家属于甜食。如果她决定吃巧克力酱，当天就不能再吃其他甜食。

"我家孩子将所有零花钱用于买糖！"

乔有一个 12 岁的儿子，名叫伊莱。她发现儿子会在放学的路上用零花钱买糖果和碳酸饮料，而且每天如此。

乔的方法

趁着伊莱高兴，乔决定和他谈谈。乔语气温和地告诉儿子，自己已经知道他经常和同学在放学路上吃零食。但她真正担心的是，如果伊莱每天买零食吃，会摄入大量的糖。乔特别提到了碳酸饮料的危害，并询问儿子是否愿意改喝加味水，或者是否需要给他买个水瓶随身携带。乔和伊莱约定降低吃糖的频率，并用坚果或果干代替含添加糖食品。最后，她再次询问儿子是否需要带零食到学校，以免放学后忍不住去购买那些不健康的零食。伊莱称他很爱吃免烤方块巧克力，甚至希望在家自己制作。谈话结束后，母子二人愉快地去商店买食材了。

"我一个人苦苦支撑，为什么你不帮我一把？"

蕾妮告诉前夫，不要给孩子吃太多糖，他却置若罔闻。前夫会在看电影时给孩子买糖果、碳酸饮料和冰激凌，并要求他们不要告诉妈妈。蕾妮不愿过分苛责前夫，毕竟他是孩子的父亲，但又不知道如何就孩子吃糖的问题与他沟通。蕾妮感到自己独木难支，她应该放弃自己的减糖生活理念吗？

蕾妮的方法

蕾妮多次尝试说服前夫，但均以失败告终。于是她决定不再做无谓的争论，而是将有限的精力集中到她能控制的事情上，比如从超市购买食材。她还教会孩子一些低糖生活原则，帮助他们自行做出更健康的饮食选择。经过蕾妮的努力，孩子在与爸爸看电影时再也不吵着喝碳酸饮料了。蕾妮也摆脱了孩子眼中的"坏妈妈"角色。前夫也注意到，在减少了糖摄入量后，孩子的表现得到了改善。这充分说明适当减糖确实有益，于是前夫也做出了改变。

培养孩子的自我约束能力

减糖生活方式的最终目标是培养孩子独立决策的能力。父母不可能永远陪在孩子身边，所以孩子需要学会做出明智的选择，并学会判断自己是否摄入过量的糖。这些减糖好习惯将使他们受益终生，避免他们因长期摄入过量的糖而罹患糖尿病、心脏病等疾病。

你需要就吃糖问题与孩子进行推心置腹的交流，这是培养其自我约束能力的第一步。营造低糖家庭生活环境有助于孩子在成年后就吃糖问题做出明智、独立的决定。如果父母可以采取行之有效的减糖策略，在耳濡目染中孩子也能做出健康的选择。我们将在下一章与你分享这些策略。

第七章

降低糖的摄入量：7 大减糖策略

在本章中，我们将与你探讨具体的减糖策略。我们发现，低糖生活方式需要 7 大策略作为支撑。而且研究表明，这些策略对成年人和儿童均有效。如果能够动员全家人共同参与，这些策略将发挥更大的功效。策略的实施应视具体情形而定，有些家庭倾向于选择一两种最可行的策略，并以此为基础打造个性化减糖生活环境，有些家庭更喜欢按部就班，照章执行。7 大减糖生活策略包括：

1. 动员全家人，从早餐开始；

2. 杜绝一切液态糖；

3. 杜绝果糖；

4. 巧吃零食；

5. 小心甜食；

6. 给孩子立规矩；

7. 学会看菜单。

减糖生活策略 1：动员全家人，从早餐开始

你想成为善良的杰基尔博士还是邪恶的海德先生？[1] 就像具有双重人格一样，孩子的日常情绪也可能快速变化，这取决于他们早餐吃了什么。如果早餐蛋白质含量不足却含糖量较高（比如果酱吐司、糕点等），大多数孩子就会出现血糖"过山车"，并会牢骚满腹，抱怨没能吃到更多的糖。他们一整天都可能上蹿下跳，并可能面临更极度兴奋或崩溃。富含蛋白质和膳食纤维的早餐有助于稳定血糖"过山车"，在接下来的一天中为孩子提供稳定的能量供应。如果选择低糖或无糖早餐，如炒鸡蛋、蔬菜和全麦吐司，大多数孩子会以稳定的情绪、高度的专注力、强烈的好奇心和快乐的心情度过一天。

但儿童的年龄越大，家长就越难以说服他们吃特定的早餐。全国性调查数据显示，95％以上的 2~5 岁幼儿吃早餐。但在 6~11 岁的儿童中，这一数字降至 90％。青少年吃早餐的情况更不容乐观，能够坚持吃早餐的男孩和女孩比例仅为 76％ 和 69％。无论出于什么目的——时间紧张、个人偏好、家庭经济状况、节食等，不吃早餐都会影响孩子的学习成绩和认知能力，而且还会导致超重的风险增大 1 倍。

此外，是否吃早餐还会影响孩子一天之中的其他餐食。不吃早餐的孩子晚上更有可能摄入大量的糖和脂肪。而早餐食用加糖麦片、糖浆华夫饼、糖浆煎饼、松饼、糕点、果酱蛋挞、早餐能量棒、果酱吐司、袋装加糖即食燕麦片、苹果汁、橙汁、热巧克力等可使血糖水平飙升的高糖食物，会使孩子陷入"糖崩溃"。这是一种低血糖状态，能再次激发人的饥饿感和进食欲望。相比之下，一顿营养均衡的早餐有助于减少晚餐的进食量。低糖、高蛋白和高膳食纤维的食物有助于维持血糖平衡，延长饱腹感持续的时间，有助于大脑更好地调节食欲、抑制进食行为。对任何年龄段的儿童而言，

---

[1] 编者注：杰基尔博士和海德先生均出自小说《化身博士》，书中塑造了文学史上首位具有双重人格的人物形象，后来"杰基尔和海德"成为心理学"双重人格"的代称。

养成吃健康早餐的习惯都是实行减糖生活方案的第一步。

　　为了测试早餐对血糖水平的影响，我曾亲自做过一项实验。该实验共进行了 3 天，我每天的早餐分别为吐司面包配柑橘酱、燕麦粥和吐司面包配两个鸡蛋。我随身佩戴了一个血糖仪，以监测一天的血糖变化（如图 7-1 所示）。吐司面包配柑橘酱具有明显的血糖"过山车"效应，我的血糖水平在进食后开始快速上升，并在约 1 小时后达到峰值，随后开始下降。但在约 2 小时之后，我的血糖水平再次波动。两轮剧烈波动后，血糖水平进入相对稳定阶段，因为如果血糖水平下降过快，会触发一种代偿反应，促使身体释放更多的葡萄糖。但当我吃燕麦粥时，第一次血糖水平峰值有所降低，血糖水平的下降速度也更为缓和，但我仍然能感到明显的影响。而且与吐司面包配柑橘酱相同的是，燕麦粥也会在进食 2 小时后引发第二轮血糖水平的上升。相比之下，吐司配鸡蛋能提供稳定的能量支持，血糖水平波动的幅度显著降低。进食后，我的血糖水平整个上午都保持相对稳定。吐司配鸡蛋与前两种早餐的不同之处在于，鸡蛋中的蛋白质和脂肪平衡了吐司中的碳水化合物，降低了早餐的总体升糖指数。

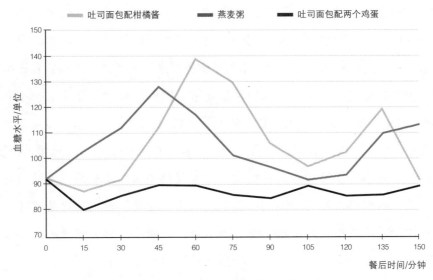

图 7-1　食用 3 种不同的早餐后我的血糖水平变化情况

我们发现，早餐可能是父母一天之中最难应付的一餐，因为父母不但要照顾到所有家人的口味偏好，还要在做早餐的同时催促孩子起床，帮他们找丢失的作业……父母工作和孩子上学前的所有事项必须在有限的时间内完成。我们在本章特意总结了一些简单的技巧，帮助你和家人能够在手忙脚乱的早上吃上健康的早餐。

麦片食用建议

早餐麦片是儿童的最爱，高糖麦片更是如此，因为此类产品又甜又脆，包装上还印有有趣的人物角色，有些甚至会附送小玩具。麦片属于即食早餐，孩子可以自行食用，不必占用父母的宝贵时间。但大多数盒装麦片的问题不仅仅在于含糖量，孩子的食用分量也令人担忧。即使营养成分表显示每份为 0.75 杯或 1 杯麦片，但孩子通常会吃下 1 大碗（至少 2 杯），尤其是在缺乏父母监督的情况下。为了培养孩子的减糖意识，你可以要求孩子先将麦片倒进碗里，再用杯子测量分量，1 碗麦片可能装满 2 杯。如果营养成分表显示每杯含糖 10 克，那么每吃 1 碗麦片就相当于摄入了至少 20 克糖（约 5 茶匙），这已经达到了 10 岁儿童日建议糖摄入量的上限。

杜绝食用含糖麦片是最理想的解决方案，但如果孩子不同意，可以退而求其次，选择添加糖含量低于 3 克 / 份的产品。为了进一步降低孩子的食用分量，你还可以将家中的大碗换成小碗，同时配以适量水果。一项研究招募了 91 名参加夏令营的儿童，他们被随机分为两组。其中一组从 3 种高糖麦片中任选一种作为早餐；另一组从 3 种低糖麦片中任选一种作为早餐。香蕉片、草莓片和袋装添加糖的供应量不受限制。结果显示，无论被分到哪一组，所有受试者均称他们"喜欢吃"或"爱吃"自己选择的麦片。但高糖组麦片的食用量几乎是低糖组的 2 倍。低糖组的部分受试者选择了添加糖，但总体而言，他们的早餐糖摄入量约为高糖组的一半。此外，比起添加糖，低糖组受试者更愿意添加水果。这项研究的最终结论是什么？儿童有自我调节能力，但该能力取决于摆在他们面前的食物是什么。这表明父母有必要干预孩子的饮食。如果孩子要求早餐吃麦片，请选择添加糖含量低的产品，同时配以适量的新鲜水果丁或果干。早餐麦片搭配蛋白质是另一个能有效减少糖摄入的选择，因为蛋白质有助于激活人体内的"饱腹感"激素受体。蛋白质能够减轻碳水化合物对血糖水平的影响，抑制孩子的食量，同时避免他们餐后出现精神崩溃。无论是全脂牛奶还是脱脂牛奶，蛋白质含量都较为丰富，所以牛奶是孩子补充蛋白质的理想选择。如果你习惯饮用植物奶，请在购买时仔细阅读营养成分表，因为许多这类产品的蛋白质含量较低，并且含有添加糖，建议选择无添加糖的产品。为了增加孩子的蛋白质摄入量，你还可以将碎坚果添加到麦片中。

如果孩子不爱喝牛奶，你可以将酸奶与麦片搭配。原味酸奶的蛋白质含量与牛奶基本相同。无糖希腊酸奶在制作过程中会经过多次过滤以去除酸奶中的水和乳清，所以质地更浓稠，蛋白质含量更高。有些家长担心希腊酸奶口感浓稠，稍带酸涩，孩子可能不喜欢。事实上，许多孩子都能在短期内适应并爱上它。尤其值得一提的是，希腊酸奶能与孩子爱吃的麦片完美搭配，再撒上些新鲜水果，既能为早餐带来天然的甜味，又能为人体提供充足的营养。酸奶与麦片搭配可以进一步限制麦片的食用量，因为酸奶本身具有较强的饱腹感。相较于牛奶，酸奶还富含益生菌。如果孩子无法消化乳制品，可以尝试无糖植物奶，如豆奶、椰奶、杏仁酸奶等。但购买植物奶时请认真阅读营养成分表，因为此类产品可能含有隐藏的糖，且蛋白质含量较低。如果你在早餐时喝植物酸奶，建议搭配一些碎坚果。

儿童每天需要摄入多少蛋白质？

儿童蛋白质的日摄入量因年龄而异。

2~3岁：13克

4~8岁：19克

9~13 岁：34 克

14~18 岁：52 克（男孩）或 46 克（女孩）

以下是一些常见早餐食物的蛋白质含量，仅供参考。

1 杯希腊酸奶：20 克

1 杯原味酸奶：8 克

1 杯牛奶：8 克

1/4 杯杏仁：28 克

1/2 杯黑豆：7 克

1 个大鸡蛋：6 克

28 克香肠：5 克

燕麦粥食用建议

燕麦粥向来享有健康饮食的美名，但这并不意味着我们可以无节制地吃。同免煮麦片一样，大多数燕麦粥都富含碳水化合物，它们能够在人体内迅速分解为葡萄糖。虽然燕麦比普通糖难以分解，但它仍然可以使孩子出现血糖"过山车"，尤其是当他们食用的即食燕麦或燕麦中添加了红糖、枫糖浆等甜味剂时。下列注意事项有助于减轻燕麦粥对人体的不良影响。

● 钢切燕麦优于即食燕麦

袋装即食燕麦通常是加糖食品，不符合我们的减糖理念。即使不含添加糖，即食燕麦仍然经过了精加工，加工过程会进一步提高燕麦的升糖指数，能量密度变得更高，从而使血糖在短时间内升高到危险水平。相较于袋装即食产品，自购食材制作燕麦粥是更健康的选择。如果时间仓促，你也可以购买快煮燕麦（非即食燕麦）。我推荐钢切燕麦，又名碎燕麦粒或燕麦米，它是所有燕麦产品中安全性最高的一种。但钢切燕麦不易煮熟，建议提前浸泡一夜，以缩短次日早上的烹饪时间。我们在食谱部分为你准备了多种燕麦的制作方法，其中一种甚至完全不需要烹饪技巧。高压锅或电压力锅可以缩短钢切燕麦的烹饪时间。如果你平时工作忙碌，可以将一周食用量的燕麦做好，分成数份放入冰箱冷藏，并在工作日按需取出，简单加热后即可食用。苏格兰燕麦也是不错的选择，这种燕麦由石头磨碎，更容易煮熟。即使仅用水煮，也有丝滑的质地和奶油般的口感。

●搭配蛋白质和水果

无论是即食燕麦还是燕麦粥，都需要搭配蛋白质食用。牛奶煮燕麦比水煮燕麦更有益于人体健康。相较于常用的红糖和枫糖浆，新鲜水果、冷冻水果和碎果干更适合为燕麦粥增加甜度，而且能够增加早餐中的膳食纤维、维生素和矿物质含量。第四章提到的女孩格蕾丝后来发现，水煮燕麦粥搭配杏仁、山核桃和树莓是一道难得的美味。

购买果干时应注意产品是否含添加糖，尤其是在购买樱桃、蔓越莓等酸味水果干时。此外，所有果干都含有天然浓缩糖，每杯燕麦搭配的果干不应超过 1/4 杯。将葡萄干、枣干等果干与燕麦一起煮能够增加粥的香味，你如果愿意自己动手，还可以用苹果和果干制作低糖腌渍水果，与燕麦搭配食用，口感更佳。

●风味米粥也美味

你只需要在燕麦粥中添加适量的黄油或奶酪，或者加一个煎蛋，即可快速做出一道美味早餐。传统风味米粥主要包括中式粥和泰式粥，食材通常为鸡肉或猪肉，辅以生姜、香菜和葱花调味。我家喜欢用拌饭素做粥，拌饭素源自日本，由烤海苔、盐和炒芝麻制成，并且口味多样。拌饭素同样以无糖品牌为佳。虽然大多数拌饭素含有少量添加糖，但含量通常为 1 克／茶匙，添加糖含量远低于枫糖浆的。风味米粥不但丰富了早餐的选择，而且能帮孩子改掉吃甜食的习惯。

吐司食用建议

吐司也可用于制作快速早餐，而且非常适合进行改良，比如将普通吐司替换为不含添加糖的全麦面包或酸面包。除此之外，浇料（或称佐料）的选择同样重要。果酱、果冻和巧克力酱会使孩子出现血糖"过山车"。即使某种果酱注明"不含添加糖"，你也不可掉以轻心，因为它可能添加了低热量甜味剂或浓缩果汁。

富含蛋白质、膳食纤维或健康脂肪的浇料是首选。建议尝试西西里干酪、柠檬皮粉和自制低糖腌渍水果。其他理想的选择包括牛油果、无糖坚果酱、鹰嘴豆泥、烟熏三文鱼、煎鸡蛋、炒鸡蛋、奶酪、熟肉等。如果爱吃贝果，请选择不含添加糖的全麦贝果，并搭配奶油或花生酱，以提供更多的蛋白质。贝果的尺寸和密度均大于吐司，1 个贝果的碳水化合物含量约等于 3 片吐司。为了减少碳水化合物的摄入，建议选购小包装的贝果，或者一次只吃半个。

煎饼和华夫饼的食用建议

煎饼和华夫饼是孩子最爱的早餐，但除了本身含有的糖外，孩子还喜欢添加大量的枫糖浆、巧克力酱或巧克力屑。能够吃到甜甜的早餐固然使人幸福，但它们几乎不含蛋白质，而且大量的糖会使孩子一整天都处于能量失控状态。如果孩子不愿放弃煎饼和华夫饼，可以用水果、自制低糖腌渍水果或无糖鲜奶油代替枫糖浆。在参加"7 天减糖生活挑战"期间，一个 8 岁的孩子学会了用黄油煎香蕉作为煎饼的浇料，因为焦糖化的香蕉能释放更多天然糖分。

除了减糖，增加蛋白质也必不可少。优质的蛋白质来源包括无糖坚果酱、西西里干酪、酸奶等。如果你喜欢自制煎饼或华夫饼，可以在搅面糊时磕入一个鸡蛋，或使用杏仁粉、高蛋白面粉或蛋白粉。如果时间充裕，还可以准备一份高蛋白配菜，如炒鸡蛋。相较于煎饼和华夫饼，可丽饼的碳水化合物含量更低，做法可以参考下文中的懒人可丽饼食谱。水果浇料和风味浇料能减少枫糖浆的使用量，久而久之，你和家人在吃煎饼或华夫饼时将不再"想念"枫糖浆。

那么，方便即食的烤华夫饼是健康的选择吗？即使不使用糖浆，1 份市售原味烤华夫饼的含糖量仍然高达 4 克，膳食纤维含量却不足 1 克。所以市售华夫饼并非健康的选择，更不必说添加枫糖浆的华夫饼了，因为枫糖浆的含糖量高达 14 克 / 汤匙。

烘焙食品食用建议

松饼、糕点、速食面包和甜甜圈均为广受欢迎的早餐食品，但它们往往含有大量的糖，所以它们与蛋糕无异。咖啡店或面包店出售的普通蓝莓松饼的含糖量可以达到 30 克 / 块，但这并不是因为使用了蓝莓。如果孩子爱吃松饼，可以将其切成两半，以减少分量，同时与酸奶、牛奶、鸡蛋等蛋白质搭配食用。如果愿意动手，建议你尝试后文中的蓝莓香蕉松饼食谱，因为它不含糖，而且蛋白质和膳食纤维含量都比普通松饼的高。

早餐能量棒食用建议

大多数市售早餐能量棒均被标榜为富含蛋白质和膳食纤维的健康食品，但事实上，它们含有大量添加糖。例如，1 包早餐饼干的含糖量可能高达12 克。但由于饱腹感较低，且蛋白质含量不足，1 包饼干往往不能满足孩子的胃口，这无疑会进一步增加他们的糖摄入。与我们合作的一个家庭有两个孩子，他们每人每天早上都要吃 3 根双层黑巧克力能量棒。由于每根的含糖量高达 14 克，所以孩子通过早餐摄入的糖往往超出了他们的日建议糖摄入量。为了控制孩子的糖摄入量，建议你尝试后文中的无糖格兰诺拉麦片和格兰诺拉薄饼食谱，这两种食物能够提供足量的蛋白质和膳食纤维，以平衡糖对人体健康的影响。

可选早餐列表（基于准备时间）

● **即食早餐**

- 自制无糖松饼（提前做好，详见后文的蓝莓香蕉松饼食谱）

- 无糖格兰诺拉麦片和格兰诺拉薄饼（提前做好）

- 钢切燕麦饭（提前做好，盛入便携式容器，冷食）

- 简易煎蛋饼（提前做好，冷食）

- 含蛋白质和膳食纤维的晚餐剩菜

- 1 个全熟鸡蛋（提前煮好）

- 整个新鲜水果或碎水果（如香蕉、苹果、甜瓜、浆果等）和速食蛋白质（如 1 把坚果、1 片奶酪、1 份原味酸奶等）

- 熟肉卷（不含添加糖），可搭配奶酪食用

- 全麦饼干，可搭配奶酪或熟肉食用

● **5 分钟：速食早餐**

- 含糖量低于 3 克 / 份的早餐麦片，搭配牛奶（或酸奶）、碎水果食用

- 吐司配无糖坚果、种子酱、牛油果、奶酪、西西里干酪、开菲尔酸奶、自制低糖腌渍水果、烟熏三文鱼、熟肉等

- 原味酸奶配水果、自制低糖腌渍水果、无糖格兰诺拉麦片和格兰诺拉薄饼，以及（或）无糖麦片

- 欧式早餐配熟肉、奶酪、吐司、蔬菜（如黄瓜、番茄等）、西西里干酪、瑞士干酪或菲达奶酪

- 高蛋白奶昔（由新鲜或冷冻水果和蔬菜制成）、自选无糖牛奶、酸奶或蛋白粉

● **10~15 分钟：快煮或速熟早餐**

- 煎鸡蛋、炒鸡蛋或溏心儿鸡蛋、吐司配香肠汉堡扒或加拿大培根

- 篮中蛋（将鸡蛋夹在一片吐司中煮熟）

- 菠菜炒鸡蛋

- 牛奶煮燕麦粥，搭配坚果或其他浇料

- 晚餐剩菜，重新加热

- 可丽饼、煎饼或华夫饼（重新加热），搭配自选浇料，如新鲜水果、奶酪、烟熏三文鱼等

- 煎蛋饼（重新加热）

● **20~30 分钟：热早餐**

- 懒人可丽饼

- 简易煎蛋饼

- 无糖松饼（详见后文的蓝莓香蕉松饼及苹果梅子松饼食谱）

- 日式传统早餐：自选烤鱼、味噌汤和大米饭

- 其他自选热早餐，如萨尔瓦多馅饼、大米饭和菜豆

丰富自己的早餐选择

　　每个国家的早餐大不相同。日式早餐通常包括味噌汤和鱼，一些欧洲国家的早餐偏重肉类、奶酪和爽口蔬菜，黄瓜、番茄和菲达干酪在希腊和土耳其很受欢迎，而玉米粉蒸肉是墨西哥人的最爱。

　　为了丰富一家人的早餐选择，你可以与孩子一起研究全球各地的传统早餐，并挑出符合儿童营养需求的咸味早餐（以降低含糖量），然后自行购买食材制作。你还可以与家人讨论各种早餐的异同，并征求孩子的意见。

减糖生活策略 2：杜绝一切液态糖

　　你需要帮孩子做出的最重要的改变是杜绝一切含糖饮料，包括 100% 纯果汁，因为它实际上是液态的糖。

果汁一般是早餐的标配，但它会在短时间内向人体注入大量的果糖。如果你希望通过添加蛋白质实现早餐的营养均衡，避免孩子出现"糖崩溃"，那么喝果汁会使你的一切努力付诸东流。我在洛杉矶儿童医院的同事阿莱娜·维德马博士将果汁称为"变相的毒品"。她认为，一旦孩子接触果汁，就会毫无节制地大量饮用，且难以戒掉。父母通常认为果汁比碳酸饮料更健康，但事实上果汁的成瘾性和危害不亚于碳酸饮料。

毫不夸张地说，现代儿童生活在含糖饮料的海洋中，而且产品名目之多，令人眼花缭乱。有些饮料专供早餐食用，有些是运动饮料，还有些是可以在任何时段和场合饮用的普通饮料，如草莓茶、巧克力牛奶、风味咖啡、碳酸饮料、椰子汁等。如果你发现孩子喝含糖饮料成瘾，请及时采取干预措施。我们的目标是将含糖饮料替换为白开水或天然加味水，使其成为孩子的主要饮品。虽然适量饮用无糖牛奶（如每天 1~2 杯）有益于儿童身体健康，甚至在某些情况下这一做法值得推广，但建议你在给孩子喝无糖牛奶之前咨询儿科医生，以获得针对性指导建议。以下策略有助于你减少孩子的液态糖摄入，甚至完全避免液态糖。

将碳酸饮料和果汁从购物清单上清除

要想帮助孩子减少液态糖的摄入，最有效的方法是将碳酸饮料和果汁从购物清单上清除。研究表明，家庭是儿童和青少年获得碳酸饮料和果汁的主要来源。家长不购买含糖饮料，相当于切断了孩子最大的液态糖来源。此外，我们同样不推荐儿童饮用含合成甜味剂的无糖饮料。

●物以"稀"为贵

考虑到骤然戒除含糖饮料并不现实，可以考虑逐渐减少饮料中的含糖量，循序渐进地实现目标。稀释含糖饮料的诀窍是恰当使用无糖饮料。例如，碳酸饮料可以用原味气泡水、苏打水或冰块稀释。冷饮店提供的无糖气泡水可以与普通碳酸饮料混合。果汁和运动饮料可以用白开水或气泡水稀释，风味牛奶可以用原味牛奶稀释。你可以逐渐提高无糖饮料的比例，直到孩子完全放弃含糖饮料且能完全接受白开水、气泡水、牛奶等无糖饮料。咖啡饮料和茶的稀释方法是减少糖或甜味剂的添加量，直到孩子适应低糖的口感。对于速溶饮料，如雀巢巧伴伴（Nesquik），可逐步减少粉剂的使用量，直到孩子能够接受白开水或牛奶。

● 常备白开水

无论是在家还是在学校，孩子的饮料均应以白开水为主。如果你家没有冷饮机，可以用大玻璃瓶或水壶装满水冷藏，以便在吃饭时随用随取。如果你家自来水味道不好，你可以购置一个滤水壶，或者安装家用水过滤器。如果孩子能够成功戒掉含糖饮料，你在家庭饮用水方面的投资将物超所值，因为这不仅能改善孩子的健康状况，还有助于节约食品开支。

如果有事外出，可提前准备好一瓶水，随身携带以免中途口渴时购买含糖饮料。此外，建议根据孩子的喜好为他们购买色彩鲜艳的不锈钢保温水瓶，方便他们在学校使用。无论去何处玩耍，年龄较小的孩子都应随身携带水瓶。使用水瓶不仅能使冷水长时间保持新鲜凉爽，还可以避免水被一次性塑料瓶污染，既环保又健康。

● 通过糖以外的手段增添饮品风味

习惯喝含糖饮料的孩子往往抱怨白开水口味寡淡，天然加味水能帮你解决这个问题。天然加味水的制作方法极其简单，只需将柠檬、酸橙、橘子、柚子等柑橘类水果，或者苹果、猕猴桃、浆果、西瓜等其他水果，甚至黄瓜、新鲜薄荷等蔬菜和香料切片，再加入适量的水，放入冰箱冷藏即可。这样做好的天然加味水可随用随取。此外，冷冻水果能长时间保持水的清凉，因此天然加味水适合孩子在学校或运动时饮用。如果你的孩子爱喝气泡水，在条件允许的情况下，可以购买一台碳酸汽水机，这种机器能使自来水与二氧化碳气体混合，生成气泡水。有了碳酸汽水机，孩子在家也能用新鲜或冷冻水果制作水果味气泡水了。

●坐下喝杯茶

相较于含糖咖啡饮料，热茶或冰茶更适合招待亲友。花草茶又被称为"药茶"，不含茶叶或咖啡因，一般由花、叶子、香料和少量果干制成。花草茶种类繁多，能够满足不同的口味需求。但除了口味，挑选花草茶时还应注意是否含糖或低热量甜味剂。花草茶通常冷热皆宜，如果孩子和朋友在咖啡店就餐，花草茶是理想的饮料。如今大多数咖啡店都提供无糖茶，这些饮品可在不损害孩子身心健康的条件下满足其社交需求。但儿童不宜饮用含咖啡因的茶，尤其是在睡觉前。

外出就餐的注意事项

如果去咖啡厅或餐厅就餐，我们有时很难拒绝甜食的诱惑，尤其是在某些特殊场合。艾米丽的孩子外出就餐时喜欢点碳酸饮料。如果孩子坚持要喝含糖饮料，可以将 1 份饮料分成数杯，然后加入适量的水进行稀释，也可以在点餐时要求减少糖浆、甜味剂和咖啡粉的用量，以降低饮料的甜度——首先尝试将甜度降至 75%，待孩子适应后，再逐渐降至 25%。

有人认为，预制奶昔或果汁能有效帮助孩子增加膳食营养，但即使是果蔬奶昔，也可能含有大量的添加糖或低热量甜味剂。因此，即便生产商标榜其产品为"全植物来源"或"纯天然、不含任何添加糖"，我们仍然建议你仔细阅读营养成分表。通常情况下，你会发现这些产品中含有果汁、浓缩果汁、龙舌兰糖浆、罗汉果等成分。果蔬奶昔中的菠菜或橄榄固然有益于儿童身体健康，但他们同时也会摄入大量果汁，其果糖含量相当于 3 个苹果中的果糖含量，且其中不含任何膳食纤维。如果你的孩子爱喝奶昔，建议你在家使用新鲜或冷冻水果、绿叶蔬菜、酸奶或蛋白粉、水或无糖牛奶自行制作。我们将在后文为你提供美味的奶昔食谱。

减糖生活策略 3：杜绝果糖

杜绝含糖饮料相当于消除了果糖的最大来源。但孩子的饮食中仍然含有其他高果糖来源。为了打造低糖的饮食环境，请避免使用高果糖玉米糖浆、浓缩果汁、龙舌兰糖浆等，因为它们的果糖含量均较高。当你阅读营养成分表时，请关注产品标签是否带有"果汁"或"水果糖"字样。我们在前文曾提到，有些被认为是天然健康的糖其实名不副实。因为它们归根结底仍然是糖——至少人体对它们的反应与对糖的并无区别。相较于高葡萄糖食物，高果糖食物的危害更大。为了方便对比，我们将几种常见的添加糖按果糖含量由高到低整理如下。

表 7-1　不同添加糖的果糖含量

添加糖 *	果糖含量	葡萄糖含量	建议
果糖、结晶果糖	100%	0%	标签上通常标注"水果糖""健康糖"等字样。避免食用。
高果糖玉米糖浆	55%~90%	10%~42%	避免食用。
龙舌兰糖浆	90%	10%	避免食用。
浓缩苹果汁、浓缩梨汁	70%	30%	实际成分或有差异，但果糖含量通常很高。避免食用。
蜂蜜	50.5%	44.5%	能够增添食用的风味，提高食物的微量营养素含量，且具有一定的药用价值。可少量使用。
椰枣糖、椰枣糖浆	50%	50%	可增添食物的风味，某些产品可能因生产工艺特殊而保留了膳食纤维。可少量使用。
椰子糖	50%	50%	可增添食物的风味，含少量膳食纤维。可少量使用。
蔗糖、白糖、红糖	50%	50%	又称食糖、粗糖和甘蔗糖。可少量使用。
枫糖浆	48.5%	51.5%	可增添食物的风味，增加微量营养素含量，果糖和葡萄糖含量可能存在差异。可少量使用。
浓缩葡萄汁	40%	60%	尽管本次测试果糖含量低于葡萄糖，但有些浓缩葡萄汁果糖含量很高，消费者不易确定果糖含量，因此不建议食用。

注：表格中的数值均为估计值，与实际百分比值可能存在差异。

天然水果含有果糖，但正如前文所述，除非一次食用大量的水果，否则食用水果不会导致健康问题，这是因为果糖对人体健康的影响与其进入人体血液的速度及与果糖一同摄入的是否包括膳食纤维等营养素有关。

为了方便评估水果和水果制品中的果糖对人体健康的危害——果糖进入血液循环的速度，我们自创了一个术语：果糖指数。果糖被分解和被血液吸收的速度越快，越有可能对人体产生有害影响。

水果是用来"吃"的，不是用来"喝"的，这是一条永不过时的经典法则。下表为苹果和苹果制品中的果糖指数。

表 7-2　果糖指数

低果糖指数、低风险	整个苹果	苹果宜整个食用，因为其中的膳食纤维等营养素会一并进入人体，从而减缓果糖的释放速度，减轻果糖对肝脏的潜在伤害。如果按照分量计算，1份苹果（如1个苹果）的果糖含量大大低于1份果汁的果糖含量。
	苹果奶昔、苹果醋	如果将苹果打碎或制成果泥，保留下来的膳食纤维仍然能减缓果糖的吸收速度。但需要注意的是，许多市面上销售的苹果酱不含果皮。建议选购含果皮的苹果酱，或自行制作。
	鲜榨 100% 苹果汁	在苹果的榨汁过程中，果糖从纤维细胞中被释放出来，而膳食纤维则被直接丢弃。虽然有些微量营养素可能会被保留下来，但这无法改变果汁是一种高度浓缩果糖的事实。人在饮用果汁时，果糖会迅速进入肝脏并被转化为脂肪。
高果糖指数、高风险	苹果汁饮料 （含高果糖玉米糖浆）	果汁饮料中的果糖完全不受膳食纤维的约束，因此能够快速被肠道吸收，进入血液，然后被转运至肝脏，转化为脂肪。

除了关注水果的加工程度，水果的种类同样不容忽视。有些水果，如浆果、柑橘、香蕉、猕猴桃等果糖含量更低。苹果、梨子、杧果、西瓜、葡萄等果糖含量高的水果可适量食用。我们不建议孩子一次吃多个苹果或一整串葡萄，理想的水果食用量是每天 2~3 份，并且分多次食用。

减糖生活策略 4：巧吃零食

当你去学校接孩子时，发现他们不愿意与你打招呼，反而毫不客气地问："有零食吗？"无论你递过来的零食是否有营养，他们都会狼吞虎咽地吃下去，然后继续喊饿。于是，1 份零食变成了 2 份、3 份。你逐渐意识到，孩子对零食的需求像一个无底洞。但这种情况并非个例。

- 96% 的儿童每天至少吃 1 份零食。
- 50% 的儿童每天吃 2~3 份零食。
- 零食的消费量呈上升趋势，尤其是儿童群体的零食消费量。2~6 岁儿童已成为零食的最大消费群体（平均每天 2.75 份），其零食消费量在 1977—2006 年翻了一番。
- 以热量计算，零食占儿童每日食物摄入总量的 30%，这相当于一顿正餐的热量！

儿童尤其是幼童经常会感到饥饿，所以他们在两餐之间吃点儿零食无可厚非。但我们不仅要关注零食的质量，还要关注吃零食的时间和食用量。如果制作的零食营养均衡或含有新鲜水果、蔬菜，那么它们将成为正餐的有益补充，为正在生长发育的身体提供营养，甚至能帮助儿童保持情绪和能量稳定。常见的儿童零食有薯片、饼干、格兰诺拉能量棒、精加工水果小吃等，这些零食完全可以用健康零食替换。

注意吃零食的时间

一日三餐有时可能无法满足孩子的能量需求，比如在放学后或运动后，因为他们已经饿了几个小时，且消耗了大量的能量。此时孩子最需要的是健康食物，而非曲奇或格兰诺拉能量棒。

了解孩子吃零食的原因

有些时候，孩子吃零食并非由于饥饿，而是因为无事可做。当零食放在厨房触手可及之处时，任何人都难以抵挡它的诱惑。当我们看电视或玩电脑时，吃零食似乎是一种无意识行为。如果你的孩子闹着吃零食，或者翻箱倒柜找吃的，不妨先给他们找些事做，比如出门玩耍、练习乐器、做作业、联系朋友等。如果孩子仍然喊饿，可以给他们喝一些白开水或花草茶——有时候口渴也会导致饥饿。

自制零食

研究表明，家庭是零食最大的消费场所，这表明父母的行为会对孩子的饮食产生巨大影响。因此，建议你在家中准备无糖零食，也可以自制零食。如果家中只有健康零食可选，那么孩子的背包和餐盒里只能装健康零食。

与孩子一起准备零食

孩子一般愿意在厨房为父母打下手，比如洗菜，或者将圣女果、罗勒和马苏里拉奶酪串在牙签上，做成红白蔬菜串。如果时间充足，建议你和孩子共同研究、选择和制作零食，如后文的香脆鹰嘴豆、咸葵花子、免烤能量丸、无糖格兰诺拉麦片和格兰诺拉薄饼等。

正餐前上一道开胃菜

你的孩子开饭前就已经饥饿难耐，可以先将蔬菜做好，提前端上桌作为开胃菜供他们食用。也可以先让他们食用一些可以生食的蔬菜，如胡萝卜条、黄瓜片、圣女果等。

灵活控制就餐时间

你的孩子会在上午11点要零食吃吗？将午餐时间改为11点可行吗？如果你无法控制孩子放学后吃零食的行为，是否可以考虑将晚餐时间提前？改变就餐时间对工作忙碌的人而言可能并不现实，但如果你时间充裕，这不失为一个好方法。有时父母需要提前为孩子准备晚餐，尤其是当孩子饿得较快时。尽管有明确的证据显示，全家人一起用餐有助于培养孩子均衡饮食的理念，但你仍然有必要根据实际情况合理安排孩子的就餐时间。如果孩子在放学后能够立即吃晚餐，你就能更有效地监督他们。灵活安排就餐时间能减少孩子对零食的需求，并提高其饮食质量。如果你希望调整孩子的睡眠时间，提前吃晚餐还可以为提前就寝留出充足的消化时间。

增加正餐的分量

孩子一次吃下大量的零食可能是因为正餐的分量不够。假如半个三明治不能让孩子吃饱，可以考虑准备整个三明治。青少年可能在吃两个三明治之后仍然没有饱腹感，尤其是当他们运动量较大或者在校时间较长时。

看电视或打游戏期间的零食建议

无论是看电视还是打游戏，在屏幕前吃零食通常是一种无意识行为。如果你允许孩子看电视或打游戏时吃零食，可以给他们准备一些黄瓜片、胡萝卜条等。所有父母都知道一袋曲奇被吃掉的速度有多快，但你会惊奇地发现，蔬菜在屏幕前的消耗速度也很快。

减糖生活策略 5：小心甜食

所有人都喜欢偶尔吃点儿甜食，但我们是否"有福消受"取决于甜食的类型、食用时间和食用量。作为父母，你需要合理安排孩子吃甜食的时间和食用量。空腹吃甜食对血糖水平的影响比餐后吃甜食的影响更大，因为当人吃饱之后，食物的消化速度会变慢。

至少对儿童而言，保持血糖水平稳定的关键在于转变思维方式，即将含糖食物只当作一种适合偶尔食用的甜点。在一顿营养均衡的正餐结束后，食用少量的甜点并不会导致血糖水平的大幅飙升。但如果你空腹食用等量的甜食,可能会立即感受到它对身体的巨大影响。如果你只允许孩子餐后吃甜食,他们的甜食食用量会因饥饿感减轻而大大减少,甚至只吃几口就再也吃不下了。久而久之,孩子会自然地减少对甜食的依赖。除了正餐与甜食的食用顺序,你还需要注意在二者之间留出短暂的时间间隔,以便食欲信号和饱腹感信号发挥作用。吃甜食的最佳时间是餐后 15~20 分钟。

甜食的食用量也很重要。如果你为孩子准备了大量的甜食并允许其自取,他们往往难以控制自己的食用量。父母应该对孩子的甜食食用量加以限制,因为食用量影响其进食行为。研究表明,相比于获得标准分量食物的儿童,获得大分量食物的儿童摄食量更大。为避免该现象,建议你为孩子提供"小份点心"。我家经常将曲奇、蛋糕、冰激凌等甜食盛放在小盘子里,通常还会与花草茶搭配。如今,吃小份点心已成为全家人的习惯,所有人都欣然接受。最重要的是,这减轻了我们对大份甜点的渴望。小份点心还为孩子培养正念饮食提供了良好契机:细嚼慢咽,用心享受每一口食物,仔细品味食物的口感和质地,从而享受饮食带来的快乐。

我们有时难以控制自己的食量,比如在社交场合。如果有自助甜点,儿童倾向于使用大盘子盛放食物,分量往往远超其实际需求。随着年龄的增长,儿童更容易接收环境发出的食物信号,更容易忽略身体发出的饥饿信号。从小培养孩子吃小份点心的习惯不但有助于控制糖的摄入,而且使他们在任何场合都能准确评估自己的饥饿感。

以下小贴士有助于你进一步控制孩子的甜食摄入量:

- 外出就餐时多人分享一份甜点。
- 如果自制曲奇等甜食,可在满足当天的食欲后将剩余部分放入冰箱冷藏,以供未来一周食用,或者将其送给朋友或邻居。
- 如果特别喜爱某种甜点,可按食谱将所有原料的分量减半后制作。
- 将甜点分成多份,盛在不同的盘子中,再储存于橱柜中,而非全部堆在餐桌上。

- 使用小号盘子盛放甜点，以达到视觉欺骗的效果。研究表明，用小号盘子吃饭能够提高儿童和成年人的饮食控制能力。
- 如果外出就餐或去朋友家做客，主动要求吃小份甜点。

减糖生活策略6：给孩子立规矩

在孩子的成长过程中，父母经常会教给他们一些基本原则，比如"与他人友好相处""永远尽力而为"等。想必你在家也有一套自己的规矩，比如"不可以将食物带进卧室""不可以在电脑旁喝饮料""如果餐具脏了，将其及时放进洗碗机"等。但你是否考虑过给孩子吃糖"立个规矩"？美国首屈一指的饮食作家迈克尔·波伦（Michael Pollan）在《吃的法则：经典日常饮食手册》（Food Rules: An Eater's Manual）中提出了一些重要的饮食原则，如吃好、吃少、多吃蔬菜少吃肉等。这些饮食原则帮助无数人养成了新的饮食习惯，并向人们传达了以下理念：饮食应跟着自己的身心感受走。

无论你立的规矩是宽松的还是严格的，都不妨碍你向孩子表明你的摄糖原则。如果你能给予孩子积极的干预和支持，而非消极的监管，这些新的饮食原则将很快成为他们的第二天性。虽然我们无须时刻循规蹈矩，但所谓"无规矩不成方圆"，这些原则将成为你和孩子选择食物的依据。

研究表明，如果在拥有健康饮食原则的家庭中长大，儿童在成年后更有可能树立健康的饮食理念。斯坦福大学的研究人员收集了旧金山1246名高中生的数据，要求他们从10种营养价值各不相同的零食中任选2种。结果显示，父母至少制定了1条健康饮食原则（如"只允许在特殊场合吃垃圾食品""晚餐必须吃蔬菜"等）的学生选择健康零食的概率比毫无健康饮食观念的学生大几乎1倍。

参加过"7天减糖生活挑战"和"28天渐进式减糖挑战"的家庭发现，

为孩子制定吃糖原则能有效纠正其不健康的旧习惯、帮助孩子养成健康的新习惯。由于家庭情况各异，父母制定的原则也不尽相同。有些家庭只允许孩子在周末吃甜点；有些家庭不会在冰箱里囤放冰激凌，而是在全家每月外出吃一次。建议你根据孩子的具体问题制定相应的原则，并始终遵循这些原则。如果你 9 岁的孩子一有机会就吃糖，可以从限制其吃糖频率入手，比如工作日不准吃糖，或者每天下午 4 点以后不准吃糖。有了这些原则的限制，孩子就对周末多一些期待，在工作日多一些忍耐。几周之后，他们可能就不再闹着吃糖，甚至不再产生想吃糖的念头。由此可见，为孩子制定吃糖原则是打破摄糖恶性循环和激活大脑奖赏系统的好方法。

我们在实践中发现，最有效的吃糖原则是"每天 1 次"。但这条原则的实际含义并非强迫孩子每天必须吃 1 次糖，而是强调孩子每天只有 1 次吃糖的机会。这条原则对幼儿尤其有效，因为这赋予了他们自主决定的权利。艾米丽从小就要求两个儿子遵循这条吃糖原则，并取得了显著成效。孩子在 3 岁时便将其内化为一种习惯，现在已经完全适应了每天只吃一次糖的生活方式。如果孩子某天早上参加了一项大型活动，并且在活动期间吃了甜食，那么在接下来的一天里，他们会自觉遵守每天吃一次糖的约定。而且他们知道，只要遵守约定，第二天还会有吃糖的机会。生活在如今这个被广告轰炸且甜食触手可及的世界，孩子能守住每天吃一次糖的底线实属不易。但如果大多数孩子都能遵循这条原则，他们的不满情绪将逐渐平息。

除了上述建议，你还可以根据孩子存在的主要问题制定下列减糖生活原则。

- 不得在家喝碳酸饮料等含糖饮料。
- 甜点只能在周末晚上吃，或者平时只能吃一小份甜点，周末或特殊场合可适当放宽限制。
- 甜点必须在正餐之后吃。
- 不得购买包装曲奇，但允许每月自行制作一次。

- 放学后只能吃咸味零食，杜绝一切甜味零食。
- 早餐只吃天然水果，不能喝果汁。
- 购买咖啡或茶饮料时，要求少放糖（或糖浆）。

减糖生活策略 7：学会看菜单

当打开餐厅的菜单时，你是否经常发现里面没有多少健康菜品？但如果掌握一些技巧，你和孩子就能摇身一变，变为点餐专家，无论是外出就餐、外卖点餐还是去咖啡店休息。孩子也需要意识到，除了炸鸡块、薯条和含糖饮料，他们还有更多的健康选择。

学习识别隐藏的糖

有些菜肴会在烹饪过程中使用更多的添加糖。以人们常吃的照烧鸡排饭和寿司为例。这些美食貌似健康，但实际含糖量高达 40 克／份，因为饭团的制作通常使用鳗鱼酱或日式酱油，二者均为高糖食品。下列表格对几种常见菜品的含糖量进行了汇总，方便你点餐时参考。

表 7-3　常见菜品的含糖量

菜品	红灯：含添加糖	黄灯：不含添加糖或含糖量较低	绿灯：不含添加糖
墨西哥式	巴丹杏仁茶、墨西哥无酒精果味水、墨西哥巧克力酱	莎莎酱、墨西哥薄煎饼	玉米饼、牛油果、烤肉（如墨西哥铁板牛肉、墨西哥牛肉卷等）、菜豆
中式	有明显甜味的炒肉与炒菜（如糖醋口味的菜品）	无明显甜味的炒肉与炒菜	蒸糙米饭、炒饭、水煮蔬菜
美式	汉堡、番茄酱、油炸食品（如鸡块、鱼条等）、沙拉酱（如法式芥末酱、蜂蜜芥末酱等）、烧烤酱、炒菜豆	腌肉	汉堡肉饼、烤肉、烤鱼、沙拉（油醋汁调味）

菜品	红灯：含添加糖	黄灯：不含添加糖或含糖量较低	绿灯：不含添加糖
泰式	泰式炒河粉、辣酒鬼、苏梅酱、其他蘸酱	咖喱饭、无明显甜味的炒肉与炒菜、汤、春卷	蒸糙米饭、白灼蔬菜
日式	寿司、甜酱（如照烧酱、鳗鱼酱等）	拉面	味噌汤、生鱼片或烤鱼、蒸糙米、日本毛豆
意式		比萨或意大利面用番茄酱、比萨面团	意大利烩饭、蔬菜、海鲜意大利面、沙拉、烤肉、烤鱼
越式	腌肉、浆面条、汤面条、蘸酱	咖喱饭、无明显甜味的炒肉与炒菜、越式、越南米粉	蒸糙米饭、水煮蔬菜

慎点儿童套餐

儿童套餐一般含有大量的脂肪、盐和糖，而且经常附赠含糖饮料和甜点，让人无法拒绝。但如果做到合理点餐，你不但可以节省开支，而且能帮助孩子减少糖摄入。如果你准备点儿童套餐，可以要求将果汁、柠檬水或碳酸饮料替换为白开水或牛奶，或者将含糖饮料进行稀释，并分成多份。你可以在点餐之前与孩子约法三章，在含糖饮料和甜点中做出选择，或者直接要求服务员不将甜点端上桌。此外，还可以将一份含糖儿童餐分给两个孩子食用，再点一份健康的配菜作为补充。

培养分享意识

家人共享美食有助于传递健康饮食理念。如果你有两个孩子，可以只点一份主食并将其分为两份，而不是为他们各准备一份儿童餐。这不但有助于培养孩子的分享意识，还可以避免他们受到儿童餐附赠的含糖饮料或甜点的诱惑。如果一份主食无法满足孩子的胃口，再点一份蔬菜或沙拉供其分享。如果恰逢特殊场合，可以点 1~2 份甜点全家一起分享。

多提问

如果你在餐厅想点某个菜品，但不知道它是否含有大量糖，该怎么办？很简单，勤动嘴，多提问，了解菜品的详细信息，以及是否有更健康的选择。假如你爱吃烤肉配烧烤酱，或沙拉配蜂蜜芥末酱，可以要求将菜与酱汁分开盛放，或者完全不要酱汁（或替换成其他酱汁）。

破解自助餐难题

自助餐是减糖生活的拦路虎。由于自助餐价格固定，所以很多人都抱有"吃够本"的心态。孩子更是对自助餐充满好奇，什么都想尝一口，甜点对他们尤其具有吸引力。在这种场合，父母很难限制他们的饮食。但我们可以采取一些策略帮助孩子在面对琳琅满目的含糖食物时做出明智的选择。首先，你需要告诉孩子自助餐是由多道菜品组成的，并向他们解释所有甜食都属于餐后点心。这对吃自助早餐的孩子尤其有效，因为饥肠辘辘的他们最容易被糕点、糖浆华夫饼等甜食吸引。待孩子了解了哪些是甜点之后，你就可以根据约定限制他们的甜食食用量。吃甜点之前，首先给孩子选一种高蛋白食物（如炒鸡蛋），同时搭配其他健康食物，如水果和复合碳水化合物（如原味燕麦粥、无糖麦片、全麦吐司等）。当孩子吃饱后，允许他们再挑选一份甜食，或者在多种甜食中各取一小部分，与其他家人共同享用。

减糖要趁早：女性妊娠期减糖生活策略和婴儿早期喂养策略

你或许认为前面的策略暂无用武之地，因为你的孩子尚未出世，或还未到添加辅食的年龄。但为孩子打造低糖生活环境，避免糖损害其身心健康，无论多早进行也不为过。妊娠期、早期喂养阶段、断奶期和添加辅食阶段均为开启低糖生活的理想时期。

妊娠期

孕妇的饮食不仅关乎自身健康，更与胎儿的健康息息相关。孕育新生命是一个辛苦的过程，孕妇对某些食物的渴望或排斥会影响她们对健康食物的选择。为了给胎儿发育提供充足的能量，孕妇必须食用营养丰富且不含添加糖和低热量甜味剂的食物。凯特是一位来自美国旧金山的母亲，她参加"7天减糖生活挑战"时，腹中的二女儿尚未出生。怀孕5个月的凯特尤其爱吃乳制品，并养成了每晚给自己制作一杯香草冰激凌奶昔的习惯。但在完成挑战之后，她改掉了这个不良习惯，开始每天喝一大杯无糖牛奶。

母乳喂养

母乳喂养是向新生儿输送营养物质、增强其免疫力的有效方式。越来越多的证据表明，母乳喂养能促进婴儿大脑发育，保护婴儿免受各种健康问题，如肥胖症和肝脏损伤的困扰。但对部分女性而言，实现母乳喂养困难重重。

如果你有母乳喂养的条件，建议至少坚持6个月，最好坚持1年及以上。我们此前开展的一项研究显示，相较于母乳喂养不足12个月的婴儿，母乳喂养12个月及以上的婴儿患肥胖症的概率更小。由此可见，长期母乳喂养能够为婴儿的健康保驾护航，即使他们后来摄入大量糖。但需要注意的是，母乳的质量受母亲饮食的影响。母亲体内的果糖可以通过母乳输送至婴儿体内，所以女性应在哺乳期限制自己的添加糖摄入量，尤其是果糖摄入量。此外，有些针对哺乳期女性研发的食品补剂质量堪忧，因为它们通常含有大量的糖，且没有确凿的证据表明这些补剂能够增加泌乳量。

配方奶粉喂养

遗憾的是，并非所有母亲都有条件进行母乳喂养。有些女性由于多种原因只能通过配方奶粉喂养孩子。大多数婴儿配方奶粉都含有糖，这些糖对婴儿的成长十分必要，但仍需注意糖的类型。与母乳最接近的是含有乳糖的配方奶粉，这是母亲的最佳选择。但如果你的宝宝对乳糖（婴儿配方奶粉中的乳糖一般来自牛奶）不耐受，请及时与儿科医生沟通，他们通常能为你找到合适的代替方案。但有些无乳糖配方奶粉中添加了玉米糖浆固形物，这些固形物的分解产物是纯葡萄糖。还有些配方奶粉添加了蔗糖，而蔗糖会在人体内被分解为果糖和葡萄糖。因此，请不要选择这些含添加糖的配方奶粉。婴儿的身体无法完全代谢果糖，果糖本身就会导致消化问题。一旦果糖被身体吸收，还会对婴儿的新陈代谢造成严重破坏，引发肝脏脂肪堆积、脂肪细胞加速生成、食欲调节紊乱等一系列问题。还有些配方奶粉是低乳糖产品，这意味着它们可能缺乏对婴儿大脑发育至关重要的半乳糖。

断奶期

婴儿断奶后的辅食通常含有添加糖，浓缩果汁的含糖量更是高到令人咋舌。这些食物往往披着健康的外衣，"天然果汁""纯天然成分"等标签不过是迷惑消费者的障眼法，因为它们含有婴儿食品中不该出现的成分，如果糖、其他添加糖。果汁会增强婴儿的摄糖渴望，而且为了处理大量涌入血液的果糖，肝脏必须超负荷工作，从而形成器官损伤的恶性循环。如果你在孩子发育的初期为其提供大量的糖，就相当于为他们购买了一张整个童年都坐不完的血糖"过山车"门票！

当你开始为婴儿添加辅食时，请远离各种含添加糖的产品，如含添加糖的磨牙饼干等。我们建议杜绝含浓缩果汁的婴儿产品，如袋装或罐装水果泥、蔬菜泥、风味酸奶、加糖米饼。浓缩果汁的危害极大，因为其果糖含量极高。此外，你还应避免选择婴儿果汁，即使是100%纯果汁，或用水稀释的果汁。

上述 7 大减糖生活策略有助于你和家人从容地减少糖的摄入，同时有助于培养长期低糖的生活方式。你可能发现，这些策略本身就能赋予你和家人强大的减糖动力。但如果你希望快速尝试这些策略，还需要制订详尽的方案，这正是后续章节的内容。我们将教你如何进行"7 天减糖生活挑战"和"28 天渐进式减糖挑战"。其中，"7 天减糖生活挑战"要求你和家人杜绝一切添加糖，并坚持一周。而"28 天渐进式减糖挑战"允许你和家人逐步减少糖摄入，并根据个人情况进行个性化调整。你可以同时尝试这两个项目，也可以从中任选一个。两个项目殊途同归，最终的目标都是帮助孩子养成健康的饮食习惯。

第八章
"7 天减糖生活挑战"

　　如果你希望快速改变家人的饮食模式，不妨尝试"7 天减糖生活挑战"。这项挑战要求你和家人在一周之内杜绝一切添加糖。对大多数家庭而言，这是一项艰巨的任务，也是一项卓有成效的任务。但杜绝一切添加糖并非我们希望你长期坚持的饮食方式。相反你可以将其视为一次实验，以提高你和家人对日常饮食含糖量的认识，进而甄别食物中隐藏的糖，找到健康的代替品，并密切观察自己和家人在挑战结束后的身心感受。完成这项挑战的家庭通常能学会识别日常饮食中隐藏的糖，而且他们发现，孩子能够快速适应这种减糖生活。7 天时间虽短，却能完全改变人的口味偏好，使人对不含添加糖的食品和饮料产生新的认识。不少家庭之后给予我们积极的反馈：杜绝添加糖可以在极短时间内大幅稳定人的情绪。"7 天减糖生活挑战"旨在改变人们的吃糖陋习，并在短短一周内产生立竿见影的效果。

　　为了确保"7 天减糖生活挑战"的顺利进行，我们将向你提供一些行之有效的策略，帮你制订相关预案，如如何应对戒断症状、孩子的抗拒行为等。这套方案的优势在于，你可以根据自己的需求随时随地实施。"7 天减糖生活挑战"是你开启减糖生活、培养孩子新的饮食习惯、重新调整家人糖摄入量的理想方案。当你在万圣节、圣诞节等节日纵情享受之后，"7 天减糖生活挑战"将为你提供补救的机会。

"7 天减糖生活挑战"是否适合你和家人？

下列问题可帮你判断"7 天减糖生活挑战"是否适合你和家人。

- 你最近是否从儿科医生处听到关于孩子健康状况的负面消息？
- 你是否想了解孩子的糖摄入与其健康和情绪之间的关系？
- 你最近是否摄入了过量的糖，而且是在假期结束后才发现的？
- 你是否希望孩子在开学前或暑假到来前改善全家人的健康状况？
- 你和家人是否乐于尝试进行一项有益健康的挑战？
- 你的孩子是否希望做出积极、彻底的改变？

如果你对以上任何一个问题给出了肯定答案，这项短期挑战就适合你和家人共同尝试。如果你的家人更容易接受相对温和的渐进式改变，如果你没有解决重大健康问题的迫切需求，那么"28 天渐进式减糖挑战"或许更适合你。

在短短一周内真的能发生巨大变化吗？

答案是肯定的。你会惊讶地发现，即使仅坚持一周不吃糖，也能对人体健康和新陈代谢产生积极的作用。参加这项挑战的父母都说，孩子的压力、愤怒、焦虑和悲伤情绪均有所改善。检测结果表明，孩子的血糖水平和其他血液指标同样发生了可喜的变化。在旧金山大学（University of San Francisco）开展的系列研究中，儿童受试者在 9 天内坚持食用低糖食物。结果显示，虽然时间较短，但受试者的代谢状况仍然得到了显著改善，而代谢状况与 2 型糖尿病、脂肪性肝病和心血管疾病均相关。

我们无法保证人人都能轻易完成"7 天减糖生活挑战"，因为完全杜绝添加糖和低热量甜味剂是一个痛苦的过程，尤其是在最初的几天。但我们可以肯定的是，如果能够直面挑战，你和家人将恢复前所未有的健康。随着饮食和就餐习惯的变化，你和孩子的血糖水平将更加稳定，饱腹感将持续增强。孩子讨要零食的次数更少，"饿怒症"发作和精神崩溃的次数也更少。他们更愿意坐在餐桌前好好吃饭，睡眠质量也会得到改善。

"7 天减糖生活挑战"的具体步骤

可以分为以下 9 个步骤：

1. 学会识别含糖食物；

2. 全家总动员；

3. 调动所有人的积极性；

4. 选择时机；

5. 发现日常饮食中隐藏的糖；

6. 制定个性化菜单；

7. 合理购物并储备物资；

8. 监督进度，解决问题；

9. 评估后续步骤。

分步进行能够大大降低挑战的难度。

第 1 步：学会识别含糖食物

"7 天减糖生活挑战"要求你和家人杜绝食用一切添加糖。但由于添加糖无处不在，学会识别含糖食物能够帮助你确定哪种食物适合添加，哪种食物应该排除。

应排除的食物

- 在做饭时经常添加的糖和低热量甜味剂，包括糖罐里的食糖、瓶子里的蜂蜜、早餐麦片旁的红糖等。

- 浓缩果汁、蜂蜜、龙舌兰糖浆、椰子糖、枫糖浆等看似"天然"的甜味剂。

- 所有含添加糖的包装食品，如市售酸奶、沙拉酱、烧烤酱、意大利面酱、燕麦片、能量棒等。

- 所有低热量甜味剂，无论是早间咖啡中的三氯蔗糖还是无糖碳酸饮料，以及甜菊糖、罗汉果等"天然甜味剂"。

- 仔细阅读产品标签，因为即使某些产品标榜"不含人工甜味剂"或"不含添加糖"，也可能含有低热量甜味剂。

- 所有果汁，包括市面上销售的100%纯果汁和自榨鲜果汁、椰子水。由天然水果制成的奶昔可以食用，但市面上销售的奶昔通常含有果汁、浓缩果汁或其他添加糖，应避免饮用。

- 所有含其他糖或低热量甜味剂的饮料，无论是普通产品还是低糖产品，如运动饮料、能量饮料、咖啡饮料、冰茶、碳酸饮料等。

是否需要戒酒？

参加"7天减糖生活挑战"的父母能否适量饮酒？我们认为，在进行挑战期间喝一两杯酒并无不妥，但请记住，酒精会增加人的无营养的热量摄入，尤其是糖的摄入量。果酒与果汁类似，可能含有大量的糖，所以我们不推荐饮用。一些味道较甜的葡萄酒可能含有添加糖，而且我们通常很难通过标签识别出来，因此请尽量选择干葡萄酒。喝鸡尾酒时应避免向鸡尾酒中添加果汁、含糖碳酸饮料或奎宁水，可以添加苏打水。此外，许多预制混合饮料、预制鸡尾酒和瓶装（或罐装）特色饮料都属于高糖饮品，也应在避免饮用之列。

应保留的食物

- 食用天然水果应遵循适量原则，建议孩子每天吃 2~3 份即可。1 份新鲜水果相当于 1 个小水果（如 1 个小苹果或 1 根小香蕉），或 1 杯碎水果（如碎甜瓜或碎杧果），或半杯无添加糖的果干。

- 参加"7 天减糖生活挑战"只允许食用天然水果。例如，你可以使用香蕉或枣制作奶昔，或者在燕麦粥中添加新鲜（或无添加糖的）果干。

- 果干不宜多吃。虽然果干不含添加糖，但其中的天然糖高度浓缩，能量密度也极高。因为果干不容易使人产生饱腹感，所以人会在不知不觉间摄入过量的糖。1 个鲜杏使人产生的饱腹感远强于 1 把杏干，因为前者的含水量比后者多 5 倍。

- 牛奶和乳制品中的天然糖不会危及人体健康，但请在选购产品时仔细阅读营养成分表，查看其中是否含有添加糖。风味牛奶和风味酸奶一般含有添加糖或低热量甜味剂，所以应避免食用。

- 蔬菜是进行"7 天减糖生活挑战"时的理想食物。建议你多吃绿色蔬菜，如西蓝花、菠菜、生菜、黄瓜、豌豆、卷心菜等。土豆等含淀粉的蔬菜也可以食用，但应尽量少吃，每天 1~2 份为宜。

- 天然谷物同样是理想食物。藜麦、法老小麦、糙米、黑米等高膳食纤维谷物和用天然谷物制成的意大利面、大米、饼干和燕麦等食物是理想的选择。严格来说，也可以适量食用不含添加糖的精制谷物，如白米、普通意大利面和其他小麦制品，但它们并非最佳选择，因为它们能够在人体内被迅速分解为葡萄糖。

- 可以多吃豆类、畜肉和鱼肉，以提高蛋白质的摄入量，但培根、香肠、热狗、腊肠等加工肉类，以及蜜汁火腿、火鸡肉等熟肉通常含有添加糖和防腐剂，应避免食用。

第 2 步：全家总动员

如果没有家人的帮助，孩子很难独立完成"7 天减糖生活挑战"。建议采取第六章的沟通策略，全家参与这项挑战。

向成年家人介绍"7 天减糖生活挑战"并寻求支持

建议你与伴侣、祖父母等家人沟通，动员他们和你一起参加"7 天减糖生活挑战"。试想一下，如果你和孩子计划戒糖一周，你的伴侣却每天晚上抱着冰激凌大快朵颐，那么你的计划极有可能终止。值得注意的是，孩子虽然比成年人很容易适应减糖生活，但他们更容易受到成年人生活习惯的影响。正如一位参加"7 天减糖生活挑战"的父亲所言："我曾经认为自己的饮食相当健康，但直到挑战进行到第 4 天时我才意识到，我需要严肃对待吃糖问题！如今我对自己的糖摄入量有了更深入的了解。想不到这项挑战会对我的生活产生如此大的影响。"

召开家庭会议

如果孩子能够表达个人意见，那么父母应就家庭的日常饮食调整情况主动征求孩子的意见，并获得他们的支持。建议选择一个所有家人都愿意交流的合适时间，召开一次家庭会议。如果孩子能够听懂大人的谈话（年龄在 4 岁及以上），尽量让他们也参与进来。父母甚至可以让年龄稍长的孩子自行阅读本章内容，以理解"7 天减糖生活挑战"的意义。他们还可以参与研究食谱，甚至在父母做饭时打下手。

以下是家庭会议的要点：

- 向全体家人传达你希望他们参加"7 天减糖生活挑战"的愿望。将此方案描述成一项挑战，或者采用激将法，以激发所有家人的参与欲望。但你需要提前申明，这项挑战并非旨在剥夺口腹之欲，而是一次营养实验，且仅持续一周。

- 孩子可能无法理解减少糖摄入的重要性，你可以采用一定的沟通技巧，向孩子介绍饮食中隐藏的糖，以及过量摄入糖的危害，并将其与孩子的切身利益联系起来。如果孩子尚未学会识别隐藏的糖，或者尚未参加克里夫营养棒成分测验，请立即行动起来。孩子同样无法忍受欺骗，所以不妨与他们谈谈食品生产商的营销伎俩，并要求他们计算自己被骗摄入了多少糖。

- 就是否参加"7 天减糖生活挑战"征求全体家人的意见。他们是否愿意参加？他们的顾虑是什么？认真倾听并严肃对待他们的担忧。

- 如果家人不愿意参加"7 天减糖生活挑战"，你可以退而求其次，提出"28 天渐进式减糖挑战"，也可以暂时搁置这项方案，并在几周后再次提出。或者可以独自参加这项挑战，以提前熟悉流程。如果你能精神饱满地完成挑战，在你的带动下，孩子也有可能加入进来。

- 除了家人，你还可以邀请其他亲友共同参与"7 天减糖生活挑战"。参与的人更多通常意味着更强的动力。孩子也可以在自己的朋友圈（如青少年组织、体育队等）发起减糖生活挑战。

婴幼儿同样可以参与

如果你的宝宝已经开始吃辅食，但还不会说话，你也许会犹豫，他们是否有必要参加"7 天减糖生活挑战"。尽管你不必征求婴儿的意见，但他们会以独特的方式表达抗拒。作为父母，我们都知道，婴儿即使不说话也能向外界传递自己的好恶，而每餐都能吃到熟悉的食物有助于安抚他们不安的情绪。

他们会敏锐地觉察到自己喜爱的甜食消失了，为了促进孩子适应新的饮食，你可以多准备一些他们爱吃的不加糖食物，或者添加新的健康食物。如果孩子哭闹，希望得到果汁等含糖食物，你可以向其解释，今天不能喝果汁，只能喝牛奶或水，并给予其一定的自主权，让他们在这两种健康食物中做出选择。如果他们仍然表现得很沮丧，可以通过散步、玩游戏或听音乐来改善他们的情绪。

第3步：调动所有人的积极性

如果孩子经常抱怨上课太累，认为自己在越野训练中的跑步速度不及他人，或者担心自己的皮肤不够光洁；如果医生已经就孩子的体重问题与你进行了沟通，或者发现孩子出现了代谢问题（如糖尿病前期），这说明参加"7天减糖生活挑战"已经势在必行。这些健康问题都是你下决心改变孩子饮食的动机。只有有明确的动机，你和孩子才能斗志昂扬地迎接为期一周的挑战。

值得注意的是，如果孩子对自己的体重较为敏感，这可能是一个棘手的问题，因为"7天减糖生活挑战"并非为减肥而设计。如有可能，请劝说孩子将注意力从减肥转移到改善整体健康状况和营养摄入情况方面，而非将这项挑战视为某种减肥法或节食法。

请每个家人填写下列表格，以便确认其动机并更好地了解优先事项。如果孩子年幼，可由父母代笔填写表格。首先需要列出"7天减糖生活挑战"可能带来的三大益处。其次在表格的第二部分写下你未来一周中需要放弃或替换的含糖饮食。请在下表最左边一栏列出你经常接触的含糖食物和饮料，如碳酸饮料、果汁、椰子汁、格兰诺拉能量棒、早餐麦片、曲奇、蜂蜜全麦面包、番茄酱、枫糖浆、咖啡饮料等。此外，你还需要对自己在何时何地接触这些食物和饮料进行详细记录。检查一遍自己列出的清单，评估放弃某些食物的难度，并将其分为容易、中等难度和困难3组。确认自己的替代饮食，尤其是那些你认为难以割舍的食物。最后将这张表格打印出来，贴在自己经常能看到的地方。

动机确认

请确认自己参加 "7 天减糖生活挑战" 的动机，戒糖一周会给你带来哪些益处？列出其中的 3 个。如果你为孩子代笔，请列出你希望孩子在完成这项挑战后发生的积极改变。

益处 1：_____

益处 2：_____

益处 3：_____

经常接触的含糖食物和饮料，以及接触的时间和地点	戒糖的难度，用 × 表示			我可以选择的替代饮食有哪些？（每条列举 3 个选项）
	容易	中等难度	困难	
示例：早餐喝橙汁		×		
1:				
2:				
3:				
4:				
5:				
6:				
7:				
8:				
9:				
10:				

第 4 步：选择时机

除了上述准备工作，你还要学会选择时机，因为时机的好坏有时候关乎挑战的成败。如果你和大部分家人有一周的共处时间，就可以考虑参加 "7 天减糖生活挑战"。但如果你的孩子在其中的一两天会去爱吃苹果派的祖母家生活，那么这项挑战很可能会以失败告终。外出旅行和频繁的学校活动也会增加挑战的难度。所以，你需要和家人共同选择一个不受干扰的时间段，并将其标记在日历上。我们建议从周一开始进行挑战，以方便你利用周末来规划和准备未来一周的餐食。

第5步：发现日常饮食中隐藏的糖

"7天减糖生活挑战"要求你连续一周杜绝食用含添加糖的食物，这需要你从盘点厨房和食品储藏室中的食物开始。你需要阅读食物标签，并参考前文的糖与甜味剂列表，来识别隐藏在其中的添加糖。

你可能会惊讶于自己的发现。我们曾邀请洛杉矶儿童医院的两位儿科内分泌专家珍妮弗·雷蒙德（Jennifer Raymond）和阿莱娜·维德马（Alaina Vidmar）携家人测试我们的"7天减糖生活挑战"早期版。我们之所以做此决定，是因为这两人均致力儿童肥胖症和糖尿病的治疗研究，并且他们都有年幼的孩子需要抚养。他们深知糖对儿童的危害，并愿意尽最大努力保持健康的饮食，即使是面临忙碌的工作和烦琐的家务。即便如此，两位临床专家仍然对挑战的结果感到惊讶。他们从未意识到自家食品储藏室里隐藏着如此巨量的糖。两人不约而同地感叹："没想到我家竟然是个'糖窟'，无奈之下，我们只好购买大量无添加糖食物来替换家中储备的大部分食物。通过仔细阅读营养成分表，我发现那些号称'无添加糖'的食物竟然含有比糖还可怕的成分。"含甜菊糖等天然甜味剂的产品、含少量添加糖（如麦芽糊精）的加工食品也应在排除之列。下列含添加糖和甜味剂的主食是你应重点关注的对象。

- 面包和小麦制品，如全麦面包、比萨等。
- 饼干等以谷物为主要原料的零食。
- 早餐麦片。
- 罐装酱料，如意大利面酱、炖肉酱料等。

- 调味料，如沙拉酱（包括牧场沙拉酱）、蛋黄酱等。
- 其他佐料，如番茄酱、烧烤酱、辣酱、腌黄瓜等。
- 涂抹酱，如花生酱、果冻、果酱等。带"天然水果"字样的果酱同样在排除之列，因为它们通常含浓缩果汁。
- 速食或冷冻食品，如冷冻比萨。
- 裹了面包屑的肉或碎肉，如鸡块、鱼条等。
- 加工肉类，如热狗、火腿、培根、香肠、蜂蜜烤火鸡肉等。
- 罐装食品，如焗豆、汤罐头（含麦芽糊精）等。
- 混合香料，如塔可调味料。
- 市面上销售的奶昔和水果饮料。
- 植物奶，如香草味豆奶、杏仁奶等。
- 风味酸奶等奶制品。
- 加糖果干，如蔓越莓干、樱桃干等。
- 格兰诺拉能量棒等"健康"的能量棒。
- 加糖风味水。
- 运动饮料、能量饮料、碳酸饮料。
- 水果风味饮料、巧克力混合饮料。
- 罐装果酱，如苹果酱。
- 预制意大利面、米粉。

虽然你没必要将所有含添加糖的食物统统丢弃，但需要熟知哪些食物中含有添加糖，并从现在开始将它们放到隐蔽的地方。有些家庭将含糖的罐装食品储存在应急包里，以应对地震或其他自然灾害，我们认为这是一种值得借鉴的做法。

第6步：制定个性化菜单

正所谓有备无患，提前对正餐和零食做好规划将大大降低"7天减糖生活挑战"的难度。你可以参考下列建议并根据实际情况拟订一个灵活的方案，确保家人最大限度地参与进来。考虑到不同的家庭情况和孩子的个体差异，本书提供的大部分食谱都可以根据个人需求进行调整。

首先请家人列出所有可选的早餐、午餐、晚餐和零食，并允许每人从中选择至少一种自己喜爱的早餐、午餐或晚餐。这有助于孩子掌握挑战的主动权，增强其参与意愿。你需要在正餐、零食和饮料方面与家人达成共识，然后制订一份"7 天减糖饮食方案"，以便检查全家人的执行情况。你可以挑选自己和家人钟爱的食物作为挑战的开始，并根据需要进行调整，也可以直接使用我们提供的示例方案。

为了降低难度，本书提供的部分食谱和饮食建议对于早餐、午餐和晚餐都适用，并允许你使用剩饭剩菜，以进一步节省时间。有时你甚至可以使用一些方便食品，但应在购买时仔细阅读产品标签，确保它们不含添加糖。此外，本书提供的食谱允许替换食材或重复使用食材。如果某个食谱受家人欢迎，你可以隔三差五地做给家人吃。

你可以参考下列食谱，开启"7 天减糖生活挑战"。

早餐

无糖食谱

- 篮中蛋
- 菠菜炒鸡蛋
- 简易煎蛋饼
- 钢切燕麦饭或奇亚籽布丁
- 懒人可丽饼
- 蓝莓香蕉松饼
- 苹果梅子松饼
- 水果酸奶

- 无添加糖格兰诺拉麦片和格兰诺拉薄饼
- 茴香风味馅饼

其他选项

- 炒鸡蛋、煎鸡蛋或煮鸡蛋等
- 吐司，搭配牛油果、鸡蛋泥、奶酪、烟熏三文鱼、鹰嘴豆泥、花生酱、坚果酱等
- 原味酸奶，搭配水果及（或）无糖麦片，如提子麦片
- 原味燕麦粥或其他全麦粥，搭配坚果、新鲜水果或果干
- 高蛋白或高膳食纤维奶昔

午餐

无糖食谱

- 简易煎蛋饼
- 懒人可丽饼
- 水果酸奶
- 大碗汤
- 哈罗米沙拉
- 豆腐味噌汤
- 大师烤菜

其他选项

- 无糖原味三明治，搭配鸡蛋、奶酪、火鸡肉、金枪鱼等
- 鹰嘴豆泥和皮塔饼
- 生蔬菜碎
- 新鲜水果，如浆果、葡萄等
- 全熟鸡蛋
- 前一天的晚餐

- 番茄、马苏里拉奶酪与罗勒烤串

晚餐

无糖食谱

- 大碗汤，搭配法老小麦或其他天然谷物

- 素食辣酱

- 豆腐味噌汤，搭配糙米

- 哈罗米沙拉

- 意大利面，搭配香肠和西蓝花

- 大师菜

- 茴香风味馅饼

- 懒人可丽饼

- 橘子照烧酱，搭配含蛋白质的食物

- 简易煎蛋饼

- 姜黄蔬菜炒饭

其他选项

- 架烤（或炉烤、煎）鸡肉、鱼肉或豆腐

- 蒸、煎或烤蔬菜

- 绿蔬沙拉或什锦沙拉，以食用油和醋（或其他无添加糖调味料）为调味

- 全麦意大利面

- 糙米等谷物

- 菜豆、扁豆等豆类

饮料选项

- 自来水

- 白开水或气泡水，使用黄瓜片、橘子片、浆果、薄荷、新鲜（或冷

冻）水果块（或片）调味

- 市面上销售的含天然增味剂的气泡水（不要选购含人工甜味剂的产品）
- 动物奶、无糖坚果、植物奶
- 茶或花草茶（冷热均可）

零食选项

无糖食谱

- 亚麻籽薄饼
- 香脆鹰嘴豆
- 咸葵花子
- 水果酸奶
- 脆烤紫甘蓝
- 免烤能量丸
- 胡萝卜马卡龙
- 免烤方块巧克力
- 天然水果冰棒
- 无糖格兰诺拉麦片和格兰诺拉薄饼

其他选项

- 毛豆
- 海苔
- 橄榄
- 奶酪
- 生蔬菜，搭配蘸酱
- 新鲜水果
- 苹果片，搭配坚果酱

- 坚果、爆米花

- 原味酸奶

- 全麦饼干，搭配鹰嘴豆泥或奶酪

- 吐司，搭配牛油果、花生酱、杏仁酱或奶酪

- 牛油果酱，搭配蔬菜片或全麦薯片

我的示例

	早餐	午餐	零食	晚餐
第×天 时间星期四 日期11月1日	无糖格兰诺拉麦片配原味酸奶	煎蛋饼、鹰嘴豆泥、胡萝卜条、全麦皮塔饼	咖喱风味鹰嘴豆零食、苹果片	意大利面、香肠、西蓝花

你的"7天减糖生活挑战"

	早餐	午餐	零食	晚餐
第1天 时间 日期				
第2天 时间 日期				
第3天 时间 日期				
第4天 时间 日期				
第5天 时间 日期				
第6天 时间 日期				
第7天 时间 日期				

饮料选择：将你计划选择的饮料列在下面

（示例：黄瓜片加味水）

1. _____

2. _____

3. _____

4. _____

5. _____

学员方案示例

　　这套方案原本是由一位三孩母亲制订的。尽管她的3个孩子尚且年幼——分别为4岁、7岁和10岁，但这位母亲成功完成了"7天减糖生活挑战"，这着实令人钦佩。她在制订饮食方案时并未使用我给出的标准工作表，而是基于自己的实际情况绘制表格。由此可见，制订饮食方案不必拘泥于形式，而是应将可行性放在首位。方案中的饮食主要以她熟悉的饮食为主，同时她还采纳了我们提供的无糖早餐建议。

早餐

- 工作日：1个煎蛋配半个牛油果及（或）吐司，或者吐司配花生酱。
- 周末：懒人可丽饼，搭配黄油煎香蕉片和适量杏仁酱。

外带午餐

- 酸面包配哈瓦蒂干酪（或其他奶酪）和意式熏火腿三明治，或皮塔饼配鹰嘴豆泥和蔬菜
- 黄瓜片、圣女果或橘子

晚餐

- 猪排配苹果、洋葱和香米饭
- 火鸡肉丸皮塔饼

- 奶油南瓜辣酱

- 上一餐剩余的猪排，搭配烤土豆和西葫芦

- 豌豆汤配法式面包

- 火鸡肉丸配大麦沙拉

- 绿番茄鸡汤

零食

- 生蔬菜（如甜豌豆）和水果、黄瓜和鹰嘴豆泥、香蕉或苹果配花生酱

- 懒人可丽饼

第 7 步：合理购物并储备食材

建议你提前购物，保持家中食材充足，以便随时随地按计划准备正餐和零食（你可能还需要多次去超市购买新鲜农产品）。建议在购物时带上孩子，并允许他们自行挑选零食和饮料。

在正式开始参加"7 天减糖生活挑战"前，你可根据本书的建议准备食材，并邀请孩子帮忙，因为这能大大增加他们尝试新食物的意愿。

第 8 步：监督进度，解决问题

每天结束时，与家人交流彼此的收获和遇到的问题。要求所有人填写每日评估表（详见下文），反思评估当日挑战的完成程度，并记录个人感受。如果孩子年幼，可在父母的帮助下填写表格，或者基于孩子的情绪和表现，直接由父母代为填写表格。

以下是你参加"7 天减糖生活挑战"时可能遇到的一些问题。

外出就餐或点外卖

在参加"7 天减糖生活挑战"期间，你可能无法在家中制作所有的食

物。但即使你外出就餐或点外卖，也不会影响方案的执行。你在点餐时应勇于提问，因为连锁餐厅通常会向顾客提供营养信息，甚至提供食材清单，你可以从这些信息中发现一些线索。小型独立餐厅更有可能自购食材制作特色美食，所以你可以向服务员、厨师询问更多的相关信息。一位参加挑战的母亲告诉我们："我女儿和丈夫这周非常想去我们经常光顾的墨西哥餐厅。起初我并不同意，但经不住他们的软磨硬泡，我给厨师打了个电话（由于我们是餐厅的常客，所以我和餐厅的厨师比较熟识），他向我介绍了我们常吃的菜肴的食材。令人惊讶的是，原来许多菜肴都可以选择无糖型。"

生日聚会等社交活动

有些父母可能担心参加"7 天减糖生活挑战"与孩子的某些社交活动相冲突。事实上，执行挑战和参加社交活动可以并行不悖，但你需要与孩子提前进行沟通，要求他们带一些无糖甜食参加生日聚会并与朋友分享，或者将蛋糕带回家，等挑战结束后再享用。你可能会惊讶地发现，在完成这项挑战后，蛋糕对孩子的诱惑力将大大降低。

校餐

父母很难了解学校提供的早餐和午餐的质量。如果有菜单，你可以提前帮助孩子选择饮食，并鼓励他们远离风味奶和果汁，不吃含糖酱汁的食物，如烧烤酱、照烧酱等。你可以与学校沟通，了解更多的饮食信息。此外，你还需要考虑是否为孩子准备零食或无糖甜食。有些家庭向我们反馈，在完成"7 天减糖生活挑战"之后，孩子养成了良好的饮食习惯。一个 4 岁的幼儿甚至告诉老师，他正在参加"7 天减糖生活挑战"。老师则根据孩子的要求替换了零食。

如果孩子在同龄人面前感到尴尬或难为情

孩子也有社交需求，也希望在饮食方面与朋友保持一致，这很正常。有些孩子害怕引人注目，性格腼腆或缺乏安全感的孩子尤其如此；有些则乐于标新立异，想要引领潮流。最了解孩子的永远是父母，父母有义务帮孩子适应新的生活方式。其中一种有效的方式是鼓励孩子多带零食，并将它们分享给朋友和其他好奇的孩子。这个小小的举动可能创造奇迹，为孩子赋能，使他们觉得自己是一个潮流的引领者。接下来，孩子班上同学的家长可能就要向你讨要食谱了。

如果孩子仍然不适应学校提供的午餐，建议你调整膳食方案。但这种调整是一项有意义的挑战，而不是令人痛苦的惩罚。如果孩子不愿意尝试新食物，请不要过分勉强。你可以为孩子提供一些经典的无糖饮食，比如胡萝卜条或奶酪条。如果孩子希望在饮食方面与同学保持一致，满足其要求即可。

头痛

头痛是常见的戒糖症状，尤其是参加"7天减糖生活挑战"的最初几天。如果孩子已经习惯了饮用含咖啡因的软饮料、茶或能量饮料，头痛症状可能为咖啡因戒断症状。此时应保证孩子饮水充足，有时小睡也能有效缓解症状，因为这有助于消除伴随头痛而来的疲劳。如果时间允许，你可以让孩子躺下休息。头痛时应避免接触电子产品。如果头痛极为严重，而且孩子年龄稍大，可以给他们喝一些不加糖的红茶或绿茶（冷热均可），因为茶含有少量咖啡因，有助于扩张血管，缓解头痛。

饥饿

如果本周的菜品中没有孩子平时爱吃的零食，他们可能感到没什么可吃的，或者直接拒绝你的新菜品。因此，建议你提前准备好他们爱吃且不含添加糖的零食，以备不时之需。

第9步：评估后续步骤

完成"7天减糖生活挑战"之后，可以与家人交流各自的体会，询问他们一周以来的感受。为了方便你召开评估会，我们特意设计了一个评估表，评估内容包括积极体验、消极体验和备注（详见后文）。召开家庭评估会至关重要，你可以通过评估判断家人对减糖生活的感受，并确定他们能够长期坚持的健康生活习惯。

你可以借着召开评估会的契机肯定家人勇于接受挑战、敢于尝试的精神，因为他们刚刚完成了一个令人自豪的壮举。即使他们在挑战期间并非总是圆满完成任务，但给予他们积极的肯定有助于后续工作的开展。

有时改掉一两个与吃糖有关的不良习惯也是一个壮举。几位与我们合作的父母分享了他们的成功经验。其中一位表示："我认为这项挑战是成功的，因为我家孩子现在已经改吃无糖花生酱，并没有任何抱怨。"另一位母亲帮女儿成功戒掉了果汁和奶昔："我们已经改掉了喝果汁和奶昔的不良习惯，这本身就是一个巨大的进步。我此前最大的成就是将孩子的果汁饮用量限制在每天一杯，并且用水稀释。但现在我只给他们提供一根香蕉或适量的苹果片。我女儿起初对这种做法十分抗拒，尤其是最初几天当我频繁地拒绝她的要求时，但后来她逐渐接受了新的饮食方式。后来，我建议孩子在家喝无糖版路易波士茶，这是孩子以前在星巴克必点的饮料。"

继续坚持

如果你计划继续坚持减糖生活方式，首先要考虑好下一步该做什么。你和家人目前面临的最大挑战是报复性进食，这会使你此前的所有努力毁于一旦。作为完成"7 天减糖生活挑战"的奖励，带孩子出去吃冰激凌或甜甜圈看似诱人，但这不利于巩固你和家人刚刚养成的健康生活习惯。你或许已经注意到，自己的情绪得到了积极改善，味蕾得到了重置，身体对糖也更加敏感。经过一周的努力，孩子的情绪更开朗，糖摄入量更少，并且孩子更乐于接受新食物。

请充分利用这次难得的转变，与过去的一切彻底告别，同时：

- 继续坚持一周，甚至更久。一些家庭发现他们已经完全适应了低糖生活，因此希望将挑战时间延长2~3周，甚至尝试挑战连续一个月不吃糖。对某些家庭而言，一周的挑战仅仅是个开始，一旦他们掌握了低糖生活的窍门并消除了摄糖渴望，长期坚持低糖生活方式并不难。所以他们希望将短期挑战变成长期习惯。

- 全家就长期坚持低糖饮食达成一致意见。有些家人可能希望继续保留参加"7天减糖生活挑战"期间加入的某些新食物。例如，你发现了一种自己特别爱吃的新面包，或者不含麦片、果汁的新早餐。

- 做好购物规划。一位母亲告诉我们："我家现在很少储存含糖食品，因为我不会购买它们，因此不需要将它们买回家后再做思想斗争。"更多的父母已经意识到，家庭才是养成低糖生活方式的最佳场所。

- 根据需要随时进行挑战，比如每月进行一次，每年进行一次，或者其他你认为家人需要改掉吃糖习惯的时刻。将行之有效的戒糖方式和家人的健康改善情况记录下来，以便为后续的挑战提供参考，从而取得更大的进步。

我们无意要求你永久戒糖，因为对大多数人而言，这是不现实的。但你可以通过某些策略取得更大的成效。瓦伦蒂娜告诉我们："我在继续参加'7天减糖生活挑战'时经常问自己一个问题：添加糖对我有什么好处？"吉娜表示："通过继续实施'7天减糖生活挑战'，我对食品中隐藏的糖有了更深入的了解，能够更从容地选择低糖饮食。而且我不再担心孩子参加生日聚会，因为他们有享受童年的权利，偶尔放纵一下反而有助于保持长期的饮食均衡。"这些父母对"7天减糖生活挑战"的意义进行了充分的诠释，我们深感欣慰。长期坚持减糖生活方式并不意味着剥夺和限制，我们提倡适时、适度的原则。坚持戒糖一周就可以帮助家人踏上健康之路。

记录自己的减糖生活历程

你可以使用下面的评估表记录自己在参加"7 天减糖生活挑战"期间的感受，并与家人讨论彼此的心得。所有家人都需要进行自我评估，年幼的孩子可以由父母代笔。你可能注意到，自己对糖的渴望开始减弱，精力开始增强。如果你在此期间遇到一些反复，也不必过分担心。当你逐渐习惯低糖食物和饮料后，对它们的态度也会发生转变。

日期	第1天	第2天	第3天	第4天	第5天	第6天	第7天
你今天对糖的渴望是否强烈？请在对应的方格内画"x"。							
十分强烈							
有些强烈							
不太强烈							
毫无渴望							
你感觉自己今天的精力如何？请在对应的方格内画"x"。							
精神十足							
精神尚可							
精神不佳							
无精打采							
你是否喜欢今天的饮食？请在对应的方格内画"x"。							
十分喜欢							
有些喜欢							
不太喜欢							
不喜欢							

记录自己的积极体验与消极体验

将自己每天的积极体验和消极体验记录在下面的表格中。例如，用水果为食物增加甜味属于积极体验，而强烈渴望吃冰激凌属于消极体验。此外，你还可以将自己的变化随时记录在备注栏中。

列举自己当天的经历			
	积极体验	消极体验	备注
示例	我今天能抵挡碳酸饮料的诱惑了。	我头痛，并且情绪不佳。	我的头痛症状在喝水后有所缓解。
第 1 天			
第 2 天			
第 3 天			
第 4 天			
第 5 天			
第 6 天			
第 7 天			

绘制戒糖路线图

完成挑战之后，回顾自己的经历，并用线条将自己的进度连起来。例如，你的摄糖渴望变化可能如下图所示，这说明你的努力卓有成效。你也可以用同样的方式标记能量水平和饮食偏好。

日期	第 1 天	第 2 天	第 3 天	第 4 天	第 5 天	第 6 天	第 7 天
你今天对糖的渴望是否强烈？请在对应的方格内画"x"。							
十分强烈	x	x					
有些强烈			x	x			
不太强烈					x	x	
毫无渴望							x

可与家人共同讨论的问题

1. "7 天减糖生活挑战"给你带来了哪些收获？随着时间的推移，你是否有了更多积极的变化？你的精力是否有所增强？你的情绪是否有所改善？孩子的课堂专注力是否有所改善？

2. 哪些措施的效果较好？哪些措施的效果较差？哪些措施比较容易执行？哪些措施难以执行？

3. 哪些事情给你留下了深刻的印象？

4. 你是否尝试了新的主食（每天吃的基本食物）？如有，请列举如下。

_____

_____

_____

_____

你是否打算用这些食物永久替代那些不健康食物？例如，你是否愿意继续购买不含添加糖的面包，或者将碳酸饮料替换为气泡水？

5. 你是否尝试过不含添加糖的新菜品？如有，请列举如下。

_____

_____

_____

_____

你的家人对该菜品的评价如何？你是否希望继续尝试？

6. 你是否尝试过新零食？如有，请列举如下。

_____

_____

_____

_____

你是否希望长期吃这些零食？

7. 你从这次挑战中获得了哪些经验、哪些教训？

8. 挑战已经结束，你认为哪些习惯最容易保持？你是否在某些方面做出了妥协？因为众口难调，有时你必须制订一个令全家人都满意的折中方案。当你决定向食物中添加糖时，能否减少糖的添加量？如果你的孩子过去习惯购买加糖冰茶，他们现在是主动要求减少糖的添加量（如要求完全不放糖或只放半包），还是继续坚持旧习惯？

如果你希望继续坚持"7 天减糖生活挑战"，是否愿意做出改变？

第九章
"28 天渐进式减糖挑战"

有些家庭能够顺利完成"7 天减糖生活挑战"，并取得令人满意的成效，但有些家庭却面临重重困难。对后者来说，渐进性地减少糖摄入是实现低糖生活的关键。有时候问题并不在于速度，而在于你能否切实减少糖摄入。"28 天渐进式减糖挑战"能帮你轻松适应改变。

这套方案有助于你评估家人的饮食情况，找到高糖饮食的来源，并逐渐减少你和家人的糖摄入。本章的技巧和方法有助于你替换全家食品和饮料，降低对糖的依赖，将糖的摄入量减至有利于孩子健康成长的理想水平。

那么如何判断渐进式减糖方案是否适合你和家人呢？

你的孩子挑食吗？很多父母之所以选择"28 天渐进式减糖挑战"，是因为他们的孩子在饮食方面极为挑剔。如果骤然戒除孩子爱吃的高糖食品并代之以健康的低糖食品，可能会引发他们强烈的抵抗情绪。而"28 天渐进式减糖挑战"允许你设定一些小目标，比如减少精加工格兰诺拉能量棒和饼干的食用次数，以相对缓和的方式实现目标。

骤然戒糖容易引发强烈的抵抗情绪，如果家人嗜糖成瘾，采取渐进式减糖方案可能更为稳妥。通过参加"7 天减糖生活挑战"直接戒除含糖饮料和食物可能会给家人带来困扰，甚至引发暴饮暴食。相比之下，"28 天渐进式减糖挑战"允许你在相对较长的一段时间内以缓慢的方式降低孩子对碳酸饮料、含糖酸奶、果味零食、含糖麦片和夜间甜点的依赖。

你的家人是否有夜间吃甜食的习惯且难以改掉？如果吃饭成了一场甜食争夺战，那么"28 天渐进式减糖挑战"将有助于结束这场纷争。与其直接强制孩子晚上不吃冰激凌、饼干和糖果，不如逐渐引入健康的替代品，或者每周只允许孩子晚上吃 1~2 次甜食。

你平时生活忙碌吗？如果看一眼家庭日历，想必大多数人都会给出肯定的答案。如果你平时忙于工作，孩子也要上课与参加课外活动，"28 天渐进式减糖挑战"可能更适合你。而且这项渐进式方案允许你在特定的时段食用添加糖。

"28 天渐进式减糖挑战"与"7 天减糖生活挑战"的区别还包括：

- "28 天渐进式减糖挑战"并不要求你像参加"7 天减糖生活挑战"那样杜绝一切含添加糖的食物。你可以一边从容地将冰箱和储藏室内的食品吃完——即使其中有些含添加糖，一边逐步减少不健康食物的食用量。

- "28 天渐进式减糖挑战"不设置严格的行为准则，你可以按照自己的方式逐步减少糖的摄入，可以一次只减少一种添加糖来源。相较于一次杜绝所有含糖食物，这对一些家庭而言更易于接受。两种方案如何选择取决于你和家人。

- 如果家人无法就饮食问题达成一致意见，家中负责采购和做饭的人不妨采用瞒天过海的方式完成食材替换。课业忙碌或不谙世事的孩子甚至可能不会注意到你已经悄悄改变了日常饮食。你则最终收获胜利的果实。

如果你负责准备饭菜，那么你必然对全家人的饮食好恶和某种食物是否含糖了如指掌。如果你决定尝试"28 天渐进式减糖挑战"，可以根据家人的饮食偏好制订一套个性化方案。每个家庭的具体情况不同，最终目标也不尽相同。无论你制订何种方案，确保你和家人远离含糖食物都是"28 天渐进式减糖挑战"的重要目标。

"28 天渐进式减糖挑战"方案的实施步骤

这项"28 天渐进式减糖挑战"共包含 6 个步骤，由于过程相对缓慢，你在实施时有更大的选择余地。

1 确定方案的实施方式

2 识别常见的含糖饮食

3 制定目标

4 规划步骤

5 跟踪进度

6 总结与反思

第 1 步：确定方案的实施方式

"28 天渐进式减糖挑战"方案的实施方式可以分为两种。你可以先向家人暗示，表明你希望减少糖摄入量的意愿，你将听取他们的意见，然后根据他们的意见决定是光明正大还是"瞒天过海"地实施。

光明正大地实施

如果家人一致同意减少糖摄入，可以选择一个合适的时间，全家人一起制订一个详细的方案。孩子同样可以参与方案的制订，因为这有助于增强他们的参与意愿，有助于方案的成功实施。不要低估孩子的理解能力。有一对父母曾试图向两个孩子解释减糖的意义，却惊讶于孩子的深刻见解，孩子说："这有助于我们健康长寿。"

> ### 找到家人的"糖满足点"
>
> 　　为了促进方案的顺利实施，建议在初次家庭会议上确定每个家人的"糖满足点"。家人的"糖满足点"通过品尝含糖量不同的饮料（如果汁、酸奶等）来确定。你可以在方案实施时进行一次全家甜味偏好实验，并在方案结束时再进行一次，判断全家人的"糖满足点"是否向更健康方向发生了变化。

瞒天过海地实施

　　也许你的孩子尚且年幼，不谙世事；也许孩子或伴侣无法接受你的意见。为了避免冲突，你可以悄悄做一些有益家人健康的改变。如果你负责食材采购和做饭，可以悄然完成食材的替换，家人可能根本不会注意到这些变化。

　　显然瞒天过海的方式不止一种。例如，不再购买曲奇，按照无糖食谱制作替代甜点；用水稀释橙汁，以降低其甜度；1~2周内不买果汁，而是在早餐吃切片的橙子。这些方法虽然有"欺骗"之嫌，却能有效减少家人的糖摄入。既然你控制着家中的采购和做饭"大权"，买什么和做什么完全由你说了算。

第2步：识别常见的含糖饮食

　　你和家人平时最爱吃的甜食是什么？例如，你的8岁的孩子最爱吃能量棒，你的伴侣每天爱喝无糖汽水，这些就是我们所说的"常见含糖食物"。它们可能就是你家日常饮食中最大的糖或甜味剂来源。"28天渐进式减糖挑战"并不要求你将家中的常见含糖食物统统丢弃，但你要熟知它们是什么，以便做出明智的选择。为了方便识别，我们特意将常见的含糖食物列举如下。

常见的含糖早餐

- 加糖麦片或燕麦粥

- 加糖酸奶

- 格兰诺拉能量棒

- 果酱吐司

- 糖浆煎饼或糖浆华夫饼

- 糕点或松饼

常见的含糖饮料

- 碳酸饮料

- 无糖汽水等无糖饮料

- 运动饮料

- 能量饮料

- 加糖茶、加糖咖啡

- 果汁和果汁饮料（包括 100% 纯果汁）

- 椰汁

- 维生素水等加糖水

- 奶昔

- 风味奶

常见的含糖零食

- 格兰诺拉能量棒

- 加糖酸奶

- 果味零食

- 盒装果汁

- 曲奇或全麦酥饼

- 什锦果仁糖或加糖果干（如蔓越莓干）

- 含添加糖的涂抹酱，如花生酱

- 果冻或果酱

- 面包和午餐肉

- 糖果

- 布丁或果冻

常见的含糖晚餐

- 含照烧酱

- 含意大利面搭配含添加糖的酱汁

- 含烧烤酱或番茄酱

- 含沙拉酱等调味料

- 冷冻食品或包裹面包屑的肉，如鸡块、鱼条等

- 焗豆

- 汤罐头

- 含混合香料，如塔可调味料

常见的含糖甜食

- 糖果

- 巧克力

- 冰激凌等冷冻甜食

- 甜馅饼、饼干、布朗尼等

如欲找出家中的含糖食物，请抽时间填写下方我们设计的含糖饮食表。为避免遗漏，请你在填写表格时仔细清点冰箱和食品储藏室中的食物。家人共同参与有助于集思广益，发现更多的含糖食物。如果孩子也参与填表，你可能需要帮助并提醒他们不要有所遗漏，包括他们在咖啡店买的饮料、在餐厅点的餐食、在学校吃的食物等。这些食物和饮料的含糖量可以在产品包装、餐厅或咖啡店官网上查到。但在计算时应乘以相应的食用分量，

因为多份食物的累计含糖量可以达到惊人的水平。如果你正瞒着家人替换饮食，则需要亲自记录所有家人经常食用的含糖食物。虽然你可能不了解家人在其他场所的饮食情况，但这并不妨碍你填写表格。

填好表格后，将所有食物的含糖量相加，计算出摄糖总量。你的长期目标是将摄糖总量降至日建议摄入量。为便于查阅和计算，我们设计了家庭摄糖指南。但你计算出的结果并非精确值，因为有些食品和饮料含有天然糖（非添加糖），如酸奶或牛奶中的乳糖。尽管如此，统计家人的糖摄入量信息依然能为你制订减糖方案提供指导。

计算糖摄入量时请注意，食品标签和日建议摄入量均以"克"为单位，但我们希望你将"克数"换算为"茶匙数"，以便更直观地反映你和家人的糖摄入量。"克数"与"茶匙数"的换算比约为1:4。

_____的糖摄入量（在横线处填写家人姓名）

类别	名称	添加糖的类型	每份含糖量	每周摄糖次数	每周糖摄入总量
早餐					
饮料					
零食					
晚餐					
甜点					
糖摄入总量					_____克/周 _____克/日 _____茶匙/日

家人糖摄入量计算示例（13 岁男孩）

类别	名称	添加糖的类型	每份含糖量	每周摄糖次数	每周糖摄入总量
早餐	夹心米酥	糖（蔗糖）	4 克 /1.25 杯	3 次	12 克
	克鲁伊茨（Krusteaz）原味煎饼配 1/4 杯枫糖浆	糖（蔗糖）和枫糖浆	5 克 /0.2 杯（3 张直径 10 厘米的煎饼）+47 克枫糖浆 =52 克	1 次	52 克
	吐司配思慕克草莓酱、非转基因有机谷物种子面包	甘蔗糖、高果糖玉米糖浆、糖	4 克 / 片吐司 +12 克 / 茶匙果酱 =16 克	3 次	48 克
	巧克力牛奶或地平线（Horizon）有机奶	有机甘蔗糖	22 克 /237 毫升（1 盒）	5 次	110 克
饮料	胡椒博士饮料	高果糖玉米糖浆	40 克 /355 毫升（1 罐）	3 次	120 克
	无糖火龙果维生素水	赤藓糖醇、甜叶菊提取物	0	3 次	0
	纯果乐（Tropicana）100% 加钙橙汁（无果肉）	果汁（含多种糖）	22 克 /237 毫升	4 次	88 克
	蜂蜜茶 / 糖茶（自制）	蜂蜜或糖	2 茶匙（8 克）/ 杯	3 次	24 克
零食	小熊饼干	糖、葡萄糖、蜂蜜、麦芽糖	7 克 / 包	4 次	28 克
	天然谷（Nature Valley）燕麦和蜂蜜格兰诺拉能量棒	糖、蜂蜜、黑糖浆	11 克 /2 根（1 包）	4 次	44 克
	优诺（Yoplait）草莓猕猴桃酸奶	糖	19 克	5 次	95 克
	威氏（Welch'）果味零食什锦水果零食	玉米糖浆、浓缩葡萄汁	11 克 / 小袋	5 次	55 克
	非转基因有机谷物种子面包	甘蔗糖	4 克 / 片	7 次	28 克

类别	名称	添加糖的类型	每份含糖量	每周摄糖次数	每周糖摄入总量
晚餐	帕戈（Prego）传统意面酱	糖	9 克 /0.5 杯	1 次	9 克
	吉野家照烧鸡排饭	糖	16 克	1 次	16 克
	源氏（Genji）加利福尼亚州卷寿司	糖	14 克 /6 片	1 次	14 克
甜食	软糖	糖、转化糖、玉米糖浆	31 克 /7 颗	2 次	62 克
	布雷耶（Breyers）巧克力薄荷冰激凌	糖、玉米糖浆	16 克 /0.5 杯	2 次	32 克
	奥利奥（Oreo）曲奇饼	糖、高果糖玉米糖浆	14 克 /3 块	2 次	28 克
	巧克力布朗尼	糖	33 克 /1 个直径 10 厘米的布朗尼	1 次	33 克
糖摄入总量					898 克糖 / 周 128 克糖 / 日 32 茶匙糖 / 日

家庭摄糖指南

为每个家人制订一套简单明了的摄糖指南，并将其打印出来，贴在明显位置。

家人的姓名和年龄	最大建议糖摄入量
	克 / 日　茶匙 / 日
	克 / 日　茶匙 / 日
	克 / 日　茶匙 / 日

		克 / 日	茶匙 / 日
		克 / 日	茶匙 / 日
		克 / 日	茶匙 / 日

第3步：制定目标

你可以基于常见含糖食物确定家人的最大糖来源，并利用这些信息为"28天渐进式减糖挑战"方案制定4个具体目标。根据饮食类别制定目标有助于降低挑战的难度。

挑战目标可以针对整个家庭，也可以针对特定的家人。如果你准备瞒着家人实施"28天渐进式减糖挑战"，应专注于自己能掌控的方面。如果全家人一致同意参与挑战，可以设定一个总目标，每个家人也可以自行制定目标。

早餐减糖目标

- 将高糖麦片替换为低糖型。

- 将果汁替换为完整鲜果或水果块。

- 增加蛋白质和膳食纤维的摄入。

- 将松饼等传统烘焙食品替换为无糖食品（详见食谱）。

- 引入新的早餐，如简易煎蛋饼、菠菜炒鸡蛋配甘薯吐司、钢切燕麦饭、蓝莓香蕉松饼、苹果梅子松饼、懒人可丽饼等。

饮料减糖目标

- 外出就餐时尽量避免点碳酸饮料。如果确实想喝，可减少续杯次数，多加冰。

- 购买低糖饮料，逐渐要求咖啡店将饮料的甜度降至75％、50％，直至降至25％。

- 将果汁替换为整个水果。

- 就餐时只喝水，将水作为默认饮料。

- 购置水过滤器或水壶，冰箱中常备白开水，就餐时端上餐桌以便随时饮用。

午餐或零食减糖目标

- 将花生酱和果冻三明治替换为原味无糖花生酱和香蕉（或替换为无糖三明治）。

- 自制无糖零食，如格兰诺拉薄饼、香脆鹰嘴豆、免烤能量丸等，作为孩子的课后零食。

- 购买不含添加糖或只含果干的市售产品，如坚果、奶酪、能量棒等。

晚餐减糖目标

- 做好饮食规划，增加在家做饭的次数，避免频繁外出就餐导致糖摄入过量。

- 将意面酱等市售酱料替换为不含添加糖的产品（自制、购买均可），如无糖意面或比萨酱。

- 用更多的蔬菜替代含糖食物。

甜食减糖目标

- 将甜点的食用频率降至每周 1~2 次。

- 减少分量，如用小号盘子盛放甜食。

- 只允许孩子周末吃糖。

- 将甜食替换为健康替代品，如坚果、无糖果干等。

你和家人最希望在哪些方面做出改变？请填在后文中的横线上。挑战目标应简单明确，易于实现。如果条件允许，应尽量将挑战目标量化。如果你计划减少孩子的课后零食，可将食用分量或每周吃零食的天数进行量化。

如果你计划减少果汁的饮用量，可将果汁稀释前的容量或早餐时饮用果汁的杯数加以量化。你可参照上文的"家人糖摄入量计算示例"确定孩子的**糖摄入量**。该示例中 13 岁男孩的日糖摄入量约为 128 克（32 茶匙），是该年龄段儿童日建议糖摄入量上限的 5 倍。如果男孩希望减少糖摄入量，可以从下列方面入手。

目标 1 ——早餐：逐步将巧克力牛奶替换为普通牛奶或自制巧克力牛奶；逐步将含糖麦片替换为无糖或低糖产品；吃吐司和煎饼时，逐步减少果酱和枫糖浆的用量，或只在周末食用，其他时间用坚果酱或香蕉片代替。

目标 2 ——饮料：逐步稀释苹果汁或橙汁，直至将其完全替换为白开水或苹果片、橘子片等新鲜水果；将胡椒博士饮料替换为无糖风味饮料。

目标 3 ——午餐或零食：将含糖饼干、果味零食等包装产品替换为自制零食，如什锦果仁、免烤能量丸等。

目标 4 ——甜点：逐步将软糖的食用频率由每周 2 次降至每月 1 次，并将其替换为无糖甜食，如天然水果冰棒、免烤方块巧克力等。

消除几个最大的添加糖来源可以显著减少你和家人的日平均糖摄入量。仍然以上文的 13 岁男孩为例。如果能够逐步杜绝巧克力牛奶、橙汁、胡椒博士饮料、果味零食和软糖，其日平均**糖摄入量**将从 128 克（32 茶匙）减少至 64 克（16 茶匙），这相当于每周少吃约 112 茶匙糖。尽管这个男孩的**糖摄入量**仍然高于该年龄段儿童的日建议摄入量上限，但他已经朝健康的方向迈出了一大步。对这种极端的案例，我们建议重复实施"28 天渐进式减糖挑战"，直至实现减糖目标。

待"28 天渐进式减糖挑战"结束时，你和家人的糖和低热量甜味剂摄入量将大大减少。但这项挑战的根本目的并非完全戒糖，而是在不使用低热量甜味剂的情况下，将糖摄入量控制在理想水平。如果你和家人面临的问题较多，而 28 天的时间不足以完全消除添加糖的来源，可以尝试进行多次挑战。

"28 天渐进式减糖挑战" 目标

请为 "28 天渐进式减糖挑战" 列出 4 个目标，可以是个人目标，也可以是家庭目标。

1. _____

2. _____

3. _____

4. _____

第 4 步：规划步骤

明确挑战目标后，可以通过两种方式实现，即逐步达成目标和逐周达成目标。你和家人可以基于实际情况自行选择。

逐步达成目标

你不必在方案实施之初就强迫孩子彻底放弃他们喜爱的甜食，而是允许他们循序渐进地减少甜食的食用量，如逐步稀释含糖饮料、逐步替换含糖食物等。以下是两种方法的示例。

常见含糖食物	第 1 周 第 1 步	第 2 周 第 2 步	第 3 周 第 3 步	第 4 周 达成目标
早餐目标				
巧克力牛奶	3/4 份巧克力牛奶混合 1/4 份原味奶	1/2 份巧克力牛奶混合 1/2 份原味奶	1/4 份巧克力牛奶混合 3/4 份原味奶（或自制巧克力牛奶）	原味牛奶（或自制巧克力牛奶）
吐司和果酱	减少果酱的使用量	进一步减少果酱的使用量，同时添加花生酱或坚果酱	使用坚果酱或花生酱，同时添加香蕉片或葡萄干	添加蛋白质或健康脂肪，如西西里干酪、硬干酪片、牛油果、花生酱、坚果酱等
高糖麦片	3/4 份高糖麦片混合 1/4 份自选原味麦片	1/2 份加糖麦片混合 1/2 份原味麦片	1/4 份加糖麦片混合 3/4 份原味麦片，搭配新鲜水果（可选）	无糖麦片，搭配新鲜水果（可选）

常见含糖食物	第1周 第1步	第2周 第2步	第3周 第3步	第4周 达成目标
早餐果汁	3/4 杯果汁混合 1/4 杯水	1/2 杯果汁混合 1/2 杯水	1/4 杯果汁混合 3/4 杯水	水或无糖花草茶
午餐目标				
花生酱和果冻三明治	减少果冻的使用量	花生酱三明治，搭配香蕉片	原味花生酱三明治	自选三明治，如牛油果奶酪三明治、金枪鱼三明治、火鸡三明治等
3 块奥利奥曲奇	2 块奥利奥曲奇	1 块奥利奥曲奇和 1 块免烤方块巧克力	2 块免烤方块巧克力或 2 个免烤能量丸	1 块免烤方块巧克力或 1 个免烤能量丸
果倍爽（Capri Sun）果汁饮料，未稀释	3/4 份果汁混合 1/4 份水	1/2 份果汁混合 1/2 份水	1/4 份果汁混合 3/4 份水	水
晚餐目标				
意大利面配含糖面酱	3/4 份面酱混合 1/4 份番茄酱，或者使用不含添加糖的市售面酱	1/2 份面酱混合 1/2 份番茄酱，或者使用自选无糖面酱	1/4 份面酱混合 3/4 份番茄酱，或者使用自选无糖面酱	无糖意面或比萨酱或市售无糖面酱
照烧鸡排饭	将普通照烧酱的用量减至 3/4	将普通照烧酱的用量减至 1/2	将普通照烧酱的用量减至 1/4	使用橘子照烧酱或其他不含添加糖的腌泡汁 / 调味汁
快餐配碳酸饮料	将碳酸饮料的摄入量减至 3/4（可直接减少饮用量，或者使用苏打水稀释）	将碳酸饮料的摄入量减至 1/2（可直接减少饮用量，或者使用苏打水稀释）	将碳酸饮料的摄入量减至 1/4（可直接减少饮用量，或者使用苏打水稀释）	将碳酸饮料完全替换为苏打水（或气泡水）混合柠檬 / 酸橙汁（可选），或者直接替换为白开水
零食目标				
果味零食或软糖（1 包）	3/4 包零食 +1/2 杯新鲜浆果或葡萄	1/2 包零食 +3/4 杯新鲜浆果或葡萄	1/4 包零食 +3/4 杯新鲜浆果或葡萄 +1 把坚果	1 杯浆果或葡萄 +1 把坚果
格兰诺拉能量棒	3/4 根格兰诺拉能量棒 +1/4 杯自制什锦果仁（不含添加糖）	1/2 根格兰诺拉能量棒 +1/2 杯自制什锦果仁	1/4 根格兰诺拉能量棒 +1/2 杯自制什锦果仁	3/4 杯自制什锦果仁或格兰诺拉薄饼

常见含糖食物	第1周 第1步	第2周 第2步	第3周 第3步	第4周 达成目标
果味酸奶	3/4 杯果味酸奶混合 1/4 杯原味酸奶	1/2 杯果味酸奶混合 1/2 杯原味酸奶	1/4 杯果味酸奶混合 3/4 杯原味酸奶	1 杯原味酸奶，搭配新鲜水果片或浆果
甜点目标				
每晚食用1次	每隔1晚食用1次	每隔3晚食用1次	每隔4晚食用1次	每周1次
每次吃一整包	3/4 包	1/2 包	1/4 包	替换为无糖甜点

逐周达成目标

你也可以以周为单位实现目标，如下表。

	第1周	第2周	第3周	第4周
目标1	改变饮食	巩固成果	巩固成果	巩固成果
目标2	保持不变	改变饮食	巩固成果	巩固成果
目标3	保持不变	保持不变	改变饮食	巩固成果
目标4	保持不变	保持不变	保持不变	改变饮食

莱斯利来自美国俄勒冈州，家中有两个孩子，一个 12 岁，一个 9 岁，她和家人共同参加了"28 天渐进式减糖挑战"。莱斯利和丈夫向孩子解释了这项挑战的内容和目的，全家人以周为单位共同制定了 4 个目标。完成挑战后，糖摄入量均有所减少。以下是莱斯利一家的挑战方案：

第 1 周（早餐）：将全家最爱喝的红糖燕麦粥替换为自制低糖燕麦粥，将雷氏早餐麦片和迷你麦脆替换为原味麦圈和无糖吉克斯麦片。

第 2 周（饮料）：杜绝所有果汁和碳酸饮料。逐步消除食品储藏室中的含糖食物。莱斯利表示："我们此前一直喝无糖果汁气泡水，虽然这种饮料以无糖为卖点，但实际上却含有三氯蔗糖。除此之外，我们偶尔还会喝一小罐雪碧、可口可乐或苹果汁。等家中储备的含糖饮料喝完了，我们便不再买了。"

第3周（零食）：将格兰诺拉能量棒和果味零食替换为水果和坚果。

第4周（甜点）：限制孩子晚上吃甜食的次数，只允许周末食用。

第5步：跟踪进度

当你进行这项为期4周的挑战时，可每周抽出时间记录一家人的进展，比如询问孩子参与挑战的感受。如果这项挑战是瞒着家人进行的，可以观察是否有人注意到你减少了饮料的分量，或者没有买他们爱喝的碳酸饮料。使用后文中的每周反思表记录自己的想法和观察到的现象，同时探索新的减糖方式。如果全家人共同参与挑战，可以要求年龄稍大的孩子和成年家人分别记录挑战的进度。

第6步：总结与反思

完成挑战后，需要做一次总结，并进行一项家庭实验，以检测你和家人的口味是否发生了变化。经过4周的不懈努力，你和家人可能已经爱上了稀释后的饮料和甜度较低的食物，你们的"糖满足点"（或甜味偏好）也会发生变化——孩子的糖摄入减少，摄糖渴望也逐步减轻。

你还可以观察家人是否养成了新的习惯。家人可能告诉你，他们前两周可能遇到了饮食选择困难，但到了挑战的后期，他们发现自己已经爱上了低糖饮食。你会发现自己在"28天渐进式减糖挑战"中养成的新习惯已经给整个家庭带来了长期变化，因为你已经帮家人减少了常见高糖食物的摄入量，甚至完全戒除了它们。

一旦家人适应了低糖饮食，下一步便是巩固成果。有些家庭发现，他们能够轻松坚持在"28天渐进式减糖挑战"期间养成的大部分习惯，因为他们已经逐渐适应了这些变化。得益于情绪和能量水平的改善，他们感到自己坚持健康饮食的劲头更足了。更重要的是，有些积极参与挑战的孩子成了家庭健康饮食的倡导者，甚至主动要求父母选择低糖食品。

以下是完成"28天渐进式减糖挑战"的部分父母发来的反馈：

"我们将继续坚持减糖生活方式，尽管有些变化看起来微不足道，但孩子的睡眠质量和身心感受均得到改善。他们能够精力充沛地度过每一天，不再像过去那样频繁地出现精神崩溃。孩子似乎很乐意改变自己的饮食，这可能是因为他们已经长大，能够理解减少糖摄入的益处以及父母要求他们这么做的原因。乔治以前有严重的焦虑症，但自从养成减糖生活习惯后，他的症状也有所减轻。"

"我们已经成功减少了燕麦棒和风味酸奶的食用量。虽然我允许孩子偶尔吃一次燕麦棒，但它已经不是常吃的早餐或主食，而是一种限制食用的甜食。低糖生活方式的影响体现在方方面面，比如家中不再囤放大量的含糖食物，而且我对糖的渴望也减轻了。我很庆幸12岁的儿子也参与了这项挑战，现在我已经很少干预他的饮食了。令我欣慰的是，儿子已经养成了阅读食品营养成分表（含糖量）的习惯。"

"完成挑战之后，截至目前孩子的表现一切正常，他能够继续坚持健康饮食。他每天会吃不少水果，并乐意带着白开水去上学。自完成挑战以来，我已经不记得他有多久没吃曲奇、蛋糕等甜食了。上个周末我和儿子去超市购物。我习惯性地来到饮料区，将健怡可乐放进购物车。但他的反应大大出乎我的意料，他问：'妈妈，你为什么要买可乐？'于是，我尴尬又欣慰地将可乐换成了气泡水。"

你是否希望在"28天渐进式减糖挑战"的基础上更进一步？当一家人养成减糖生活习惯后，你可能会发现，即使不再严格执行"28天渐进式减糖挑战"的各项要求，你和家人也能轻松保持减糖生活方式。但如果你是个喜欢照章办事的人，按部就班地重复挑战也未尝不可。你可以制定新的目标，也可以继续坚持既有目标。此外，你还可以偶尔参加"7天减糖生活挑战"，以改变家人的饮食习惯，尤其是在假期结束之后。但无论采取哪种方式，你都已经取得了一定的成效。通过为孩子打造减糖的生活环境，你不但改善了他们的健康状况，而且培养了他们做出健康选择的能力。

每周反思表

姓名：　　　　　　　　　　年龄：

第 _____ 周（填写1~4）

我在本周的 4 个目标是：

1. _____

2. _____

3. _____

4. _____

　　进行每周反思是为了更好地实现目标，反思内容包括你尝试过的食谱、做出的改变、提出的建议等。你可以每天记录一次，也可以每周记录一次。

我发现自己的精力水平：

- 有所下降

- 毫无变化

- 有所提升

- 显著提升

我发现自己的情绪：

- 比平时更差

- 毫无变化

- 有所改善

- 显著改善

我希望为本周的成绩打 _____ 分（由低到高，分值为 1~5）

家庭实验

确定"糖满足点"

这项"糖满足点"实验原本是研究人员用于检测受试者甜味偏好的。我们对它进行了修改，以方便你和家人更清晰地了解自己的"糖满足点"。

我们的目标是判断减少饮食中的含糖量是否有助于重置你的"糖满足点"，确保你能以更安全、更健康的方式享受含糖量较低的饮食。你可以在实施"28 天渐进式减糖挑战"方案前后分别做一次"糖满足点"实验，以确定自己的甜味偏好是否有所变化。你和孩子可能会惊讶地发现，自己能够如此迅速地适应低糖饮食。即使年仅 3 岁的幼儿也可以全程参与挑战，包括购物、制订方案、测试口味和讨论结果。

● 第 1 步：选择实验产品

选择一种含糖饮料（如你和家人爱喝的碳酸饮料、苹果汁、柠檬水、运动饮料等）或不含添加糖或低热量甜味剂的原味酸奶。

● 第 2 步：准备实验

如果进行饮料"糖满足点"实验，你需要准备至少 3.5 杯（约 828 毫升）饮料，并用白开水或原味气泡水稀释饮料。我们建议使用气泡水稀释碳酸饮料，因为二者均含碳酸。准备 6 个杯子或玻璃器皿，并贴上编号 1~6。

如果进行酸奶"糖满足点"实验，你需要准备 3 杯（约 769 毫升）原味酸奶和 1 小瓶枫糖浆，同时准备 6 个小型容器，并贴上编号 1~6。

根据下列表格准备样品。

饮料"糖满足点"实验

编号（甜度等级）	稀释程度	含糖饮料用量	水或气泡水用量
1（甜度最低）	75%	1/4 杯	3/4 杯
2	67%	1/3 杯	2/3 杯
3	50%	1/2 杯	1/2 杯
4	34%	2/3 杯	1/3 杯
5	25%	3/4 杯	1/4 杯
6（甜度最高）	0%	1 杯	无

酸奶"糖满足点"实验

编号（甜度等级）	酸奶用量	枫糖浆用量
1（甜度最低）	1/2 杯	无
2	1/2 杯	0.5 茶匙
3	1/2 杯	1 茶匙
4	1/2 杯	1.5 茶匙
5	1/2 杯	2 茶匙
6（甜度最高）	1/2 杯	2.5 茶匙

将本章最后（见第 222 页）的评价表复印并发给全家人。

● 第 3 步：挑战前实验

要求每个家人品尝 1 小口或 1 勺样品，从甜度最低的品种开始。挑战前实验的目的是确定你和家人能够接受的最低甜度。如果孩子年幼，可由家长辅助完成实验并填写结果。完成实验后，将结果妥善保存，以便与挑战后的实验结果进行对比。

● 第 4 步：回答实验问题

1. 你能接受的最低甜度等级值是多少（用 1~6 表示）？该数值即为你

的挑战前实验"糖满足点"。

2. 家人的实验结果对比：

    a. 谁的"糖满足点"最高？

    b. 谁的"糖满足点"最低？

    c. 你是否发现了某种规律？例如，家人的甜味偏好是否因性别或年龄而异？孩子的"糖满足点"？

    d. 每个家人的"糖满足点"是多少（能够接受的最低甜度等级）？

3. 实验结果是否出乎你的预料？

●第 5 步：挑战后实验

在"28 天渐进式减糖挑战"结束之后进行实验（请勿查看挑战前实验的结果，以免使挑战后实验产生偏差），将实验结果与挑战前实验结果进行对比。

●第 6 步：回答实验问题

1. 家人"糖满足点"在挑战后实验中是否发生了变化？如果是，变化程度如何？

2. 家人"糖满足点"是否有所降低？

3. 你个人的"糖满足点"是多少，较挑战前实验是否有所变化？

4. 你对这段经历有什么感想？实验结果是否会改变你未来的饮食？

适合进行"糖满足点"实验的其他食物

你还可以对这项实验进行改变，用于测试你和家人常吃的其他含糖食物。

- 燕麦粥，含不等量的蜂蜜、红糖或枫糖浆

- 热巧克力，含不等量的饮料粉

- 茶或咖啡，含不等量的添加糖或甜味剂

- 自制烘焙食品，含不等量的糖或甜味剂

- 巧克力棒，含不同百分比的可可粉（如35％、50％、70％、85％等）

满足点评价表
挑战前实验或挑战后实验（选其一）

家人			饮料"糖满足点"实验 勾选自己能够接受的最低甜度等级（1为最低，6为最高）					
姓名	年龄	性别						
			1	2	3	4	5	6
			1	2	3	4	5	6
			1	2	3	4	5	6
			1	2	3	4	5	6
			1	2	3	4	5	6
			1	2	3	4	5	6
酸奶"糖满足点"实验 勾选自己能够接受的最低甜度等级（1为最低，6为最高）								
			1	2	3	4	5	6
			1	2	3	4	5	6
			1	2	3	4	5	6
			1	2	3	4	5	6
			1	2	3	4	5	6
			1	2	3	4	5	6

第十章

巩固成果：发起减糖生活运动

读到此处，想必你已经开始了自己的减糖生活之旅。但如何应对孩子每天面临的饮食环境是一个社会性问题。糖无处不在，而健康的选择却相当有限。食品生产商不但利用了消费者的认知盲区，更深谙儿童嗜吃甜食且会越吃越多的事实。美国并非唯一受高糖饮食困扰的国家，这已经成了一个严重的全球性问题。研究人员基于 2014 年的数据预计，成年人的肥胖症每年为全球造成近 2 万亿美元的经济损失，这相当于全球生产总值的 2%。相较于艾滋病，肥胖症、心脏病和阿尔茨海默病等疾病对全球的威胁更大。世界卫生组织 2018 年发布的一份报告称："患肥胖症的学龄儿童和青少年人数在过去的 40 年中增加了 10 倍以上。"这份报告还断言："成年人患肥胖症是导致全球健康状况恶化和早亡的主要风险因素。"

有研究预计，35 岁前患肥胖症的儿童比例将高达 57%。换言之，如今一半以上的幼儿都面临此风险。

糖摄入过量是一个社会性问题。我的同事和相关领域的专家均认为，医学界和科学界应联合起来，共同推动人类的饮食变革。面对如此严峻的形势，我们该采取哪些应对措施呢？以下是我们提出的一些建议。

提高含糖饮料的价格

政府已经花费了大量的时间、金钱和精力制定政策，并对含糖饮料等产品征税，以减少相关产品的消费量。税收政策一定程度上遏制了烟草和酒的消费量，但究竟征多少税才能有效控制糖消费量，目前业界尚未达成一致意见。我们认为，将含糖产品的税率升至10%~20%很有必要。如果税金被用于支持健康项目，我们还能得到额外的好处。

2015年，美国加利福尼亚州伯克利在美国首先推行含糖产品税收政策，该政策也是最成功的政策之一。不同于直接向消费者或零售商征税，这项政策的征税对象为与饮料制造商签订合约的企业，税率为1美分/液量盎司（约30毫升）。征税范围包括含糖碳酸饮料和能量饮料，以及含添加糖的果汁和含糖浆的咖啡饮料。新的税收政策使相关饮料的价格升高，并取得了立竿见影的效果。相较于附近城市，伯克利居民的含糖饮料消费量减少了一半，从日消费1.25次减至0.7次。但目前尚无数据表明含糖饮料消费量的变化能否有效改善消费者的健康状况。

为了减少碳酸饮料的消费量，一些国家已经开始在国家层面征收糖税。墨西哥的人均碳酸饮料消费量全球最多，该国也是肥胖症和糖尿病发病率最高的国家之一。2013年，墨西哥将含糖饮料的税率提高到了8美分/升。后续研究显示，在新税收政策实施的第一年，墨西哥含糖饮料的销售额就下降了6%。低收入家庭的消费量降幅更大，达到了9%。但有些人反对提高碳酸饮料的税率，理由是这会给低收入家庭带来较大的经济负担。但我们可以从另一个角度看待这个问题：提高含糖饮料的税率并向大众普及健康知识有助于消费者做出积极的饮食改变，从而减小他们未来的患病风险。

减少含糖饮料的消费量有助于提高国民健康水平。米尔肯研究院（Milken Institute）发布的一份报告显示，如果美国人在2030年之前将含糖饮料的月消费量减少3杯，全美肥胖人口将减少260万。肥胖症患者减少意味着节省巨大的医疗开支，考虑到通货膨胀因素，全美仅此一项就可以节省约 407 亿美元。我们呼吁研究人员就碳酸饮料消费税对人体健康的短期和长期影响进行积极的研究，并希望将征税范围扩展至含低热量甜味剂的产品。

提高碳酸饮料的税率是一场艰难的斗争，因为制糖商、玉米产业和饮料制造商会动用一切手段阻挠新税法的颁布。

减少含糖量

有时候，政府实施新税率的传闻也会对食品工业产生影响。如果政府威胁实施新的税率，企业将被迫生产低糖产品。英国的糖税主要针对每 355 毫升含糖超过 12 克的产品。迫于此项规定，英国饮料生产商开始调整产品配方，以确保含糖量低于纳税限额。著名医学杂志《柳叶刀 – 公共卫生》（The Lancet Public Health）曾刊登过一项研究。研究人员使用统计模型对饮料的减糖策略进行了对比，结果表明，与价格上涨和营销手段升级相比，调整饮料配方在降低糖尿病和肥胖症的发病率和改善口腔健康状况方面效果显著，其中 18 岁以下的未成年人受益最大。

有些公司已经开始生产含糖饮料替代品。例如，新推出的某品牌苹果汁将含糖量降至 9 克 / 袋。尽管这一数值仍然很高，但已经大大低于其他品牌的 100% 苹果汁。

然而这种策略会带来较大的风险。20 世纪八九十年代曾掀起一股低脂饮食热潮，食品工业更是借此机会开辟了一个全新的市场。消费者原本已经习惯了脱脂奶和半脱脂牛奶（脂肪含量为 2%），但随着产品配方的变化，所有超市开始上架低脂产品，从酸奶到沙拉酱，不一而足。该现象充分说明，食品工业能迅速迎合消费者的需求。但我们如今已经知道，这些产品大多添加了大量的糖，以弥补脂肪的缺失并改善口感。很显然，食品工业的这种变通方法会危害消费者的身体健康。含糖食品配方的调整可能只是将糖替换为一种甜味剂，便能使其热量更低。可口可乐目前就采用了这种换汤不换药的方式，在低卡可乐（Coca-Cola Life）中使用甜菊糖，在零度可乐（Coke Zero）中使用阿斯巴甜和安赛蜜，在健怡可乐（Diet Coke）中使用三氯蔗糖，以降低产品的含糖量。这些产品的含糖量确实有所降低，但它们却使用了大量的低热量甜味剂。而我们的目标是同时降低糖和低热量甜味剂的摄入量。

产品标签应能真实反映营养成分

产品标签长期存在标示不规范的问题。食品工业正是利用了这一漏洞将糖和其他不受欢迎的化学添加剂隐藏在其中。如果政府能够规范产品标签标示政策，强制要求食品生产商如实展示产品营养成分信息，并添加醒目的警告标识，就可以有效弥补该漏洞。2016 年，智利政府开始要求添加糖、钠、饱和脂肪或热量超过卫生部规定上限的产品在其包装正面张贴警告标识。实践表明，这些警告标识正在逐渐改变消费者对相关产品的态度及他们的购买频率。此外，智利政府还限制食品工业针对儿童投放广告，这与我们提出的另一条建议不谋而合。如今美国立法机关已经提交关于在含糖饮料包装上张贴警告标识的议案，但这注定是一场艰难的斗争。

美国同样取得了积极的斗争成果。正如前文所述，新的食品标签规范已于 2020 年和 2021 年出台。根据新规范的要求，食品标签中不但要有总含糖量，还要单独注明添加糖的含量。数学模拟研究表明，新食品标签规范将在未来 20 年内减少约 100 万心血管疾病和 2 型糖尿病患者，节省约310 亿美元的医疗开支，以及约 600 亿美元的社会总成本。此外，如果能够将规范新食品标签与调整产品配方相结合，进一步减少添加糖的使用量，上述效益将翻一番。也许有一天食品标签规范会进一步升级，糖的类型、果糖含量等将更加一目了然。

限制广告投放

政府应限制生产商向儿童和青少年投放含糖饮料广告的行为。2009 年，碳酸饮料生产商共投入 3.95 亿美元面向未成年消费者开展营销活动，后果是儿童接触的碳酸饮料广告持续增加。食品生产商不但有充足的营销预算，而且深知儿童看到食品广告后会掏钱购买。研究表明，儿童接触碳酸饮料等含糖产品的广告越多，他们的消费冲动越强。尽管美国儿科学会等很多专业机构提出了相关建议甚至呼吁，但美国政府在限制向儿童投放食品广告方面始终没有大动作。

如果你稍加注意，就会发现含糖饮料的营销策略与过去的烟草营销策略非常相似。事实上，这些策略均出自相同的公司之手。例如，酷爱饮料（Kool-Aid）和夏威夷宾治（Hawaiian Punch）的吉祥物设计者也是骆驼牌香烟（Joe Camel）标识的设计者。行业档案分析表明，尽管烟草公司无法直接向儿童兜售香烟，但他们却巧妙地将相同的营销策略移植到了儿童食品中，吸引他们购买果珍（Tang）、果倍爽和酷爱等公司的产品。

瑞典、挪威、英国等欧洲国家在儿童广告管理方面采取了更激进的措施。例如，英国出台规定，禁止生产商在任何平台针对 16 岁以下未成年人投放高脂高盐高糖食品和饮料广告。此外，食品企业不得使用促销手段，或者授权儿童喜爱的角色或名人推销这些产品，但允许它们使用相同的手段销售健康产品。

完善农业和食品政策

相较于 20 世纪 70 年代，当前美国农业已经发生了翻天覆地的变化。得益于育种、农机等技术的进步，美国的农业生产效率全球首屈一指。但现在有必要调整政府的农业政策及粮食规划，从而减少有损儿童身心健康的粮食产量。

美国政府为农民种植玉米提供补贴，但这反过来导致玉米产量过剩，而这些过剩的玉米会被用来生产玉米糖浆。这意味着玉米糖浆、玉米糖浆固形物、高果糖玉米糖浆等甜味剂将被作为一种廉价的添加剂用于一系列食品中，如婴儿配方奶粉、碳酸饮料、果汁饮料、沙拉酱等。我们有必要改变粮食补贴政策，并规范高果糖玉米糖浆等在食品中应用的相关政策。如果政府能够给予水果和蔬菜种植相同的补贴，我们的饮食环境将是另一番情形。政府的支持将促进生产商研发更多的健康食品，并降低健康食品的价格，使每个人都有能力享用更优质的健康食品。

我们还应该重新审视旨在帮助低收入家庭纾困的全国性食品计划，如美国妇幼营养补助计划（Women, Infants and Children, WIC）、营养补助计划（Supplemental Nutrition Assistance Program, SNAP）等。我们可以通过推广低糖食品来改善儿童健康，确保他们吃到健康食品，同时限制含糖饮料的消费量。如今这项运动已经展开。例如，美国妇幼营养补助计划（为低收入家庭1~5岁儿童提供营养补充）已将碳酸饮料排除在补助名单之外，但100%纯果汁和添加糖的婴儿配方奶粉仍在其列。校餐的补贴标准也在完善中。但在某些地区，果汁和风味牛奶仍被纳入补贴名单。营养补助计划又被称为"食品券计划"，目前已覆盖2300万名儿童。但遗憾的是，这项计划尚未解决食品质量相关的问题，所以受补助儿童可能使用食品券购买碳酸饮料等甜食。事实上，营养补助计划每天消耗1100万美元（全部来自税收）为儿童购买2000万份含糖饮料，我们希望政府能够尽快出台措施改变这一现状。

提供健康的儿童菜单

在一个理想的饮食环境中，儿童不应广泛地接触到糖。

美国加利福尼亚州大学旧金山分校儿科学教授罗伯特·勒斯蒂格博士在

2013 出版的《杂食者的诅咒》(*Fat Chance—Beating the Odds Against sugar, Processed Food, Obesity, and Disease*) 一书中称，糖、酒和烟草具有相似性，他们都容易获得、容易成瘾、容易被滥用，如果不加以限制，就会对人体产生毒副作用。因此，勒斯蒂格建议人们将糖置于与烟酒相同的位置，并限制未成年人的接触。但寄希望于政府颁布相关的监管条例并不容易，因为食物是每个人的生存必需品。不过餐厅的菜单是一个理想的切入点。儿童菜单通常免费附送甜点和加糖饮料。一些行业组织正在制定相关政策以限制儿童菜单中的含糖食物。美国加利福尼亚州最近通过了一项《儿童健康默认饮食法》(*Healthy by Default Kids' Meals*)，这项法案已于 2019 年 1 月 1 日生效。根据该法案的规定，所有餐厅必须将白开水和牛奶作为儿童套餐的默认饮料选项。法律能够决定广告的内容和饮料的类型，而父母有权利要求餐厅提供替代饮料。两者相辅相成，可以有效促进人们做出健康的饮食选择。

作为个体，我们应该做些什么？

即使政府出台了新政策，相关行业也可能对其进行消极抵制。那么个体应该采取哪些措施来改善自己和家人的饮食呢？你和孩子应该如何发起一场减糖生活运动？作为父母、消费者和家人，我们可以通过下列实际行动改善自己的饮食。

- 在超市、餐厅和咖啡店购买食品时仔细识别是否含添加糖。
- 注意妊娠期的饮食，为婴幼儿选择合适的食品，从而阻断营养不良、肥胖症和慢性疾病的代际传递。
- 教孩子学习相关的食品知识，尤其是认清糖的危害。
- 帮助孩子养成良好的家庭饮食习惯。

好消息是，健康食品运动正在如火如荼地展开，所以你不是一个人在战斗。尽管人们对健康饮食构成的意见不一，但有一点可以肯定，减少糖摄入是一个良好的开始。

我们希望越来越多的人意识到，减少糖摄入是一项惠及全家的健康之举。但即使人们意识到了糖的危害，也可能因认识不足而无从下手。本书的写作目的是为读者提供知识、方法和灵感，帮助个人和家庭改变高糖饮食方式。除此之外，我们还希望为读者赋能，将含糖食品从孩子的饮食中去除。下列建议能帮你将减糖生活运动从家庭扩展到社区。

- 支持学校、社区和地区为通过积极的食品政策而发起的投票或提议。
- 直言不讳地指出学校、商店和社团提供食物的优缺点。
- 向亲友赠送无糖或非糖礼物。除了传统的巧克力、糖果和曲奇，建议你尝试其他更有意义的礼物，如保温瓶、午餐盒、玻璃冷水瓶和其他实用的厨房用品。
- 选择本地生鲜直供。
- 当孩子尝试向社区和学校的朋友、教练和老师推荐低糖食物时，为其提供相应的支持。
- 勇于尝试新食谱，并分享你的心得。
- 在家中、社区或校园内种植果树。如果学校发动父母捐款，可代之以种果树或为学校的菜园提供资助。此外，种树和种菜还有助于环境保护。
- 举办低糖烘焙食品义卖活动，或者将低糖食品用于募捐。
- 与其他家庭共同发起减糖生活运动。
- 鼓励本地咖啡店和餐厅增加低糖菜品。

甜食能为生活带来快乐和愉悦，也能活跃庆祝气氛、改善邻里关系，营造快乐的童年。我们倡导的减糖生活并不要求你完全戒糖，而是降低甜食和饮料在日常饮食中的比例，从而促使你和家人的饮食从加工食品转向天然食品。当你和家人感到饮食失衡时，应及时进行反思和弥补，并采纳本书提供的相关建议，使生活重回正轨。

　　家庭减糖是能够直接影响人体健康的长期策略。好消息是，你可以即刻开始改善家庭饮食环境，帮助孩子养成低糖生活习惯。减少糖的摄入量对提高下一代的整体健康水平大有裨益。相信在所有人的共同努力下，我们终将形成食用健康食品的良好社会氛围。现在请使用我们提供的方法，帮孩子做出更健康的饮食选择，帮助他们成为健康饮食的倡导者，为后代营造一个更健康的生活环境吧！

如欲查阅本部分参考文献，请扫二维码。

第三部分

儿童食谱与烹饪建议

原则

分享总是一件激动人心的事。本书的部分食谱是我家的最爱，另一部分则由艾米丽提供。我们的基本饮食理念是化繁为简、保持天然，旨在为你提供制作简单的食谱、建议和窍门，帮你以全新的方式制作经典家庭美食，丰富你和家人的饮食，实现健康、美味、低糖的目标。

本书中所有食谱均遵循下列原则：

1. 杜绝使用添加糖和低热量甜味剂。

2. 减少能被迅速分解为糖的单一碳水化合物。

3. 增加蛋白质和膳食纤维，有助于儿童调节血糖和能量水平，增加饱腹感。

美味是大部分食谱的共同特点，因此不需要加糖也能轻松满足你的口腹之欲。如果你去超市购买或在餐厅订购同类食品，比如汤、意大利面酱、香肠等，就会发现它们通常含有添加糖或甜味剂。我们开发这些低糖食谱的目的是使你吃上简单、营养的饭菜。至于松饼、蛋糕和格兰诺拉能量棒等甜食，其甜味来自新鲜水果或果干，可以保留水果中的膳食纤维，降低甜食的升糖指数。为了增加膳食纤维，进一步降低食谱的升糖指数，我们还添加了蛋白质和健康脂肪。我们无意要求你禁用添加糖或精制面粉，但希望你能意识到，它们完全可以被健康食材代替。

除了食谱的营养，我们还考虑到一些实际问题，确保你在生活忙碌时依然有时间完成。

1. **制作简单：** 食谱必须能够快速制作或提前批量制作，以满足未来一天甚至一周的健康饮食需求。

2. **易于搭配：** 食谱必须能够轻松搭配所有餐食，包括早餐、午餐、零食和晚餐，且应具有较强的可替换性。

3. **使用灵活：** 食谱必须考虑饮食多样性和可替代性，以满足家人的食物偏好。

我和艾米丽同为父母，同样生活忙碌，在这一点上，我们与你并无区别。我们深知长期为全家制作健康餐食是一项艰巨的任务，因为家人的饮食偏好和禁忌各不相同，而且烹饪是一件耗时费力的工作，所以我们一直在探索节约时间的方式，这也是我们开发食谱时重点关注的核心问题之一。例如，为了节约松饼的制作时间，我们将所有的食材一次性倒入搅拌器加工完成，而非将干湿食材分开盛在两只碗中搅拌。我们遵循的省时理念是，尽量减少制作步骤、减少厨具的使用量。此外，我们希望增强食谱的通用性，同时满足不同的餐食需求，从而进一步节约烹饪时间。以简易煎蛋饼为例，这道美食可以作为晚餐，如果有剩余，还可以留作次日的早餐或午餐，且无须加热。本书不少食谱均可以灵活搭配。例如，无糖意面或比萨酱可以作为酱料与意大利面和比萨搭配，也可以打一个鸡蛋煎熟，做成另一道美食沙苏卡。你还可以提前做好大师烤菜和浓香青酱，并将它们与提前煮熟的谷物和蛋白质搭配，快速做成一道烩饭。即使你生活忙碌，整整一周都没有时间进厨房做饭，也可以趁周末将适合批量烹饪的食谱提前做好冷冻起来，供未来一周食用。我们了解你面临的困难，所以在开发食谱时充分考虑了灵活性，以便你和家人基于实际情况做出调整。

如何说服孩子尝试新食物

儿童同样需要参与感和使命感，所以他们更愿意尝试自己亲手制作的食物。建议你为孩子设置一个工作台，并向他们分配适量的任务，这不仅有助于培养他们的动手能力和专注力，还有助于他们熟悉各种食材，帮你缩短烹饪时间。艾米丽发现，即使是 5 岁的孩子，也可以分担一些力所能及的任务，包括削除芦笋尖的坚硬部分、给胡萝卜和黄瓜削皮、择欧芹或香菜叶等。孩子起初可能需要父母的示范和帮助，但反复练习几次后，他们就能独立完成任务。

儿童可以完成的任务

蔬果择洗：

- 清洗蔬果。

- 去除圣女果或葡萄的蒂。

- 将蔬菜或水果切碎，如黄瓜、蘑菇、甜瓜、柿子、梨等，父母可能
  需要做一些准备工作。

- 将生菜叶洗净，撕成片。

- 去除四季豆或芦笋的两端。

- 将西蓝花或花椰菜掰成小枝（父母需要先将较大的花枝切下）。

- 择菜豆或豌豆。

- 去除球芽甘蓝外层的叶子。

- 去除甘蓝外层的叶子。

- 用刷子给蔬菜抹油（烧烤用）。

- 剥玉米。

- 将切碎的生蔬菜装盘上桌。

配料准备：

- 剥蒜。

- 用蒜臼将大蒜、生姜或香料捣碎。

- 用切菜器将洋葱、坚果等食材切碎。

- 称量大米、扁豆、意大利面等。

- 择新鲜香草叶，如迷迭香、罗勒、百里香、香菜、欧芹等。

- 将香草或香料撒在菜肴上。

- 揉面或擀面（制作比萨或意大利面）。

- 调油醋汁。

- 将蘸酱或酱汁舀到模具中。

烧烤准备：

- 打鸡蛋（年龄较小的孩子可能需要父母指导）。

- 称量食材。

- 搅拌面糊。

- 将食材倒入搅拌器（制作蛋糕和松饼）。

- 将面糊舀到松饼杯中。

- 用擀面杖擀面。

安全提醒：父母应在允许孩子用刀之前向其传授基本的安全知识，比如切菜时应将食材平放在砧板上，不能左右滑动，一只手持刀，另一只手按住食材，将指尖抵在刀刃的一侧。可根据孩子的年龄为其配备合适的刀具，确保孩子能顺利切开食材。小孩子可以用餐刀切甜瓜之类的软食材，大孩子可以使用快刀切坚硬的食材。首先教会孩子如何握刀，再让其尝试其他切菜工具，如半月形刀。

烹饪工具

以下是我们常用的烹饪工具，如果你尚未购置这些工具，可以用类似的工具替代，但如果家人较多，出于省时省力考虑，建议你适当添置新厨具。

- 结实的砧板
- 削皮刀
- 厨师刀
- 切菜器
- 蔬菜削皮器
- 比萨刀
- 压蒜器
- 滤勺或滤锅

- 量勺
- 打蛋器
- 中号或大号搅拌碗
- 擀面杖
- 食品加工机
- 高速搅拌器
- 平烤盘
- 直径 22 厘米的脱底蛋糕盘

- 沙拉脱水器
- 精细研磨器或橘子去皮器
- 扁平刨丝器或盒式刨丝器
- 炒锅
- 厚底汤锅或荷兰炖锅
- 中号煎锅（不锈钢材质最佳）
- 大号铸铁长柄平底煎锅
- 量杯

- 烤盘（一个直径 22 厘米的圆形烤盘或 22×33 厘米的方形烤盘）
- 松饼模（普通材质或硅胶材质均可）
- 橡胶刮铲
- 抹刀
- 带盖玻璃容器
- 带盖广口瓶（盛放奇亚籽布丁）、酸奶杯
- 硅胶雪糕模具和雪糕棍

常备食材

请在家中常备下列食材，因为它们是许多食谱中心需要的食材。

调味料：

- 橄榄油
- 椰子油
- 芝麻油
- 香醋
- 苹果醋
- 日式酱油
- 拌饭素

- 马尔顿天然海盐或其他高质量海盐
- 各种香料及调味料，如肉桂、生姜、肉豆蔻、姜黄、牛至、烟熏辣椒粉、安早辣椒粉、孜然、黑胡椒粉、印度什香粉、茴香子、鼠尾草等

其他罐装、盒装、瓶装产品：

- 番茄酱（意大利番茄酱）
- 罐装番茄丁
- 橄榄油浸金枪鱼
- 酸豆

- 鹰嘴豆
- 其他罐装菜豆或干菜豆，如黑豆、芸豆等
- 干扁豆
- 椰子奶

果干、坚果：

- 无糖果干，如枣、梅干、葡萄干、无花果、樱桃干等
- 坚果，如杏仁、山核桃、榛子、开心果、核桃等

- 生种子，如芝麻、亚麻籽、南瓜子、奇亚籽等
- 芝麻酱
- 坚果酱，如杏仁酱、腰果酱、花生酱等

面粉：

- 杏仁面粉
- 荞麦面粉
- 司佩尔特小麦面粉

- 椰子面粉
- 全麦面粉

烘焙材料：

- 小苏打
- 泡打粉

- 无糖可可粉
- 香草精（无添加糖）

谷物或谷物制品：

- 法老小麦
- 糙米
- 黑米
- 藜麦

- 碾轧燕麦
- 钢切燕麦
- 全麦意大利面
- 玉米粉

其他食材：

- 干裙带菜（海菜）

饮料：

- 花草茶

- 气泡水

减糖食谱

早餐：

1. 简易煎蛋饼
2. 菠菜炒鸡蛋
3. 甘薯吐司
4. 篮中蛋
5. 茴香风味馅饼
6. 懒人可丽饼
7. 浆果风味荷兰松饼
8. 蓝莓香蕉松饼
9. 苹果梅子松饼
10. 钢切燕麦饭
11. 奇亚籽布丁
12. 无糖格兰诺拉麦片和格兰诺拉薄饼
13. 蓝莓柠檬爱莎伊奶昔

午餐和晚餐：

14. 大碗汤
15. 西蓝花香肠意大利面
16. 哈罗米沙拉
17. 豆腐味噌汤
18. 姜黄蔬菜炒米
19. 素食辣酱

配菜：

20. 杞果玉米面包
21. 大师烤菜
22. 脆烤紫甘蓝

零食：

23. 香脆鹰嘴豆
24. 水果酸奶
25. 咸葵花子
26. 免烤能量丸
27. 胡萝卜马卡龙
28. 亚麻籽薄饼

甜点：

29. 水果酥皮点心
30. 西西里风味杏仁曲奇
31. 免烤方块巧克力
32. 天然水果冰棒
33. 橙味开心果蛋糕
34. 巧克力榛子梨蛋糕

饮料：

35. 自制巧克力奶
36. 阳光奶昔

酱汁或调料：

37. 无糖意面或比萨酱
38. 橘子照烧酱
39. 浓香青酱
40. 低糖腌渍水果

简易煎蛋饼

分量：4 人份

煎蛋饼是一种富含蛋白质和维生素的早餐，而且做法灵活多样，你可以使用任何蔬菜制作，甚至可以使用晚餐的剩菜。"简易"是这道食谱的特色，因为它是烤制品，不需要你盯着锅不断地翻面，你可以在烤制过程中做其他事。简易煎蛋饼适合提前制作，供次日早餐或午餐食用，且冷热皆宜。

2 汤匙黄油（可用橄榄油代替，也可以一半黄油一半橄榄油）

4 个大鸡蛋，打碎

1 杯碎蔬菜，如西蓝花、青椒、蘑菇、菠菜、西葫芦等，烹熟，沥干

1/3 杯帕尔玛碎干酪或其他奶酪（可选）

1 大撮盐

新鲜调味料，如香葱、罗勒、欧芹等（可选）

1. 将烤箱预热至 180℃。
2. 将黄油倒入一张直径 22 厘米的圆形玻璃馅饼盘或派热克斯玻璃盘中，然后将烤盘放入烤箱加热，直至油脂融化并发出嘶嘶声，时间为 2~3 分钟。加热烤盘的另一个目的是避免鸡蛋粘锅。
3. 取出烤盘，使黄油均匀地涂抹在烤盘内，然后轻轻磕入鸡蛋。
4. 将碎蔬菜铺在鸡蛋上，再加入碎干酪（如使用）和适量的盐。
5. 将烤盘再次放入烤箱，定时 10 分钟，或烤至煎蛋饼微微膨胀，表面呈金黄色且完全凝固为止。
6. 取出烤盘，撒上新鲜调味料（如使用），待煎蛋饼稍微冷却后再切开或脱模。

营养含量 *（每份）：

热量：170 千卡

总脂肪：13 克

蛋白质：11 克

总碳水化合物：3 克

膳食纤维：1 克

总含糖量：1 克

添加糖：0

* 注： 营养含量基于西蓝花和帕尔玛碎干酪计算。在本文中，一杯对应 250 毫升。

菠菜炒鸡蛋

分量：4 人份（小份）

　　许多孩子爱吃炒鸡蛋，而菠菜与鸡蛋搭配能保留鸡蛋的营养价值。你可以直接用菠菜炒鸡蛋，也可以在时间充裕的情况下加入其他食材，如奶酪、牛油果、圣女果等。我家一般将这道菜与甘薯吐司搭配，以增加营养。

2 汤匙黄油（或其他油脂）

3 杯鲜嫩菠菜，洗净，沥干

4 个大鸡蛋

盐

现磨黑胡椒粉（可选）

1. 取一口煎锅，倒入黄油，中温加热。
2. 倒入菠菜，炒至断生，其间偶尔翻动。
3. 与此同时，将鸡蛋磕入碗中并搅拌均匀。
4. 稍微调高加热温度，倒入鸡蛋液，用铲子不断翻动，直至鸡蛋熟透为止。
5. 根据个人口味加入盐和黑胡椒粉。

营养含量 *（每份）：

热量：130 千卡

总脂肪：10 克

蛋白质：7 克

总碳水化合物：2 克

膳食纤维：1 克

总含糖量：0

添加糖：0

甘薯吐司

分量：4 人份（每份 2 片）

　　将 1 个中等大小的甘薯削皮，切成薄片，每片厚约 0.6 厘米。将甘薯片放入烤面包机，烤至表面呈棕色。烤好之后，去除烧焦的边缘，涂上黄油或橄榄油，再加入适量的盐，即可食用。

营养含量 *（每份）：

热量：45 千卡

总脂肪：2 克

蛋白质：1 克

总碳水化合物：7 克

膳食纤维：1 克

总含糖量：1 克

添加糖：0

篮中蛋

分量：1 人份

这道食谱既简单又有趣，是鼓励孩子早餐吃鸡蛋的好方法。孩子们尤其喜欢帮忙在吐司上切圆圈。你可以基于煎锅的尺寸决定一次煎 1 片还是 2 片面包。如果你希望简化流程，可将鸡蛋煎好，放在 1 片烤皮塔饼上即可。

1 片面包，全麦面包为佳	1 个大鸡蛋
2 汤匙黄油	盐

1. 将 1 片面包放在切菜板或盘子上，用水杯或圆形饼干模具在面包中间挖出一个圆孔，并将面包芯取出。如果找不到合适的工具，也可以用小刀挖一个圆孔。

2. 取一口煎锅，倒入黄油，加热。待黄油化开后，倒入面包外圈和面包芯，煎几分钟。

3. 将鸡蛋小心地磕入圆孔，可根据个人喜好决定是否打散蛋黄。

4. 待鸡蛋煎至半熟时，将面包外圈翻面，蛋黄的另一面煎熟即可。再将面包芯翻面，煎至香脆。出锅前加入适量的盐调味。

5. 将篮中蛋与面包芯搭配食用。对爱吃溏心鸡蛋的人来说，面包芯很适合搭配蛋黄吃。

营养含量 *（每份）：

热量：270 千卡	总碳水化合物：24 克
总脂肪：14 克	膳食纤维：0
蛋白质：11 克	总含糖量：0
	添加糖：0

茴香风味馅饼

分量：6 人份（每份 2 张）

你是否爱吃高蛋白早餐，却厌倦了一成不变的鸡蛋？这道美味的自制风味馅饼绝对不会辜负你。相较于市售早餐肉，自制馅饼更健康，因为前者通常含有糖和防腐剂。此外，你可以将馅饼提前做好冷冻起来，简单地加热即可食用。

风味馅饼还可以与烤蔬菜或意大利面搭配（比如我家常吃的西蓝花香肠意大利面），使晚餐更丰盛。下列调味料均为可选食材，你可以根据个人口味灵活选择。

450 克自选肉馅（火鸡肉、猪肉、鸡肉、羔羊肉、牛肉等）

1 个小洋葱（或 2 根大葱），切成碎末

1~2 瓣大蒜，切成碎末

1 茶匙茴香籽

1/2 茶匙鼠尾草

1/2 茶匙牛至

1/2 茶匙盐

1/4 茶匙胡椒粉（黑白均可）

1/4 茶匙红辣椒片

1 汤匙橄榄油（或其他烹饪用油）

1. 取一只大碗，倒入肉馅、洋葱末、大蒜末、茴香籽、鼠尾草、牛至、盐、胡椒粉和辣椒片，搅拌均匀。

2. 将面糊做成 12 张薄馅饼，每张直径约为 6 厘米，厚度约为 1.3 厘米。

3. 取一口煎锅，倒入橄榄油，中低温加热。待油烧热后，下入馅饼。需要注意的是，如果油温不够热，有可能导致馅饼粘锅。可以先将一小部分肉馅放入锅中，发出"嘶嘶"声时，说明温度适中。

4. 待一面煎至金黄色后，小心翻动，继续煎另一面。由于锅的材质不同，每面煎熟的时间可能存在差异，时间约为 7 分钟。

5. 将煎好的馅饼盛至盘中。

6. 馅饼可在冷藏条件下保存 3 天，或者在冷冻条件下保存长达 4 个月，想吃时只需将其放入平底锅或烤箱中加热即可。我们习惯在冷冻馅饼前将其煎熟，因为这样可以缩短二次加热的时间，但生馅饼也可以直接冷冻。

营养含量 *（每份）：

热量：180 千卡

总脂肪：10 克

蛋白质：21 克

总碳水化合物：2 克

膳食纤维：0

总含糖量：1 克

添加糖：0

懒人可丽饼

分量：10 张

这道食谱极其简单，由 3 种食材按照 3:2:1 的比例混合而成（外加一小撮盐）。从制作到烹饪，每张可丽饼仅需耗时 3 分钟。建议你提前一晚准备好面糊，既节省时间又能确保次日早上吃到新鲜的可丽饼，或者提前批量做好冷藏起来，简单地加热后即可作为早餐、午餐或晚餐。你可以基于个人口味随意调制馅料，我们通常使用煎菠菜、牛油果、蘑菇、焦糖洋葱、埃曼塔奶酪、布里干酪、乳清干酪、煎鸡蛋或烟熏三文鱼肉制作馅料。甜馅料也很美味，如鲜梨、香蕉配杏仁酱、糖渍水果、新鲜浆果配西西里干酪、白软干酪、质地浓稠的原味酸奶等。

3 个大鸡蛋

2 杯牛奶（或植物奶，如无糖杏仁奶）

1 杯面粉（首选荞麦面粉，也可以使用普通无麸质面粉，或者多种面粉搭配）

1 大撮盐

黄油（或其他油脂）

1. 将鸡蛋磕入搅拌器内，倒入牛奶、面粉和盐，搅拌至均匀细腻。如果时间充裕，可将面糊静置至少 20 分钟或一夜（尤其是在使用荞麦面时）。如果时间紧张，也可以搅拌后直接使用。为避免面粉沉淀，请在开始烹饪前将面糊搅拌均匀。

2. 取一口宽约 20 厘米的浅煎锅，中温加热。我们习惯使用不锈钢锅，但不少人为了方便，更愿意使用不粘锅。为了提高效率，可以准备两口锅。但在面糊下锅前应确保锅已预热充分。

3. 向锅中加入一小块黄油（或其他油脂），边化开边转动锅，使油均匀地涂在锅上。

4. 向锅中倒入 1/3 杯面糊，然后快速倾斜锅头，使面糊均匀地铺在整个锅底。

5. 几分钟后，面饼表面开始起泡，边缘开始干燥。用抹刀将饼的边缘挑松，翻面后继续煎 1 分钟。如果第一张饼没做好，也不必灰心，因为熟能生巧。但在舀取面糊前请搅拌一下，以免面粉沉淀。每做好一张饼，应重新抹一次油，以免粘锅。可丽饼不易黏连，可多张叠放在一个盘子里。

6. 如果使用的是蔬菜馅，如炒蘑菇或炒菠菜，可在煎饼时加入。你还可以根据个人口味撒上适量的奶酪。待饼和馅煎熟后，将饼折起来，即可食用。如果你喜欢边卷边吃，也可以只做可丽饼，再搭配其他馅料，如牛油果、烟熏三文鱼、新鲜水果配坚果酱或白软干酪等。

7. 将剩余的可丽饼用自封袋或其他容器密封，放入冰箱冷藏，以备将来食用。可用煎锅和烤箱加热，但需用锡纸包裹，以免失水变干。

* 其他做法：
如果爱吃绿蔬可丽饼，可在拌面糊时加入少量新鲜的菠菜或芝麻菜。

营养含量 *（每张）：

热量：110 千卡　　　　　总碳水化合物：11 克

总脂肪：5 克　　　　　　膳食纤维：2 克

蛋白质：5 克　　　　　　总含糖量：2 克

　　　　　　　　　　　　添加糖：0

浆果风味荷兰松饼

分量：6 人份

荷兰松饼是一道制作简单的煎饼早餐。如果你将涂满果酱且微微膨胀的松饼端上桌，一定会给家人留下深刻的印象，并大大刺激大家的食欲。浆果可为煎松饼增加天然的甜味，你和家人从此将不再怀念枫糖浆。建议将面糊提前一晚做好（将黄油以外的所有食材搅拌好放入冰箱冷藏），以缩短早餐的烹饪时间。

3 个大鸡蛋

1/2 杯牛奶

1/2 茶匙香草精

1/2 杯面粉（以全麦面粉为佳，也可使用无麸质面粉）

1/2 茶匙盐

1 汤匙无盐黄油

1 杯自选浆果（蓝莓、草莓均可）

1. 预热烤箱至 220℃。

2. 取一只中号搅拌碗，磕入鸡蛋，倒入牛奶和香草精，搅拌均匀后倒入面粉和盐，继续搅拌。

3. 向铸铁平底锅中倒入黄油，加热 3~5 分钟，直至黄油化开。

4. 待黄油完全化开之后，倾斜锅头，使油均匀地涂在锅上。再将锅内剩余的油倒入面糊中，搅拌均匀。

5. 将面糊与黄油的混合物倒入烤盘，撒上浆果。

6. 放入烤箱，烤 15 分钟，或烤制饼皮呈漂亮的棕黄色、饼底膨胀、浆果爆裂成果酱状为止。

7. 取出松饼切片，即可食用。

* 其他做法：

荷兰松饼同样可以与香蕉、桃子等水果搭配，也可以搭配其他食物做成咸味早餐，如烤蔬菜、烟熏三文鱼、火腿等。

营养含量 *（每份）：

热量：150 千卡　　　　总碳水化合物：12 克

总脂肪：8 克　　　　　膳食纤维：1 克

蛋白质：5 克　　　　　总含糖量：3 克

添加糖：0

蓝莓香蕉松饼

分量：12 个

　　咖啡店里蓝莓松饼的含糖量可以轻松达到 30 克 / 个，相比之下，我们推荐的这道蓝莓松饼食谱的含糖量仅为 7 克 / 个，而且全部源自香蕉和蓝莓。燕麦和杏仁粉为松饼提供了丰富的膳食纤维和蛋白质。食品搅拌器加工的面糊具有一种轻盈的质感。如果你手头没有合适的工具，也可以手工将香蕉捣碎，与预磨燕麦粉（或轧燕麦）共同倒入碗中，搅拌成面糊。食谱中使用的香蕉为中大尺寸，如果你只能买到小香蕉，可以酌情多加 0.5~1 根。

自选油脂，以涂抹松饼模

3/4 杯轧燕麦（非即食燕麦）

1/2 茶匙盐

1/2 茶匙小苏打

4 个大鸡蛋

4 根中大尺寸的熟香蕉

1 个柠檬的皮（可选）

1 茶匙香草精（不含添加糖）

2 杯杏仁粉

1 杯新鲜蓝莓，洗净，沥干（也可用冷冻蓝莓代替）

1. 预热烤箱至 180℃。

2. 取一张 12 格松饼模，涂上油脂，也可使用松饼杯。

3. 将轧燕麦、盐和小苏打倒入搅拌器中，搅拌成质地均匀的粉状。

4. 加入鸡蛋液、香蕉、柠檬皮（如使用）和香草精，搅拌至均匀细腻。

5. 倒入杏仁粉，继续搅拌，直至食材完全融合成面糊状。

6. 用勺子舀取适量的面糊至松饼杯内，每个杯内留出 1/2 的空间，再撒上适量的蓝莓。按照该方法灌制所有的松饼杯，并将剩余的蓝莓撒在松饼上。

7. 将松饼模放入烤箱，定时 30 分钟，或烤至表面金黄，插入牙签再拔出，没有黏连物即可取出。

8. 冷却 10 分钟，脱模。

* 其他做法：

无麸质松饼：使用无麸质轧燕麦。

无坚果松饼：将杏仁粉替换为 1/2 杯椰子粉（椰子粉吸水，因此使用量大大低于杏仁粉）。

无谷物松饼：不使用燕麦，将杏仁粉的用量增至 2.5 杯。

其他浆果松饼：将蓝莓替换为草莓、树莓等。

香蕉坚果松饼：不使用蓝莓，增加 1/2 杯碎坚果，如核桃或山核桃，同时增加 1/4 茶匙具有温热功效的香料，如小豆蔻或肉豆蔻。

营养含量 *（每个）：

热量：190 千卡	总碳水化合物：18 克
总脂肪：11 克	膳食纤维：4 克
蛋白质：7 克	总含糖量：7 克
	添加糖：0

苹果梅子松饼

分量：12 个

这道食谱制作简单，广受欢迎。可以保留大块的苹果和梅干。如果家中有婴幼儿，则需要将所有食材打碎。如果与香料搭配，还可以将这道苹果梅子松饼做成一道适合假期食用的完美大餐。此外，苹果梅子松饼的含糖量仅为 8 克 / 个，且不含任何添加糖，虽然甜度比传统烘焙食品略低，但它每份含有 4 克膳食纤维和 6 克蛋白质，有益人体健康。

自选油脂，涂抹松饼模用

1/2 杯燕麦

1/2 茶匙盐

1/2 茶匙小苏打

1 茶匙肉桂

1/4 茶匙丁香粉或肉豆蔻粉（可选）

2 个中等大小的苹果（或 3 个削苹果），重约 340 克，也可以使用 280 克苹果片

1.25 杯无核梅干（西梅）

4 个大鸡蛋

1.75 杯杏仁粉

1. 预热烤箱至 180℃。

2. 取一张 12 格松饼模，涂上油脂，也可使用松饼杯。

3. 将燕麦、盐、小苏打、肉桂和丁香粉（如使用）倒入搅拌器中，搅拌成质地均匀的粉状。

4. 将苹果去核，切成块，保留果皮。

5. 将苹果块和梅干倒入搅拌器中，间歇性搅拌，直至混合均匀。如果希望松饼质地细腻，可以继续搅拌。

6. 磕入鸡蛋，间歇性搅拌至所有食材混合均匀。

7. 倒入杏仁粉，继续间歇性搅拌，直至食材呈面糊状。

8. 舀取适量的面糊至每个松饼模中。

9. 将松饼模放入烤箱，定时 30 分钟，或烤至表面金黄，插入牙签再拔出，没有黏连物即可取出。

10. 冷却 10 分钟，脱模。

*** 其他做法：**

苹果无花果松饼：将梅干替换为 1.25 杯干无花果（约 10 个，重 170 克）。

无麸质松饼：使用无麸质轧燕麦。

无坚果松饼：将杏仁粉替换为 1/3 杯椰子粉（椰子粉的使用量大大少于杏仁粉）。

营养含量 *（每个）：

热量：180 千卡

总脂肪：9 克

蛋白质：6 克

总碳水化合物：19 克

膳食纤维：4 克

总含糖量：8 克

添加糖：0

钢切燕麦饭

分量：1人份

钢切燕麦是一种健康的燕麦产品，因为与轧燕麦和即食燕麦相比，其加工程度较低，对血糖水平的影响较小。钢切燕麦的缺点是烹饪时间较长，但这个问题并不难解决，只需提前浸泡一夜即可。钢切燕麦既可以煮熟后趁热吃，也可以放凉之后作为便携早餐食用。

热燕麦饭

1/3 杯钢切燕麦（每份）　　　　　　　　2/3~1 杯水或自选奶（每份）

1. 将燕麦倒入一口煮锅中，每人 1/3 杯。

2. 向锅中倒水，每人 2/3 杯，即水和燕麦的比例为 2:1。如果你的口感偏软，可以将水和燕麦的比例提高至 3:1，但这会略微延长次日的烹饪时间。

3. 为了加速浸泡的过程，可以将燕麦煮开，加盖，静置一夜。

4. 也可以直接加液体浸泡一夜。如果用水或植物奶烹饪，须将锅放在灶上；如果使用牛奶烹饪，可将锅放入冰箱冷藏。

5. 次日早上，只需开火将燕麦煮熟，即可食用（如果液体和燕麦的比例为 3:1，可能需要小火慢煮几分钟）。

6. 如欲提高燕麦的甜度，可在烹饪时按每人一颗的量放入枣或适量葡萄干。用叉子将枣扒碎以进一步释放甜味，也可以在煮熟燕麦后与新鲜水果（如蓝莓、香蕉等）、糖渍水果或其他食物（如坚果、肉桂、奶油等）搭配。

冷燕麦饭

1/3 杯钢切燕麦（每份）
1/2~2/3 杯水或自选奶（每份）

可选增味剂：
肉桂、碎苹果、葡萄干、枣、其他果干、浆果、坚果酱、自选坚果

1. 准备几个广口瓶或其他便携式容器，将 1/3 杯钢切燕麦和 1/2~2/3 杯水或奶倒入每个容器（液体的添加量取决于个人口味）。

2. 加入自选增味剂，将容器密封后放入冰箱冷藏一夜（最多可冷藏 3 天），一道便携式早餐就做好了。如果不需要外带早餐，可以准备一个大号容器，将燕麦和液体按比例混合，放入冰箱冷藏，方便随需随取。

注意：燕麦质地坚硬，如果你口味偏软糯，可能需要一段时间才能适应其口感，建议使用苏格兰燕麦（由钢切燕麦磨制而成）或普通轧燕麦。

营养含量 *（每份）：

热量：220 千卡

总脂肪：2.5 克

蛋白质：7 克

总碳水化合物：42 克

膳食纤维：6 克

总含糖量：1 克

添加糖：0

* 注：营养含量基于 1/3 杯燕麦加水计算。

奇亚籽布丁

分量：1 人份

　　奇亚籽布丁做法简单，适合提前批量制作，储存在独立的容器内，以供早上快速食用或外出携带。下列食材为一人份，如欲批量制作，将食材加倍并分别盛放在不同的容器内即可。布丁制作好后可在冷藏条件下保存数天之久，如有需要，可以在食用布丁前制作新鲜浇料。

3/4 杯无糖自选奶

1 汤匙枣片或葡萄干

1/4 茶匙香草精（可选）

2~3 汤匙奇亚籽，用量视布丁的黏稠度而定

可选浇料：

浆果或新鲜碎水果

自选碎坚果

无糖格兰诺拉麦片和格兰诺拉薄饼

1. 将奶、枣片、香草精（如使用）和奇亚籽倒入一个容器（杯子、碗或瓶子）内。
2. 拌匀。
3. 将容器放入冰箱冷藏一夜。
4. 加入新鲜自选浇料，即可食用。

营养含量 *（每份）：

热量：200 千卡

总脂肪：12 克

蛋白质：7 克

总碳水化合物：21 克

膳食纤维：13 克

总含糖量：7 克

添加糖：0

* 注： 营养含量基于无糖杏仁奶、2 汤匙奇亚籽和 1 汤匙葡萄干计算。

无糖格兰诺拉麦片和格兰诺拉薄饼

分量：4 杯格兰诺拉麦片或 24 个格兰诺拉薄饼（16 人份）

格兰诺拉麦片能够与天然酸奶搭配，组合成一道完美的健康早餐或零食。普通市售格兰诺拉麦片含糖量极高，而本食谱的甜味由干无花果（其他水果亦可）提供，不但减少了含糖量，而且增加了膳食纤维等营养成分。本食谱同时提供了格兰诺拉麦片和格兰诺拉薄饼的做法，我家尤其喜欢制作像饼干一样酥脆的格兰诺拉薄饼。格兰诺拉麦片单独食用或搭配原味酸奶食用均可，甚至可以将它们放在烤面包机中加热，然后涂上黄油、奶油芝士、坚果酱等。

1.25 杯干无花果（10~12 个大无花果，重 170 克），或 1.25 杯杏干、无糖杞果干或葡萄干

1/4 杯椰子油（或葵花籽油）

1 茶匙香草精，以无糖产品为佳

2 汤匙亚麻籽（芝麻亦可）

1/4 杯葵花子（或南瓜子）

1/4 杯无糖干椰丝

1/4 茶匙盐

1/4 茶匙肉豆蔻或肉桂（可选）

2 杯轧燕麦（非即食燕麦）

烘焙纸（制作格兰诺拉薄饼）

格兰诺拉麦片的制作方法：

1. 取一只碗，倒入无花果（或其他果干）。加入热水，使水没过无花果。浸泡约 20 分钟，至无花果泡软为止。

2. 预热烤箱至 150℃。

3. 充分沥干无花果，去除根部的坚硬部分，再将其倒入搅拌器，搅拌至浆糊状。

4. 倒入椰子油、香草精、亚麻籽、葵花子、干椰丝、盐、肉豆蔻（如使用），间歇性搅拌，直至所有食材混合均匀。

5. 倒入轧燕麦，继续间歇性搅拌，直至燕麦与其他食材混合均匀。

6. 将面糊倒到一张带边缘的烤盘上，均匀摊开，再将烤盘放入烤箱。

7. 定时 45~60 分钟，其间每 15 分钟检查并轻轻搅动一次，待麦片表面金黄且手感硬实即可关火。格兰诺拉麦片冷却后会变硬。

8. 取出烤盘，使麦片在烤盘内自然冷却，再将其转至密闭容器保存。格兰诺拉麦片可在密闭条件下保存数周。

格兰诺拉薄饼的制作方法：

1. 前 4 步与格兰诺拉麦片相同。

2. 第 5 步，延长燕麦与其他食材的搅拌时间，持续搅拌，而非间歇性搅拌，直至食材被搅拌为质地细腻的面团。面团的手感应稍软，如果太硬，可添加一汤匙水，继续搅拌。每次只添加一汤匙水，直至面团达到理想硬度。

3. 将面团从搅拌器中取出，分成两大块（如欲制作厚饼干，也可使用整个面团）。取一张与烤盘同等尺寸的烘焙纸，放在厨房台面上。将其中一块面团放在烘焙纸的中央，再盖上一张烘焙纸。将面团做成圆盘状。

4. 用擀面杖将面团擀成尺寸几乎与烤盘相同的薄片，再将上层的烘焙纸取下。将薄饼与下层的烘焙纸一起转至一张烤盘内。

5. 将烤盘放入烤箱，定时 15~20 分钟，或烤至薄饼呈金黄色为止（如果饼较厚，需要烤 25 分钟左右）。

6. 取出烤盘，将格兰诺拉薄饼转至砧板上，立即用比萨刀切成尺寸适中的正方形或长方形。剩余的边角料也很好吃！

7. 薄饼的制作步骤与厚饼相同，只需将面团分成两部分即可。

8. 待格兰诺拉薄饼冷却后，将其转盛至密闭容器中保存。

9. 厚饼可以使用面包机加热。

* 注：格兰诺拉麦片的食材多样，我们鼓励你勇于尝试新花样，同类食材的比例始终保持不变，如果制作格兰诺拉薄饼，只需调整面团的黏稠度即可。例如，你可以将葵花子替换为南瓜子，将奇亚籽替换为芝麻，或者将肉豆蔻替换为肉桂。如欲制作无麸质食品，改用无麸质燕麦即可。

营养含量 *（每份）：

热量：130 千卡　　　　　总碳水化合物：17 克

总脂肪：7 克　　　　　　膳食纤维：3 克

蛋白质：2 克　　　　　　总含糖量：6 克

添加糖：0

蓝莓柠檬爱莎伊奶昔

分量：4 人份（小碗）

　　巴西莓（爱莎伊）是一种低糖水果，且富含抗氧化物质。蓝莓同样具有众多健康益处，包括降低糖尿病风险。作为一种可选食材，玛卡粉可以增加奶昔的膳食纤维、维生素和矿物质含量。

　　用勺子小口啜饮，你会发现这道蓝莓柠檬爱莎伊奶昔有一种独特的风味。奶昔搭配富含蛋白质的食物（如坚果、原味酸奶等），或者额外添加 1 勺无糖蛋白粉，就构成一道营养丰富的早餐。

1 包 100 克的冷冻无糖巴西莓（或其他浆果）

2 杯冷冻或新鲜蓝莓（或其他浆果）

1 根冷冻香蕉

1 汤匙卡粉（可选）

1 杯无糖杏仁奶（或其他无糖坚果奶）

1 个柠檬的皮

可选浇料或配料：

水果片、蜂花粉、碎种子（如奇亚籽、葵花子等）、椰丝、原味酸奶等

　　1. 将浇料以外的食材倒入搅拌器，搅拌至均匀细腻且液体浓淡适中。如果搅拌器的功率不够，你可能需要中途停下来将附着在搅拌杯上的食材刮一下，然后继续搅拌。如果食材无法达到理想的黏稠度，可再添加适量的杏仁奶。

　　2. 将奶昔分别盛入几只碗中，撒上浇料，即可食用。

营养含量 *（每份）：

热量：100 千卡

总脂肪：2.5 克

蛋白质：2 克

总碳水化合物：20 克

膳食纤维：3 克

总含糖量：12 克

添加糖：0

大碗汤

分量：6 人份

　　大碗汤是意大利蔬菜面条汤的一种，制作方法极其灵活，可以根据家人的饮食偏好使用应季食物制作。大碗汤适合提前批量制作，只需简单地加热即可食用，你和家人再也不必长期依赖汤罐头等方便食品了，因为这些食品通常含有大量的糖和防腐剂。为了增添风味，可向汤中添加帕尔玛碎干酪或适量浓香青酱。此外，大碗汤与蒜香吐司或熟谷物（如法老小麦）搭配食用营养更丰富。我家一般用盐水煮法老小麦，沥干后拌入汤中。粒粒面、意大利面等快熟谷物食品可以在二次加热时与汤同煮。

3 汤匙橄榄油

1 个小洋葱，切丁

3 根胡萝卜，去皮，切丁

2 根芹菜，切丁

1 罐 340 克番茄丁或番茄酱（碎番茄亦可）

4 杯蔬菜高汤（自制、购买均可），另留少许备用

1 片月桂树叶

1 杯土豆丁（约 2 个土豆）或 1 杯奶油南瓜块（可选）

适量海盐

1 罐 425 克的菜豆，沥干，或者芸豆、意大利白豆、1/2 杯熟菜豆（用干豆煮熟，可选）

2 杯应季蔬菜，如四季豆、西葫芦、西蓝花、花椰菜等

2 杯叶菜，如羽衣甘蓝、卷心菜、甜菜等，去除硬梗，撕成小块的叶片

1 把新鲜碎欧芹或罗勒（可选）

1. 取一口厚底大锅，倒入橄榄油，中温加热。

2. 倒入洋葱丁、胡萝卜丁和芹菜丁，煎约 5 分钟，直至洋葱呈透明状。

3. 倒入番茄丁、蔬菜高汤、月桂树叶和土豆丁（如使用）。

4. 煮开后转文火，继续加热 15 分钟。

5. 加入适量的盐。

6. 倒入菜豆和应季蔬菜，文火煮 10~15 分钟。

7. 倒入叶菜，文火继续煮 10 分钟，然后视情况添加适量的水或蔬菜汤。

8. 待蔬菜煮至软嫩即可关火，如果蔬菜较生，继续文火煮。

9. 出锅前撒上新鲜碎欧芹（如使用），即可食用。

营养含量 * （每份）：

热量：190 千卡   总碳水化合物：26 克

总脂肪：7 克   膳食纤维：7 克

蛋白质：6 克   总含糖量：7 克

                              添加糖：0

西蓝花香肠意大利面

分量：8人份

西蓝花和香肠相得益彰，是意大利面的经典配菜。西蓝花香肠意大利面是一道营养丰富的家庭正餐，富含蛋白质等营养物质。孩子尤其爱吃意大利面，所以即使讨厌西蓝花的孩子也能欣然接受。

你可以购买不含添加糖的意大利香肠，也可以直接使用茴香风味馅饼的配料。如果你是一位素食主义者，可以选择素食香肠。

适量海盐

1个大西蓝花，或2个小西蓝花，约454克

1~3汤匙特级初榨橄榄油

2瓣大蒜（可选）

397克意大利香肠（6根中等大小），也可以直接使用茴香风味馅饼的配料，或同等重量的素食香肠

1撮红辣椒片（可选）

1盒自选意大利面，约454克，以全麦产品为佳（猫耳朵面、螺旋面等细面条亦可）

橄榄油或黄油，装饰用（可选）

帕尔玛碎干酪（可选）

1. 取一口中大号锅，倒入水（至少2升），烧开后按照1茶匙/升的量加海盐。

2. 将西蓝花洗净，掰下花枝并将其切成大块。

3. 取一口大长柄平底煎锅，倒入1汤匙橄榄油，中温加热。如使用大蒜，可将其轻轻压碎，倒入锅中。

4. 去除香肠的肠衣，放入长柄平底煎锅中，煎至表面呈棕黄色后用叉子将其撕成小块。如果香肠较干，可添加1~2汤匙橄榄油。

5. 煎香肠的同时，将西蓝花倒入沸水中，煮3~5分钟。待西蓝花煮至软嫩后，用漏勺捞出，直接倒入长柄平底煎锅内。保留煮西蓝花的沸水。

6. 将香肠和西蓝花一起煎1~2分钟，使二者充分入味，然后根据个人口味撒上适量的红辣椒片。

7. 水煮沸后，下入意大利面。煮面期间需不时搅拌，以免溢锅。阅读产品说明，查看烹饪时长。在烹饪结束前2分钟（面条基本煮熟时），舀出1/2杯面汤至杯子或小碗中。将意大利面捞出，沥干后倒入长柄平底煎锅。

8. 开火，向长柄平底煎锅中加入少许面汤，将意大利面与香肠、西蓝花拌匀。如果面汤水少，可酌情继续添加。

9. 根据个人口味淋入适量橄榄油，或拌入适量黄油或帕尔玛碎干酪。

10. 将西蓝花香肠意大利面转盛至碗中，即可食用。

* **注**：如果你家孩子不爱吃西蓝花，可用叉子将其捣碎，或者用搅拌器将其打成泥，然后倒入长柄平底煎锅中煎熟。这既增加了面酱，又不会让孩子发现西蓝花的痕迹，也非常适合断奶期的婴儿食用。

营养含量 *（每份）：

热量：430 千卡

总脂肪：19 克

蛋白质：17 克

总碳水化合物：50 克

膳食纤维：7 克

总含糖量：3 克

添加糖：0

哈罗米沙拉

分量：4人份

哈罗米奶酪产自希腊，孩子们可能比较陌生，但只要尝上一口，他们会立刻被其美味征服。哈罗米奶酪质地坚硬，适合烧烤或油煎。由于口味较咸，所以哈罗米奶酪尤其适合做沙拉。有些孩子不爱吃沙拉，这可能需要一段时间适应。羊肉生菜沙拉口感柔软，艾米丽的儿子第一次吃就爱上了这道美食。还有些孩子爱吃较脆的长叶莴苣芯，所以你需要多次尝试才可能摸清孩子的喜好。除了生菜，圣女果、黄瓜、胡萝卜等蔬菜也可以用来做沙拉。此外，还可以通过添加食材将哈罗米沙拉做成一道主食。

1 包哈罗米奶酪（约220克）

8 杯自选生菜

2 汤匙橄榄油，或视个人口味添加

2 茶匙新鲜柠檬汁或醋汁，或视个人口味添加

1 撮海盐

其他可选食材：

自选生蔬菜片或蔬菜丁，如芹菜、番茄、黄瓜、萝卜丝、甜菜丝等

上一餐剩余的烤（或蒸）蔬菜，如花椰菜、西葫芦等

自选水果，如苹果片、梨片、石榴、浆果等

自选坚果，如核桃、葵花子等

其他自选蛋白质，如鹰嘴豆等

自选熟谷物，如藜麦、粗麦粉、法老小麦等

1. 去除哈罗米奶酪的包装，沥干水分。

2. 将奶酪斜切成8片，每片厚度约0.6厘米。

3. 取一口烤锅或煎锅，中温加热。

4. 放入奶酪片，煎4~5分钟，至液体彻底蒸发、奶酪干燥且呈棕黄色为止。

5. 用抹刀将奶酪翻面，注意将棕色外皮一并铲下，因为它非常美味。

6. 将奶酪的另一面也煎至棕黄色，约1分钟即可。

7. 将奶酪转至盘子中，冷却备用。如果时间紧张，也可以将奶酪直接放在沙拉上食用。

8. 向沙拉碗中倒入其他食材，淋入橄榄油和柠檬汁，最后加入适量的海盐（奶酪本身较咸，请注意盐的用量）。

营养含量 *（每份）：

热量：260 千卡

总脂肪：22 克

蛋白质：13 克

总碳水化合物：3 克

膳食纤维：1 克

总含糖量：0 克

添加糖：0

豆腐味噌汤

分量：4 人份

许多孩子喜欢去日式餐厅喝味噌汤，其实这种汤在家也能做。市售袋装味噌汤通常含有糖和味精，或者含钠量极高。自制味噌汤可以避免不健康食材，使用的新鲜味噌酱还是一种益生菌食物。如果条件允许，请购买储存在商店冷藏区的味噌酱，因为冷藏有助于保持有益菌的活性。你可以根据个人偏好选择汤的口味，虽然白汤口感相对寡淡，却更受儿童的欢迎。直接购买含日式高汤的味噌酱能够节省烹饪时间。此外，你可以向汤中加一些蔬菜，如菠菜、金针菇、白萝卜等，以及豆腐、鸡蛋、蛤蜊等蛋白质。

2 汤匙干裙带菜

4 杯水

3/4 杯豆腐（老豆腐或嫩豆腐均可），切成方块

1~4 汤匙含日式高汤的味噌酱

1 根青葱，保留葱白和葱绿，切成碎末（可选）

1. 如果你购买的味噌酱不含日式高汤，可使用昆布和鲣鱼片自制高汤，制作方法见下文。
2. 将裙带菜盛入小碗中，加水泡开，同时洗净裙带菜上的泥沙。
3. 取一口锅，向其中加入剩余的水（或日式高汤），煮开后调至文火。
4. 倒入豆腐，煮热后倒入裙带菜。
5. 关火。如果使用味噌酱，不可高温煮沸，以免其中的有益菌失活。
6. 将味噌酱倒入小碟子或汤勺中，加入适量的高汤化开，再淋入锅中。如果此时汤冷却，可用文火加热，但不可将水煮沸。
7. 用勺子将汤盛入小碗，撒上洋葱末即可食用。

自制高汤的方法：如果味噌酱不含日式高汤，可使用昆布和鲣鱼片（或烟熏金枪鱼）自制。取 1 块 10×15 厘米的昆布，用湿纸巾擦拭干净。向小锅内加入 4 杯水，烧开后调至文火。倒入昆布，煮 20 分钟，但不可将水煮沸。捞出昆布，倒入 1 杯鲣鱼片，煮 1 分钟后捞出。如欲制作素食高汤，只用昆布，不用鲣鱼片即可。

营养含量 *（每份）：

热量：130 千卡

总脂肪：2 克

蛋白质：14 克

总碳水化合物：14 克

膳食纤维：8 克

总含糖量：3 克

添加糖：0

姜黄蔬菜炒米

分量：4人份

　　姜黄蔬菜炒米是一道简单的"一锅烩"，其中的姜黄具有广谱抗炎功效。这道美食可使用剩米饭制作。如果手头没有剩米饭，也可以现蒸，然后放凉。除了配料表中的食材，你还可以添加其他富含蛋白质的食材，如鸡肉、虾仁、豆腐等。先将这些食材切成小块，炒好后再倒入蔬菜。姜黄蔬菜炒米营养丰富，如果一餐吃不完，可以将剩余的炒米留作次日的早餐。

1~1.5杯生蔬菜（或轻煮蔬菜、冷冻蔬菜），如生卷心菜丝、生胡萝卜丝、新鲜菠菜、西蓝花、花椰菜、四季豆、羽衣甘蓝、冷冻豌豆等

1茶匙生姜末（可选）

1瓣大蒜（可选）

1根青葱（可选）

2汤匙椰子油或其他油

2个大鸡蛋

1/2茶匙干姜黄粉

2杯熟米饭（放凉），以糙米为佳，其他天然谷物亦可

2汤匙酱油

黑胡椒粉，可促进姜黄吸收（可选）

1. 根据个人需求加入蔬菜：将生胡萝卜或卷心菜切成丝；清蒸西蓝花、花椰菜、羽衣甘蓝、四季豆；如果冰箱中备有冷冻的豌豆，也可直接使用。

2. 将生姜、大蒜或青葱的葱白部分（如使用）切碎。

3. 取一口炒锅或大号煎锅，倒入椰子油，中高温加热。

4. 待油热后，倒入姜末、蒜末和葱末，炒出香味，时间约1分钟。

5. 倒入蔬菜，继续炒1~2分钟。

6. 取一个小碟子，磕入鸡蛋，倒入姜黄粉，搅拌均匀。

7. 将鸡蛋液倒入锅内。

8. 待鸡蛋成形后，倒入米饭，使蛋液裹在米粒上。

9. 不断搅拌，打散结块的米饭。

10. 淋入酱油，继续搅拌，直至米粒均匀上色且鸡蛋完全炒熟为止。

11. 出锅前撒上黑胡椒粉（如使用）。

营养含量 *（每份）：

热量：230 千卡   总碳水化合物：29 克

总脂肪：10 克   膳食纤维：3 克

蛋白质：7 克   总含糖量：1 克

          添加糖：0

* 注： 营养含量基于 1/2 杯豌豆、1/2 杯胡萝卜和 1/2 杯卷心菜计算。

素食辣酱

分量：8人份

　　这道辣酱含大量蔬菜，且风味浓郁，茄子的加入还能大大提高这道美食的饱腹感。

　　你可以根据家人的喜好和时令调整使用的蔬菜。安早辣椒粉口感温和，能适度增加酱的辣味。如果你买不到安早辣椒粉，也可以使用普通辣椒粉，但不同品牌辣椒粉的辣度可能差异较大。建议先放少量的辣椒粉，品尝后，再根据需要添加。素食辣酱适合提前批量制作，以供未来一周食用，或者冷冻起来供忙碌时食用。素食辣酱和杧果玉米面包搭配广受欢迎。

1 个小茄子（约300克）

1 根中等大小西葫芦（约250克）

1/3 杯橄榄油，另留适量备用

1 个中等大小洋葱

1 个红柿子椒

3 瓣大蒜

2~4 杯蔬菜高汤

2 罐（约400克）番茄酱，保留汁水

3 汤匙安早辣椒粉

1.5 茶匙孜然粉

1 茶匙牛至

2 茶匙海盐，或据个人口味添加

1/4 茶匙肉桂粉

1/2 茶匙烟熏辣椒粉

1 个中等大小甘薯（约300克，可选）

2 罐（约425克）菜豆，如芸豆、黑豆等，沥干

可选浇料：

碎香菜

牛油果片

酸橙角

酸奶油或原味酸奶

自选碎干酪

　　1. 将茄子和西葫芦切成方块，每块约1厘米见方或更小。

　　2. 取一口厚底锅或铸铁荷兰炖锅，倒入橄榄油，中火烧热后倒入茄子和西葫芦块，其间偶尔翻动，直至蔬菜断生且呈浅棕色为止。

　　3. 将洋葱和柿子椒倒入搅拌器中，搅拌为蔬菜粒（也可以用刀切），并倒入锅中。继续加热，其间偶尔翻动，直至洋葱呈半透明状。可根据需要淋入适量橄榄油，以免煳锅。

　　4. 将蒜捣碎（或用压蒜器压碎），倒入锅中，炒出香味，时间约1分钟，但应避免炒焦。

5. 倒入 2 杯蔬菜高汤、番茄酱和碎香菜。

6. 拌匀后倒入甘薯（如使用）和菜豆。

7. 文火熬约半个小时，或熬至甘薯软嫩为止。

8. 熬酱期间勤查看，如果发现酱汁太黏，可添加适量的高汤。如果使用甘薯，可能需要添加 3 杯高汤。如果不使用甘薯，2 杯高汤即可。

9. 根据个人口味加入盐，搭配浇料食用。

营养含量 *（每份）:

热量：240 千卡　　　　　总碳水化合物：30 克

总脂肪：11 克　　　　　　膳食纤维：10 克

蛋白质：8 克　　　　　　　总含糖量：8 克

　　　　　　　　　　　　　添加糖：0

杧果玉米面包

分量：12 人份

不少玉米面包使用添加糖，大多数市售玉米面包中更是含有大量的糖。加入新鲜杧果可以为玉米面包提供天然的甜味和水分，以及膳食纤维和维生素。杧果玉米面包尤其适合与素食辣酱搭配食用。

自选油，涂于松饼模上（也可使用松饼杯）

1 个中等大小杧果（切成块约 1.75 杯，也可代之以桃子 *）

2 个大鸡蛋

1.5 杯脱脂奶（或向 1.5 杯普通奶中添加 1 汤匙柠檬汁，静置 5 分钟）

2 杯玉米粉

1 茶匙泡打粉

1 茶匙小苏打

1 茶匙盐

1. 预热烤箱至 200℃，取一张 12 格松饼模，涂好油。
2. 杧果去皮，去籽，与鸡蛋和脱脂奶一起放入搅拌器，搅拌至均匀细腻。
3. 将干食材倒入搅拌器，同样搅拌至均匀细腻。
4. 舀取适量的面糊至松饼杯内，将松饼模放入烤箱，定时 15~25 分钟，烤至表面金黄，插入牙签再拔出，没有黏连物即可取出。

* 桃子玉米面包的做法：

将杧果替换为 1.75 杯桃片（2~3 个大桃子）。为了提高膳食纤维含量，我们一般保留果皮。

* 注： 铸铁长柄平底煎锅也可以用来制作玉米面包。按照上述步骤加工好面糊后，取一口长柄平底煎锅，倒入 3 汤匙自选油。将锅放入预热的烤箱 5~7 分钟，然后取出，倾斜锅头，使油均匀地涂抹在锅上。倒入面糊，使其均匀摊开，再次将锅放入烤箱。定时 25 分钟，或烤至表面呈浅棕色，插入牙签再拔出，没有黏连物即可取出。

营养含量 *（每份）:

热量: 50 千卡　　　　总碳水化合物: 27 克

总脂肪: 2.5 克　　　　膳食纤维: 1 克

蛋白质: 4 克　　　　　总含糖量: 6 克

　　　　　　　　　　　添加糖: 0

大师烤菜

分量：6 人份

　　烤菜能够极大地丰富日常饮食，建议每周至少做一次烤菜。烤菜可以与煎蛋饼或炒蔬菜搭配作为早餐，也可以外出时作为午餐，或者与意大利面或油炸玉米饼搭配作为简单的晚餐。如果孩子饥饿难耐，你甚至可以在做饭期间将烤菜作为零食。除了经典烤菜，我们还提供了多种风味组合，欢迎品尝。

6 杯生蔬菜片（或块），如花椰菜、胡萝卜、西葫芦、辣椒、甘薯、奶油南瓜、西蓝花、茄子、番茄、红洋葱、卷心菜等

1/4 杯自选油（一般使用橄榄油）

自选调味料，如烟熏辣椒粉、牛至、迷迭香、鼠尾草、罗勒、孜然、大蒜、肉桂（可选）

适量海盐

　　1. 预热烤箱至 190℃。

　　2. 取一张带边缘的烤盘，将蔬菜摊在烤盘上，淋入适量的油，然后用手抓拌，使蔬菜与油充分混合（裹好油的茄子片更适合烤）。

　　3. 撒上调味料。

　　4. 将烤盘放入烤箱，定时 15~40 分钟，具体时间取决于蔬菜的类型。待蔬菜边缘发黄且口感脆时取出。西蓝花的烤制时间最短，甘薯的烤制时间最长，烤制时间还取决于蔬菜的厚度。

　　5. 取出烤盘，加入适量的海盐。

风味组合：

花椰菜和烟熏辣椒粉（烤好后加入少许柠檬汁风味更佳）

西葫芦、胡萝卜、红洋葱、孜然和肉桂

茄子、番茄、牛至、罗勒和大蒜

奶油南瓜、迷迭香和鼠尾草

营养含量 *（每份）：

热量：130 千卡　　　　　总碳水化合物：12 克

总脂肪：9 克　　　　　　膳食纤维：2 克

蛋白质：2 克　　　　　　总含糖量：3 克

　　　　　　　　　　　　添加糖：0

* 注：营养含量基于花椰菜、甘薯和西葫芦的混合物计算。

脆烤紫甘蓝

分量：8 人份

儿童一般不爱吃甘蓝或卷心菜，但脆烤紫甘蓝色泽鲜艳、口感酥脆，再加上橄榄油和海盐的独特风味，能极大地满足孩子的味蕾。脆烤紫甘蓝冷热皆宜，吃法多样，可以作为晚餐的配菜食用，也可以外出时作为便携午餐，甚至可以作为零食。此外，脆烤紫甘蓝还是谷类食物的完美补充。如果切成薄片，还可以作为汤和沙拉的浇料。特此感谢本食谱的提供者卡米·麦克卢尔（Kami McClure）。

1 个紫甘蓝（中小尺寸，绿甘蓝、皱叶甘蓝也可）

1/4~1/3 杯橄榄油或其他自选油
海盐

1. 预热烤箱至 180℃。

2. 将甘蓝清洗干净，沥干。

3. 如果使用绿甘蓝：将最外层破损的叶子择除，纵向切成 4 部分，然后沿对角线切一刀，剔除甘蓝芯，然后切成丝。

4. 如果使用皱叶甘蓝：剥掉最外层较厚的叶子，将 4 片叠起来，切下菜叶并切成丝，丢弃菜帮（也可用菜帮喂兔子）。将中间的嫩叶切成丝。皱叶甘蓝最适合切细丝，因为其质地稍硬。

5. 取两张带边缘的烤盘（派热克斯玻璃盘亦可），将甘蓝丝装入烤盘，均匀摊开，每张烤盘通常可容纳半个甘蓝的细丝。如欲增加甘蓝的酥脆度，可用 4 张烤盘，每张仅盛放 1/4 个甘蓝的细丝，并摊成薄薄的一层，以确保受热均匀。

6. 向每张烤盘内淋入约 3 汤匙油，并用夹钳抓拌匀。

7. 将烤盘放入烤箱，定时 30~45 分钟（具体时间取决于蔬菜的酥脆程度），每隔 15 分钟翻动一次。

8. 取出烤盘，加入适量的海盐，即可食用！

营养含量 *（每份）：

热量：90 千卡

总脂肪：7 克

蛋白质：1 克

总碳水化合物：8 克

膳食纤维：2 克

总含糖量：4 克

添加糖：0

香脆鹰嘴豆

分量：8 人份

　　香脆鹰嘴豆是一种高膳食纤维零食，制作方法简单，且价格实惠，既能作为孩子的午餐，又能作为孩子的课后零食。这道美食可以根据孩子的口味调整配料，有时甚至只需使用橄榄油和少量的盐。我家爱吃咖喱味鹰嘴豆，因此常用印度什香粉做调料。如果你偏爱意大利风味，还可以尝试使用鼠尾草、牛至和迷迭香。

2 罐鹰嘴豆	1/4 茶匙肉桂（可选）
2 汤匙橄榄油（或椰子油等）	1/4 茶匙孜然粉（可选）
1/2 茶匙海盐	1/4 茶匙辣椒粉（可选）

　　1. 预热烤箱至 180℃。

　　2. 将鹰嘴豆充分沥干，最好使用细目滤勺或滤锅。

　　3. 取一张带边缘的烤盘，将鹰嘴豆均匀地摊在上面，并用干净的抹布或纸巾扑干剩余的水分。

　　4. 淋入橄榄油，轻轻摇动烤盘，使鹰嘴豆裹油充分（也可以使用酱料刷）。

　　5. 撒上肉桂、孜然粉、辣椒粉和海盐。

　　6. 将烤盘放入烤箱，定时 30 分钟，其间偶尔摇动烤盘，烤至鹰嘴豆金黄酥脆即可。

　　7. 取出烤盘，待鹰嘴豆彻底冷却后再储存。如果烤制方法得当，鹰嘴豆可以在纸袋内保存 1~2 天，冷藏保存时间更久。冷藏鹰嘴豆可以直接食用，也可以烤热后再食用。

　　* 注：这道零食仅适合大龄儿童食用，婴幼儿食用可能导致窒息。

营养含量 *（每份）：

热量：120 千卡

总脂肪：5 克

蛋白质：5 克

总碳水化合物：14 克

膳食纤维：4 克

总含糖量：3 克

添加糖：0

水果酸奶

分量：4 人份

市售水果酸奶通常含有大量的添加糖，但这道水果酸奶不含任何添加糖，父母可根据孩子的口味使用不同的水果，还可以调整水果泥和酸奶的比例，帮孩子适应天然酸奶的味道。考虑到草莓和香蕉口味的酸奶广受欢迎，本食谱便使用这两种水果。自制酸奶食材新鲜，不含人造增味剂。此外，草莓能够防止香蕉氧化变黄。水果酸奶可在冷藏条件下保存 3 天，既可以作为早餐的补充，又能作为午餐或零食。除了新鲜水果，糖渍水果也是理想的选择。

食谱列示的分量仅供参考，你可以根据容器的大小和孩子的偏好自行增加或缩减。

1 杯新鲜水果，如草莓、蓝莓、杧果、菠萝、樱桃、桃子、杏、香蕉等（如使用香蕉，可考虑与其他水果搭配，或者挤入适量的柠檬汁或橙汁，防止香蕉氧化变黄）

1 杯天然原味酸奶（不含添加糖）

1. 使用搅拌器将水果搅拌成泥，必要时使用勺子将水果压碎，搅拌期间不可加水。

2. 用勺子将 1/2 杯酸奶舀入小瓶或小模子中，再加入 1/4 杯水果泥。如果孩子喜欢混合口味，可将酸奶和水果拌匀后食用。

营养含量 *（每份）：

热量：90 千卡

总脂肪：4 克

蛋白质：4 克

总碳水化合物：8 克

膳食纤维：1 克

总含糖量：7 克

添加糖：0

* 注：营养含量基于草莓计算。

咸葵花子

分量：8 人份

　　市售熟瓜子通常是一种高油、高盐食品，有时甚至因存放时间过长而变质。其实，炒瓜子的方法十分简单，在家也能轻松完成，而且瓜子是一种高蛋白零食，适合孩子晚餐食用。瓜子能够为沙拉提供爽脆的口感，还可与什锦果仁搭配。这道咸葵花子使用日式酱油调味，日式酱油由大豆发酵而成，与普通酱油类似，但含盐量较低，通常不含麸质。相较于食盐，液态酱油更有利于着色和入味。除了葵花子，南瓜子也是理想的选择。

1.5 杯去壳生葵花子或南瓜子　　　　　　　　1 汤匙日式酱油

1. 预热烤箱至 180℃。
2. 取一张带边缘的烤盘，将葵花子摊在烤盘上。
3. 淋上日式酱油，用手抓拌，或用勺子搅拌，直至葵花子均匀地裹上酱油。
4. 将烤盘放入烤箱，定时 15 分钟，或烤至葵花子表面金黄为止。
5. 取出烤盘，待彻底冷却后盛入密闭广口瓶存放，供以后食用。

营养含量 *（每份）：

热量：150 千卡　　　　　　　　总碳水化合物：5 克

总脂肪：14 克　　　　　　　　　膳食纤维：2 克

蛋白质：5 克　　　　　　　　　　总含糖量：0

　　　　　　　　　　　　　　　添加糖：0

免烤能量丸

分量：12 个

能量丸可替代格兰诺拉薄饼，后者通常含有大量的添加糖。免烤能量丸深得孩子们的喜爱，尤其是当你允许他们参与制作时。免烤能量丸不需要烘烤，即使是学龄前幼儿也可以为你帮忙。此外，可以灵活搭配食材，根据孩子的口味和配料表的比例自由组合（下文列示的几种组合仅供参考），并给新食谱取个有创意的名字。免烤能量丸是午餐的完美搭配，而且适合批量制作，可在冷藏条件下长期保存。

1/2 杯自选无糖果干

2/3 杯干轧燕麦

1/2 杯自选坚果

1 撮盐

2 茶匙椰子油（或其他油）

可选增味剂（详见下文列表）

1~4 汤匙水，根据需要添加

1/3 杯自选佐料（详见下文列表）

1. 如果使用的果干太硬，可用热水浸泡 10 分钟，沥干后使用。

2. 将燕麦、坚果和盐倒入搅拌器中，搅拌成粉状。

3. 继续添加果干、椰子油和可选增味剂，间歇性加工，至食材完全混合。如果加入食材后面团无法成形，可每次添加一汤匙水，直至面团成形。

4. 取出面团，用手团成 2.5 厘米大小的面丸。

5. 将面丸裹上自选佐料。

6. 能量丸冷藏条件下可保存 1 周，冷冻条件下可保存 2 个月，可作为早餐直接食用，也可以装入餐盒作为午餐。

口味组合：

口味	坚果	果干	增味剂	佐料（可选）
无花果椰子	葵花子	无花果	1/2 茶匙香草精	干椰蓉
黑白布朗尼	白芝麻	无核枣	4 茶匙无糖可可、1 茶匙橙皮粉	白芝麻或碎可可豆瓣
杏仁	杏仁	杏干或枣	1/2 茶匙柠檬皮、1/2 茶匙香草精	碎杏仁
传统燕麦曲奇	核桃或山核桃	葡萄干	1/2 茶匙肉桂、1/2 茶匙香草精	碎核桃或山核桃

营养含量 *（每个）：

热量：110 千卡   总碳水化合物：9 克

总脂肪：7 克   膳食纤维：2 克

蛋白质：3 克   总含糖量：2 克

　　　　　　　　添加糖：0

* 注：营养含量基于杏仁计算。

胡萝卜马卡龙

分量：16 个

1.5 杯无糖干椰蓉　　　　　　　3 个大鸡蛋

1/4 茶匙盐　　　　　　　　　　1 根香蕉（或 1 个苹果）

1/2 茶匙小苏打　　　　　　　　1 个苹果，带皮刨碎

1/2 茶匙泡打粉　　　　　　　　1 小根胡萝卜，刨碎（约 3/4 杯）

1/2 茶匙肉桂　　　　　　　　　1/2 杯葡萄干

1/4 茶匙多香果　　　　　　　　1/3 杯碎核桃（可选）

1/4 杯肉豆蔻　　　　　　　　　烘焙纸

1. 预热烤箱至 180℃。

2. 取一只小碗，倒入干椰蓉、盐、小苏打、泡打粉和肉桂、多香果、肉豆蔻，拌匀。

3. 另取一只大碗，磕入鸡蛋，放入香蕉，捣碎。

4. 将小碗中的干食材混合物倒入大碗，搅拌至二者完全混合。

5. 倒入碎苹果、萝卜丝和葡萄干。

6. 取一张大号烤盘，铺上烘焙纸。如果没有烘焙纸，也可使用松饼杯。

7. 用汤勺将大碗中的面糊转至烘焙纸上，使其形成两个略微凸起的小丘。

8. 将烤盘放入烤箱，定时 10 分钟，烤至蛋糕表面呈深金黄色。取出烤盘，冷却后再从烘焙纸上取下。

营养含量 *（每个）：

热量：110 千卡　　　　　　　总碳水化合物：10 克

总脂肪：7 克　　　　　　　　膳食纤维：2 克

蛋白质：2 克　　　　　　　　总含糖量：6 克

　　　　　　　　　　　　　　添加糖：0

亚麻籽薄饼

分量：8 人份

饼干是孩子的最爱，但它们通常只提供无营养热量。亚麻籽薄饼由富含健康脂肪和膳食纤维的亚麻籽粉制成，自磨亚麻籽粉保留了亚麻籽中的有益成分。如果购买市售亚麻籽粉，请在使用后将剩余部分储存在密闭容器中，并放入冰箱冷藏，以防发霉变质。亚麻籽薄饼不但是一种饱腹感极强的零食，而且可以搭配鹰嘴豆泥、奶酪或酱汁食用。有些孩子爱吃原味薄饼，可以根据个人口味添加香料。

1 杯金黄亚麻籽粉

1/4 茶匙海盐，另备适量装饰用（可选）

1/3 杯水

1 汤匙橄榄油

1/2 茶匙苹果醋

可选香料：

1/2 茶匙洋葱粉

1/2 茶匙大蒜粉

1 汤匙芝麻

1. 预热烤箱至 180℃。
2. 取一只中号搅拌碗，倒入亚麻籽粉、海盐和可选香料，用叉子拌匀。
3. 倒入水、橄榄油和苹果醋，将食材搅拌成面团。用手将面团揉成球状。如果因水太多无法成形，可静置 10 分钟再揉。
4. 将揉好的面团放在一张烘焙纸的中央，纸的大小与烤盘相同。将另一张烘焙纸铺在面团上，使用擀面杖将面团擀成薄薄的一层，大小与烤盘一致。
5. 取下上层的烘焙纸。
6. 用比萨刀将面片切成正方形或长方形。
7. 将切好的面片连同烘焙纸一起转至烤盘内，放入烤箱，定时 15 分钟。
8. 定时结束后，用刮刀将薄饼翻面。
9. 撒上少许海盐。
10. 继续烤 10~20 分钟，或烤至薄饼表面金黄、口感酥脆为止。
11. 取出烤盘，使薄饼彻底冷却，盛至密闭容器中。薄饼可在冷藏条件下保存 2 周。

营养含量 *（每份）：

热量：70 千卡   总碳水化合物：5 克

总脂肪：5 克   膳食纤维：4 克

蛋白质：3 克   总含糖量：0

                                       添加糖：0

水果酥皮点心

分量：8 人份

　　这道美味可口的水果酥皮点心以应季水果为原料。大多数酥皮或脆皮点心都要求水果裹糖，浇料中还会使用大量的添加糖或低热量甜味剂。但这道美食仅使用水果增加甜度，浇料的甜味则来自金黄葡萄干。由于不含添加糖且富含膳食纤维，所以水果酥皮点心可以作为营养丰盛的早餐，与原味酸奶搭配还可以为人体提供更多的蛋白质。

1/2 杯自选全麦面粉，如荞麦、斯佩尔特小麦等

1/2 杯金黄葡萄干

1/2 杯生坚果，如杏仁、核桃、山核桃等（或无糖椰干）

1/2 茶匙盐

1/2 茶匙肉桂或姜粉（可选）

1/2 茶匙具有温热功效的香料，如肉豆蔻、小豆蔻（可选）

6 汤匙无盐冷黄油，或 4 汤匙椰子油

5 杯应季新鲜甜水果片，如苹果、梨、桃子、油桃、浆果等。为了提高膳食纤维含量，请保留果皮。如浆果口感酸涩，可与其他水果搭配使用（5 杯水果片相当于 8 个小桃子、5 个中等苹果或 4 个中等梨。）

　　1. 预热烤箱至 180℃。

　　2. 将面粉、葡萄干、坚果、盐和肉桂、肉豆蔻倒入搅拌器内，将葡萄干和坚果完全搅碎。

　　3. 将冷黄油切成块并添加到搅拌器，间歇性搅拌几分钟，至黄油变为卵石大小的块。

　　4. 取一张直径 22 厘米的烤盘（5 厘米深），方圆均可，不涂黄油，将第 2 步的混合物装入烤盘。

　　5. 将搅拌好的浇料均匀地淋在水果上。

　　6. 用锡纸将烤盘包好，放入烤箱，定时 35~40 分钟，烤至水果开始起泡。

　　7. 去除锡纸，继续烤 8~15 分钟，或烤至浇料呈棕色为止。

　　8. 取出烤盘，稍微冷却后即可食用。

　　9. 如有剩余，可放入冰箱冷藏，因为水果酥皮点心适合冷食。

* 其他做法：

无乳制品 / 纯素酥皮点心：将 6 汤匙黄油替换为 4 汤匙椰子油。

无坚果酥皮点心：将坚果替换为无糖椰干。

无麸质酥皮点心：使用荞麦面粉或无麸质面粉。

营养含量 *（每份）：

热量：250 千卡	总碳水化合物：25 克
总脂肪：16 克	膳食纤维：4 克
蛋白质：4 克	总含糖量：15 克
	添加糖：0

* 注：营养含量基于桃子和杏仁计算。

西西里风味杏仁曲奇

分量：48 个

你是否在寻找一种可口的节日饼干，既能满足你和孩子对甜食的渴望，又能避免进食后的血糖波动？西西里风味杏仁曲奇唯一的甜味来源是枣，它不但增加了食物的甜度，而且增加了膳食纤维等营养物质的含量。杏仁粉和开心果能够提供更多的膳食纤维、蛋白质和健康脂肪。除了营养丰富，开心果和樱桃装饰的曲奇也可做成节日花环状，能够起到烘托节日气氛的作用。

注：这道食谱的灵感来自大卫·勒博维茨（David Lebovitz）。

面团：

3 杯杏仁粉

1 大撮海盐

2 杯无糖去核枣

1/3 杯水

5 个鸡蛋清（3 个用于制作面团，2 个用于裹配料）

浇料：

1 杯无盐生开心果，切碎（松子或杏仁片亦可）

48 颗无糖干樱桃（约 1/2 杯小樱桃，杏干亦可）

马尔顿天然海盐或其他高质量海盐

1. 预热烤箱至 160℃。

2. 取一张烤盘，铺上烘焙纸。

3. 将杏仁粉和海盐倒入一只小碗中，拌匀后备用。

4. 将枣和水倒入食品加工机中，加工成细腻的浆糊。浆糊中可以残留少量细小的枣屑。

5. 将蛋黄和蛋清分开，其中 3 个蛋清盛放在一只中号碗中，2 个蛋清盛放在一只小碗中（用于裹配料）。本食谱不需要使用蛋黄。

6. 搅拌中号碗中的蛋清，直至起泡。

7. 用橡胶刮铲将食品加工机内的枣糊盛入蛋清中，此时蛋清中的部分气泡消失。

8. 加入干食材，继续搅拌，直至形成面团。面团可能稍微粘手。

9. 用手将面团做成 48 个直径约 2.5 厘米的面丸。

10. 用叉子搅拌小碗中的蛋清，使其蓬松。将开心果切碎，盛至另一只碗中。

11. 将每个面丸浸入蛋清中，滚上开心果碎屑（或其他坚果）。

12. 将面丸压成圆片，可根据需要裹上更多的坚果。

13. 在每个曲奇上点一个凹坑，放上一颗干樱桃（或杏干）。

14. 撒上适量海盐。

15. 将曲奇码放在一张烤盘中。

16. 将烤盘放入烤箱，定时 25 分钟，或烤至曲奇表面呈金黄色。中途可翻一次面，确保曲奇两面金黄。

17. 取出烤盘，冷却几分钟后转至其他容器。

营养含量 *（每个）：

热量：70 千卡　　　　　　　总碳水化合物：8 克

总脂肪：4 克　　　　　　　　膳食纤维：1 克

蛋白质：2 克　　　　　　　　总含糖量：5 克

　　　　　　　　　　　　　　添加糖：0

免烤方块巧克力

分量：24 块

　　免烤方块巧克力是一道简易的午餐甜点，质地和口感类似乳脂软糖。虽然未经过烘烤，但芝麻酱能够带来浓郁的烤饼干风味。芝麻富含健康脂肪和蛋白质，红枣可为巧克力增加天然甜味，在满足味蕾的同时有益健康。

3/4 杯芝麻（黑白均可），另备 2 茶匙装饰用

1/3 杯芝麻酱

1.5 杯无糖去核枣（约 220 克）

1/2 杯轧燕麦

1/3 杯无糖可可粉

2 汤匙水，可根据需要另备 1~2 汤匙

1 撮盐

　　1. 将 3/4 杯芝麻、1/3 杯芝麻酱、1.5 杯枣、1/2 杯轧燕麦、1/3 杯无糖可可粉、2 汤匙水和盐倒入搅拌器，间歇性搅拌，至枣和燕麦完全被搅碎、所有食材均匀混合并向中心聚拢为止。可用手捏一下面团，如果不成形，则添加 1 汤匙水，继续搅拌，直至成形。

　　2. 取一张 20 厘米 ×20 厘米的烤盘，铺上烘焙纸或蜡纸，每侧至少余出几厘米。如果没有烘焙纸，也可以直接将面团压入烤盘中。使用烘焙纸便于将压实的面片整体从烤盘中取出，切成规则的方块。但如果没有烘焙纸，也可以直接在烤盘中切。

　　3. 将面团装入烤盘，面团上方铺一张相同尺寸的烘焙纸。用力挤压，将面团压成厚度一致的面片。为了省时省力，建议使用较平的物体（如量杯的底部）将面片压平。

　　4. 撒上 2 茶匙芝麻。

　　5. 将烤盘放入冰箱冷藏至少 30 分钟，然后用手捏住两侧余出的烘焙纸，将巧克力从烤盘中取出，放在砧板上，用刀切成 5 厘米 ×5 厘米的方块。如有碎屑，可将其滚成巧克力丸食用。

　　6. 巧克力在冷藏条件下可储存 1 周，在冷冻条件下可储存 3 个月。

营养含量 *（每块）：

热量：70 千卡

总脂肪：3.5 克

蛋白质：2 克

总碳水化合物：10 克

膳食纤维：2 克

总含糖量：6 克

添加糖：0

天然水果冰棒

分量：4~6 个（取决于模具尺寸）

部分以"健康"为卖点的市售冰棒却含有果汁或添加糖，而非天然水果。天然水果冰棒的做法简单，且仅以水果为原料，因此含有丰富的膳食纤维。我们通常使用木冰棒棍和容易脱模的硅胶模具制作冰棒。此外，还可以使用不同的水果泥制作彩虹冰棒。

2 杯应季新鲜碎水果，如西瓜、菠萝、杧果、草莓、猕猴桃、桃子等

其他水果，如蓝莓、树莓等，做装饰用（可选）

1. 将碎水果倒入切菜器、食品加工机或搅拌器内，加工成水果泥（可能残留少量水果块）。

2. 将水果泥舀至冰棒模具或纸杯内，放入 1 颗装饰用水果（如使用）和 1 根冰棒棍。如果使用水平模具，应首先放冰棒棍，再倒入水果泥，最后在冰棒棍的两侧放入装饰水果。

3. 将模具放入冰箱冷冻，至水果泥完全凝固。

4. 脱模后即可食用。

＊其他做法：

奶油味冰棒：添加原味酸奶、椰子奶或其他自选奶。

双味冰棒：向水果泥中加入鲜挤酸橙汁，我们尤其喜欢在制作西瓜冰棒时使用酸橙汁。

奶油巧克力冰棒：1 根香蕉、1/3 杯杏仁奶和 2 茶匙可可粉，搅拌成泥。

营养含量＊（每个）：

热量：35 千卡

总脂肪：0

蛋白质：0

总碳水化合物：9 克

膳食纤维：1 克

总含糖量：7 克

添加糖：0

＊注：营养含量基于菠萝计算。

橙味开心果蛋糕

分量：12 人份

橙子和橙子皮使这款蛋糕的颜色鲜亮、口感出众。开心果和橙子一黄一绿，形成了完美的颜色搭配。本食谱同样适用于制作纸杯蛋糕，供生日等特定场合享用。由于富含膳食纤维和蛋白质，橙味开心果蛋糕对血糖水平的影响远低于普通蛋糕。

* 注：本食谱的灵感来源于伊莱娜厨房（Elana's Pantry）的原始橙味蛋糕（Paleo Orange Cake）。

食用油或喷淋油，涂锅用

2 个中小尺寸橙子（每个约 170 克），无蜡产品为佳

4 个大鸡蛋

1 茶匙香草精

1.25 杯无核枣

1/3 杯去壳生开心果，另备 1 汤匙装饰用

1/2 茶匙盐

1/2 茶匙小苏打

2.5 杯杏仁粉

1. 预热烤箱至 180℃。

2. 取一张直径 22 厘米的脱底蛋糕盘，在底部铺上烘焙纸，并剪去烘焙纸的多余部分。用食用油或喷淋油涂抹蛋糕盘的内壁。

3. 取一口炖锅，倒入橙子和适量的水，使水淹没橙子。待水烧开后文火继续煮 20 分钟，以软化橙子皮（如果不确定橙子皮是否涂蜡，可在煮之前用抹布认真擦洗一遍）。

4. 待橙子冷却后将其整个（带皮）放入高速搅拌器内（如果搅拌器较小，可将橙子切块）。

5. 磕入鸡蛋，加入香草精，继续搅拌，至橙子皮被搅拌为碎末。

6. 倒入枣和 1/3 杯开心果，继续搅拌，至面糊质地均匀细腻。

7. 加入盐、小苏打和杏仁粉，搅拌至混合均匀。如果搅拌器功率较小，可能需要将附着在搅拌杯上的食材刮下，并用力按压杏仁粉，以加速搅拌。

8. 使用刮刀将面糊转至蛋糕盘内，将其压成厚度均匀的一层。

9. 在面糊上撒 1 汤匙开心果，并轻轻按压，起到固定作用，同时防止被

烤焦。

10. 将蛋糕盘放入烤箱，定时 35~40 分钟，或烤至蛋糕表面金黄，插入牙签再拔出，没有黏连物即可取出。

11. 冷却 1 小时后，用黄油刀沿着蛋糕盘的边缘刮一圈，脱模即可食用。

营养含量 *（每份）：

热量：217 千卡   膳食纤维：4 克

总脂肪：13 克   总含糖量：12 克

蛋白质：7 克   添加糖：0

总碳水化合物：18 克、

巧克力榛子梨蛋糕

分量：12 人份

这款蛋糕以梨片作为装饰，是特定场合的美味甜点。本食谱同样适合制作纸杯蛋糕和松饼。

喷淋油或其他油，涂锅用

1.25 杯生榛子

1 杯轧燕麦

1/2 茶匙盐

1/2 茶匙小苏打

3 个中等大小熟梨，每个重约 200 克（2 个用于制作蛋糕，1 个用于装饰）

4 个大鸡蛋

1/3 杯无糖可可粉

1 茶匙香草精

1 杯枣

1. 预热烤箱至 180℃。

2. 取一张直径 22 厘米的脱底蛋糕盘，在底部铺上烘焙纸，并剪去烘焙纸的多余部分。

3. 用喷淋油或其他油涂抹蛋糕盘的内壁。

4. 将榛子倒入食品加工机中，加工成粗面粉状。

5. 倒入燕麦、盐和小苏打，继续加工，至食材呈粉状。

6. 将梨洗净，去除其中两个梨的梗和核（保留果皮），将其放入食品加工机。另一个梨放一旁备用。

7. 磕入鸡蛋，倒入可可粉、香草精和枣，继续加工至食材均匀细腻。

8. 将面糊倒入蛋糕盘内。

9. 将剩余的梨切片，去除梗和边缘部分，再将其纵向切成 4 块，保留果皮。去除果核，将每块纵向切成薄片，摆放在蛋糕上，从中心向外呈扇形摆放，一直摆至蛋糕盘的边缘。

10. 将蛋糕盘置于烤箱中央，定时 50~60 分钟，或烤一段时间后，用牙签插入再拔出，没有黏连物即可取出。

营养含量 *（每份）：

热量：210 千卡

总脂肪：10 克

蛋白质：5 克

总碳水化合物：26 克

膳食纤维：5 克

总含糖量：14 克

添加糖：0

自制巧克力奶

分量：1 人份

　　许多父母认为饮用巧克力奶利大于弊，他们的逻辑是，如果孩子补钙时同时摄入了糖也无可厚非。但巧克力奶的含糖量通常可达普通奶的 2 倍。事实上，你不必因为补钙而向添加糖和人造成分妥协。如果你家孩子爱喝巧克力奶，不妨尝试自制，这样不含添加糖，且制作方法灵活多样，可以根据孩子的口味进行改良。一整根香蕉的含糖量约为 15 克，而这道自制巧克力奶仅用 1/4 根香蕉即可，而且香蕉还能为人体提供膳食纤维等营养成分。

1 杯无糖奶（普通奶或坚果奶均可）

1/2 杯冰块（可选）

1 茶匙无糖可可粉、生可可粉或可可豆瓣

水果：1/4~1/2 根熟香蕉或 1~2 颗枣（或二者同时使用）

可选配料：2 茶匙蛋白粉或健康脂肪，如坚果酱、坚果、自选无糖蛋白粉等

可选浇料：碎坚果、水果、可可豆瓣、可可粉等

　　1. 将奶、冰块（可选）、可可粉、水果、蛋白粉（可选）倒入搅拌器内，搅拌至均匀细腻。

　　2. 倒入杯子或一只浅碗中。

　　3. 撒上浇料，即可食用。

营养含量 *（每份）：

热量：180 千卡

总脂肪：8 克

蛋白质：9 克

总碳水化合物：20 克

膳食纤维：1 克

总含糖量：15 克

添加糖：0

* 注：营养含量基于全脂奶和 1/4 根香蕉计算。

阳光奶昔

分量：4 人份

阳光奶昔是早餐饮料和清爽下午茶的良好替代品，由整个去皮的橙子制成，富含膳食纤维。

1 个中等大小橙子

1 杯新鲜 / 冷冻梨片

1 块新鲜 / 冷冻菠萝块

1/2~1 杯冰块（可选）

1. 去除橙子的皮，将其切成 4 等份。

2. 将橙子、梨片、菠萝块和冰块（如使用）倒入搅拌器内，搅拌至均匀细腻。

3. 将搅拌好的奶昔转至玻璃杯或碗内，即可饮用。

* 其他做法：

保留柠檬皮，将其添加到奶昔中，以营造更浓郁的橙子风味。

用新鲜 / 冷冻杧果代替梨或菠萝。

可选蜂花粉、橘子皮、金桔片、碎杏仁作为浇料。

添加自选蛋白粉或原味酸奶，做成一道营养更丰富的早餐。

营养含量 *（每份）：

热量：50 千卡

总脂肪：0

蛋白质：1 克

总碳水化合物：13 克

膳食纤维：2 克

总含糖量：10 克

添加糖：0

无糖意面或比萨酱

分量：约 2.5 杯

相当一部分市售意面或比萨酱都含有大量的添加糖，所以自制酱是一种更健康的选择，可以在意式番茄酱的基础上制作。意式番茄酱通过烹饪、去籽、过滤、混合等工序制成。这道酱适合提前批量制作，然后分成数份冷冻起来，以供将来搭配意大利面或比萨食用。此外，这道酱还可以用来制作沙苏卡或搭配煮鸡蛋食用。

2 汤匙橄榄油

1 瓣大蒜

500 克意式番茄酱

3 片新鲜罗勒叶或 1 撮干罗勒叶

1/2 茶匙盐

1. 取一口小号炖锅，倒入橄榄油，低温加热。
2. 将大蒜去皮，用刀身压碎。
3. 倒入碎大蒜，炒出香味。
4. 倒入番茄酱、罗勒叶和盐，拌匀。
5. 高火将液体煮开后调至文火。
6. 文火煮 10~15 分钟，使食材彻底入味。
7. 捞出大蒜和罗勒叶（如使用）。
8. 可在冷藏条件下保存 1 周，或分成数份冷冻保存。

营养含量 *（每 1/4 杯）：

热量：15 千卡

总脂肪：0

蛋白质：1 克

总碳水化合物：3 克

膳食纤维：1 克

总含糖量：2 克

添加糖：0

橘子照烧酱

分量：3/4 杯

    1 碗普通照烧酱的含糖量与 1 罐碳酸饮料相当，这道不含添加糖的橘子照烧酱则是健康的选择。你可以用它腌制畜肉、禽肉、鱼肉（如三文鱼）或豆腐。为了更好地入味，一般需要腌制半个小时以上，腌制一晚更佳。如果时间不允许，也可以将酱汁涂在肉上，直接烤熟，边烤边淋酱汁。除了用于腌肉，橘子照烧酱还适合爆炒。如欲制作橘子照烧酱，你可能需要在搅拌器上安装子弹头加工组件。

1/4 杯酱油或日式酱油

1 个无籽橘子，去皮

1 颗枣

1 茶匙芝麻油

1 片生姜，去皮（约 1 茶匙，可选）

1. 将酱油、橘子、枣、芝麻油和生姜倒入搅拌器中。
2. 持续搅拌，至枣和姜片完全打碎且食材搅拌均匀为止。

* **注**：如果买不到橘子，可代之以半个橙子，但在加工之前应先将橙子去皮、去籽。

营养含量 *（每汤匙）：

热量：15 千卡

总脂肪：0.5 克

蛋白质：1 克

总碳水化合物：2 克

膳食纤维：0

总含糖量：1 克

添加糖：0

浓香青酱

分量：1 杯

如果你家孩子钟爱含糖量较高的市售番茄酱或烧烤酱，这道酱既能满足他们的味蕾，又能减少糖摄入量。浓香青酱可看作意式欧芹酱的变种，通常与肉类搭配食用。但事实证明，这种酱汁几乎可以与所有食物搭配——从肉类到烤土豆，从三明治到鸡蛋，从汤到谷类食品，不一而足。此外，浓香青酱还为你享受亲子时光创造了契机，即使年龄较小的孩子也可以帮忙，如清洗欧芹、沥干、择欧芹叶等。年龄稍大的孩子甚至可以用搅拌器自行制作酱汁。

2 杯扁叶欧芹叶（约 1 大捆或 2 小捆）

2/3 杯橄榄油，另留适量备用

1 个柠檬的皮（可选）

1 大滴鲜挤柠檬汁（可选）

1 汤匙刺山柑花蕾，洗净，沥干

1 瓣大蒜

1/2 茶匙盐

1. 将欧芹清洗干净，再沥干水分，或用纸巾扑干。去除较大的茎（小梗可以保留）。

2. 将欧芹、橄榄油、柠檬皮（如使用）、柠檬汁（如使用）、刺山柑花蕾、大蒜和盐倒入搅拌器内，搅拌成质地均匀的酱汁。如果搅拌过程不顺利，可适量加入油。

3. 将酱汁转至一张小餐盘中，可搭配肉类、蔬菜、鸡蛋、三明治或意面沙拉食用。在冷藏条件下酱汁可保存 5 天。

* 注： 浓香青酱也可以手工制作。用刀将欧芹、刺山柑花蕾和大蒜切碎，盛入一只小碗中，再与其他食材混合。

* 其他做法：

尝试使用其他香草或绿叶蔬菜，如香菜、芝麻菜等，或使用多种香料，以营造不同的风味。

营养含量 *（每汤匙）：

热量：80 千卡　　　　　　总碳水化合物：1 克

总脂肪：9 克　　　　　　　膳食纤维：0

蛋白质：0　　　　　　　　总含糖量：0

　　　　　　　　　　　　　添加糖：0

低糖腌渍水果

分量：1 杯

　　低糖腌渍水果制作方法简单多样，且不含添加糖，是烤面包配果酱或果冻的理想选择。此外，低糖腌渍水果还是蜂蜜或枫糖浆的良好替代品，可为原味酸奶、燕麦粥、煎饼和可丽饼等增加甜味。

　　我家最爱吃的低糖腌渍水果包括低糖腌渍蓝莓、苹果或梨。低糖腌渍蓝莓的做法极其简单，而在制作低糖腌渍苹果或梨时，我们常常将苹果与葡萄干、肉桂搭配，将梨与香草、柠檬皮搭配。低糖腌渍水果适合提前批量制作并冷藏，以供未来 1 周食用。

蓝莓
3 杯新鲜或冷冻蓝莓

3 汤匙水（可选）

　　1. 如果使用新鲜蓝莓，应首先洗净，沥干。

　　2. 将蓝莓倒入一口小号炖锅内，低温加热。如果使用新鲜蓝莓，可添加几汤匙水，以防粘锅。如果使用冷冻蓝莓，则不需要额外添加水。待蓝莓煮热以后，用叉子扒碎，使其释放出汁液。文火煮 5~10 分钟，其间偶尔搅拌，待汤汁呈果酱状时关火。汤汁冷却后会更加浓稠，可立即食用，也可放入冰箱冷藏。

营养含量 *（每 2 汤匙）：

热量：30 千卡

总脂肪：0

总蛋白质：0

总碳水化合物：8 克

膳食纤维：1 克

总含糖量：6 克

添加糖：0

低糖腌渍苹果或梨

2 个中等大小的苹果或梨，切片或块
1 杯水

可选配料：

2 汤匙葡萄干

1/2 茶匙肉桂

1/4 茶匙肉豆蔻

1 茶匙柠檬皮或橙子皮

1 茶匙香草精

1. 将苹果或梨洗净，但不用去皮，以保留其中的纤维。将水果切成薄片或小块，去除果梗和核。

2. 取一口小号炖锅，倒入苹果或梨，再倒入水和其他可选配料。

3. 中火煮沸后调至文火煮至水果发软。

4. 20~25 分钟后，苹果或梨已完全软烂，水分已充分蒸发，待水果呈现焦糖化时关火。

5. 盛出后可立即食用，也可冷却后放入冰箱，冷藏保存 1 周。

营养含量 * （每汤匙）：

热量：25 千卡

总脂肪：0

蛋白质：0

总碳水化合物：6 克

膳食纤维：1 克

总含糖量：5 克

添加糖：0

致　谢

在此我们谨向本书的经纪人贝齐·阿姆斯特（Betsy Amster）致以无尽的感谢，是你发现了本书的潜在价值，提供了宝贵的意见，帮助我们提炼素材，并最终促成本书的付梓。同样感谢顾问编辑利·安·赫希曼（Leigh Ann Hirschman）为本书提供创作灵感，拟定标题，并向我们传授科普写作的知识。感谢露西娅·沃森（Lucia Watson）和艾弗里团队对我们的信任，并给予我们出版本书的机会。感谢众多同事为本书提供科研素材。例如，唐娜·斯普鲁伊特 – 梅茨（Donna Spruijt-Metz）对第六章的写作多有贡献；肯伯·斯坦霍普（Kimber Stanhope）帮忙审阅了第一部分内容；艾利森·西尔维茨基·梅尼（Allison Sylvetsky Meni）在低热量甜味剂研究方面颇有建树，且不吝分享；妮可·阿维纳（Nicole Avena）为我们一窥糖对大脑的影响提供了新视角。此外，我们尤其感谢参加"7 天减糖生活挑战"和"28 天渐进式减糖挑战"方案的众多家庭，你们就食材和食谱提供的反馈是我们取之不尽的财富，你们分享的个人经历极大增强了本书的可读性。

迈克尔篇

我很庆幸自己在 30 多年的职业生涯中结识了一众优秀的同事和合作伙伴，他们有的来自南加利福尼亚大学，有的来自洛杉矶儿童医院，还有的来自世界各地。我从来没有意识到，我们的互动和探讨能够如此深刻地塑造我的思想，并推动科学的发展。我在儿童临床研究领域取得的成就离不开多年来与我并肩奋斗的一群优秀儿科专家，如马克·魏根伯格（Marc Weigensberg）、罗希特·科利（Rohit Kohli）、珍妮弗·雷蒙德（Jennifer Raymond）、胡安·埃斯皮诺萨（Juan Espinoza）、阿莱娜·维德马（Alaina Vidmar）、布拉德·彼得森（Brad Peterson）、弗兰克·西纳特拉（Frank Sinatra）等。他们就儿童脂肪肝研究提出了深刻的见解。感谢这些年来与我共同努力的学生和伙伴们，如杰米·戴维斯（Jaimie Davis）、考特尼·伯德－威廉姆斯（Courtney Byrd-Williams）、丽贝卡·哈桑（Rebecca Hasson）、塔尼亚·亚当（Tanja Adam）、金－安妮·勒（Kim-Anne Le）、瑞安·沃克（Ryan Walker）、克劳迪娅·托莱多·科拉尔（Claudia Toledo-Corral）、布兰登·凯瑟（Brandon Kayser）、劳伦·吉伦哈默（Lauren gyllenhammer）、塔尼娅·阿尔德雷特（Tanya Alderete）、艾米莉·诺布尔（Emily Noble）、茉莉·普劳斯（Jasmine Plows）、佩奇·伯格（Paige Berger）、罗桑德拉·琼斯（Roshonda Jones）等。限于篇幅，我无法在此一一列举，但你们为我和同事的研究做出了不可替代的贡献，尤其是在糖对儿童健康的影响方面，你们投入了大量的时间和精力去钻研数据，撰写报告，极大增强了人们对糖与儿童健康的认识。感谢我的学生和学员多年来的不离不弃，感谢你们的耐心，持续地向我分享数据，感谢你们的热忱和专注。能够成为你们的导师，看着你们成长，是我职业生涯中最辉煌的部分。同时感谢多年来与我一起组织和开展研究的众多敬业又充满激情的研究助理、营养师等工作人员。最后，感谢参与研究的家庭，感谢你们为科学研究牺牲了自己的宝贵时间，并付出了难以想象的努力。如果没有你们，本书的出版将成为奢谈。

感谢我的母亲，在我年幼时耐心地向我传授宝贵的烹饪知识，并教育我做事要脚踏实地。

感谢我的妻子洛莉（Lori），你不但是我今生最佳的灵魂伴侣，也是我工作中的贤内助，你总是能敏锐地发现问题，提出深刻的见解，使我大受启发。最后感谢我的两个女儿，科科（Coco）和奥拉（Orla），你们给我的人生带来了无尽的欢乐，让我永葆年轻。

艾米丽篇

首先，感谢迈克尔邀请我一起完成这个项目。我和迈克尔分居英国和美国两地，往往一个已经酣然入睡，另一个才刚刚起床，时区的差异导致我们之间交流信息多有不便，但看到本书成功付梓，我感觉一切辛苦都是有价值的。感谢其他导师在健康行为研究领域给予我的专业指导，包括杰米、卢德斯（lourdes）、唐娜（Donna）和简（Jean）。感谢爱丽丝（Alice）、埃丝特（Esther）、格雷格（Greg）、莉莉（Lili）和保罗（Paolo），你们让我明白了一个道理：人对美食的渴望是每道菜品的灵魂，而食材的种类和质量发挥着决定性作用。简言之，找到好的食材，倾入激情和爱心，才能成就一道美味佳肴。

如果没有家人和朋友的无私支持，我不可能心无旁骛地投入科研和写作，尤其是在经受丈夫离世的打击之后。感谢你们在生活和精神上对我无微不至的照顾，使我有勇气面对过去一年所有的苦痛，使我重拾写作的勇气。

感谢我的父母，是你们赐予我一切。在我最无助的时候，是你们动员所有人，帮我渡过了难关。同时感谢你们给予了我和孩子爱与欢乐。感谢我的两个儿子利奥（Leo）和亚历克斯（Alex），你们给我的人生带来了欢乐，能做你们的妈妈是我一生的幸运。感谢其他家人给予的一如既往的支持，包括莱尔德（Laird）、金（Kim）、琳娜（Lynna）、丽莎（Lisa）、海伦（Helen）和安东尼（Anthony）、汤姆（Tom）、贝丝（BetH）和布莱恩（Brian）、约翰（John）和崔西（Trish），还有芭芭（Barb）。感谢莉莉（Lili）、拉米罗（Ramiro）、玛丽亚（Maria）、贝纳达（Bernarda）、索菲亚（Sofia）、艾米丽（Emily），以及意大利的保罗（Paolo）和玛格丽塔（Mar克herita），感谢你们的支持。

感谢我的挚交艾米丽（Emily N），你是一个耐心的聆听者，总是带给我欢笑和鼓励，为我提供写作灵感，帮助我振奋精神。感谢你的家人对我一如既往的支持，包括劳埃德（Lloyd）、伊芙琳（Evelyn）、马特（Matt）、马克（Marc）和梅雷迪斯（Meredith）。本书的写作同样离不开许多其他朋友的支持，如莎拉（Sarah）、艾玛（Emma）、明（Mindy）、杰基（Jackie）、塔蒂阿娜（Tatiana）、凯蒂（Katie）、利兹（Liz）、贾伊（Jai）、卡西（Cassie）、怀亚特（Cassie）、伊丽莎白（Elizabeth）、杰奎琳（Jacqueline）、林赛（Lindsay）、克里希（Chrissy）、珍（Jen）、海伦（Helen）、吉奈尔（Jenelle）、萨尔瓦（Salva）、塞莫尔（Samer）、卡特（Kat）、克劳迪娅（Claudia）、罗莎（Rose）、劳拉（Laura）、金 – 安妮（Kim-Anne）、安娜（Anna）、尼克（Nick）、艾米（Amy）、文斯（Vince）、丽莎（Lisa）、特蕾西（Tracy）、泰勒（Taylor）、杰登（Jadenne）、纳迪亚（Nadia）、斯特凡诺（Stefano F）、西尔维亚（Silvia S）、文森佐（Vincenzo）、马可（Marco）、乔凡娜（Giovanna）、戴维德（Davide）、杰基（Jackie）、乌尔里卡（Ulrik）、克莱尔（Claire）、贾科莫（Giacomo）、埃洛伊萨（Eloisa）、朱莉（Julie）、玛丽亚·卡梅拉（Maria-Carmela）、桑托（Santo）、玛丽亚·莱蒂齐亚（Maria-Letizia）、詹尼（Gianni）、伊拉莉亚（Ilaria）、米凯拉（Michaela）、莱蒂齐亚（Letizia）、辛西娅（Cinzia）、麦尤（Maiju）、阿德莉娅娜（Adrianna）、西尔维亚（Silvia）、斯特凡诺（Stefano）、蒙恩（Mon）、贝克斯（Bex）、迪尔德丽（Deirdre）、罗伊（Roisin）、莉迪亚（Lidia）、露西（Lucy）、伊莎贝拉（Isabella）、凯蒂（Katie）、蒂托（Tito）、辛妮（Sinead）、加文（Gavin）、贝奇（Becki）、马特（Matt）、赛迪（Sadie）、珍妮

（Jenny）、马克（Mark）和拉维（Ravi）。

感谢众多帮助我们测试食谱并提出宝贵建议的人，如保罗西尔维亚（Silvia）、娜迪亚（Nadia）、琼柯（Junko）、艾琳（E'lain）、斯佳丽（Scarlet）、莎拉（Sarah）、玛拉（Marla）、特蕾莎（Theresa）、黛尔德丽（Deirdre）、西尼德（Sinead）、劳拉（Laura）、埃玛（Emma）、凯蒂（Katie）、凯特（Jemma）、杰玛（Jemma）、吉玛（Gemma）、尼古拉（Nichola）、布伦达（Brenda）、艾米（Amy）、安娜（Anna）、朱迪（Judy）、香农（Shannon）、丹妮尔（Danielle）、埃玛·A（Emma A）、艾米丽·N（Emily N）、丽兹（Liz）、珍妮尔（Jennele）、塔米（Tammy）、克丽丝（Chrissy）、艾斯（Ace）、乔治安娜（Georgiana）、鲁比（Rubby）、珍妮·S（Jenny S）、苏珊娜（Suzanna）、凯莉（Kelley）、切莉（Cheli）、莉亚（Leah）、劳伦（Lauren）、安妮塔（Anita）、尤莉亚（Yuliya）、艾比（Abby）、克里斯汀（Kritsten）、梅根（Megan）、凯西（Cathy）、杰西卡（Jessica）和梅丽莎。

最后，向第一批品尝松饼的人致以诚挚的谢意和歉意。